Introduction to Health Research Methods

| 제2판 |

보건연구방법론

장희경 · 김윤수 · 김혜원 · 이윤정 공저

계축문화사

저자 서문
Preface

저자들이 연구에 대해 처음 배우던 시기에는 연구의 주제나 통계과정이 간단하면서도 있는 그대로의 정보를 알려주는 것들이 주를 이루었다. 그러나 최근에는 하루가 다르게 많은 정보가 쏟아져 나오고 복잡한 분석 기술이 발달하면서 연구의 규모와 복잡성이 매우 커지고 있다. 이런 추세는 날로 가속화될 것으로 예측되어 향후 연구의 미래는 참신한 연구 주제뿐만 아니라 넘쳐나는 정보를 어떻게 정리하여 의미 있는 산물을 도출할 것인가에 대한 고민이 깊이 있게 이루어져야 할 것이다.

보건연구 분야는 짧은 역사를 통해 상상을 초월하는 학문적 깊이와 기술의 발달을 이루어왔다. 이제는 학생이나 연구를 계속해오던 연구자 모두에게 어려운 분야로 인식되고 있다. 이에 저자들은 최근 보건의료분야의 전체적인 흐름이나 연구방법을 보다 체계적으로 참고할 수 있는 지침서가 있었으면 하는 마음으로 보건연구방법론을 출판하게 되었다.

최근 그 중요성이 더욱 강조되고 있는 빅데이터 연구, 역학조사 등을 포함하여 보건연구 분야에서 다루어지는 많은 연구 개념과 방법론을 쉽고 구체적으로 설명하고자 시작된 책이 어느새 3년이 흘러 부분 개정을 하게 되었다. 초판에서 이 책은 실례를 중심으로 연구를 시작하는 학생들과 실제 연구를 수행하는 보건의료분야의 연구자들에게 기본적인 방향을 제시해주고자 저술되었으며, 이번 개정에서는 실제 연구 수행 시 도움이 되도록 방법론에서 연구 절차 내용을 강화하고자 노력하였다.

부디 이 책을 통하여 독자들에게 보건연구가 보다 친숙하게 여겨질 수 있기를 바라며, 저서의 개정을 위해 도와주신 계축문화사와 많은 조언을 아끼지 않으신 교수님들께 감사의 마음을 전한다.

2020. 02

저자 일동

차 례
Contents

제1편 총 론

제2편 보건연구 과정

제5편 통계적 추론

제6편 결과 보고

제 1 편

총 론

제1장 보건연구와 근거중심 보건의료

제2장 보건연구와 역학

제3장 연구윤리

제 1 장

보건연구와 근거중심 보건의료

연구란 세계에 대한 새로운 통찰력을 발견하기 위해 특정 주제에 대해 체계적이고 세심하게 조사하는 과정이다. 연구 프로젝트의 목적이 무엇이든, 또는 그 목적을 달성하기 위해 사용된 방법이 무엇이든 간에 연구 과정은 다섯 단계로 이루어진다(그림 1-1). 처음 두 단계는 연구문제를 확인하고 일반적인 연구 접근방법을 선택하는 것이다. 이 두 단계는 종종 동시에 완료되는데, 연구방법을 선택할 때 연구 질문의 정련화가 필요하기 때문이다. 일단 목적과 연구방법이 정해지면 남은 세 단계는 연구를 설계하고 자료를 수집하며 그 자료를 분석하여 결과에 대한 보고서를 작성하고 공유하는 것이다. 이들 단계는 거의 모든 연구 프로젝트에 적용된다. 연구 프로젝트는 이 다섯 단계가 모두 완료되기 전까지는 끝나지 않는다.

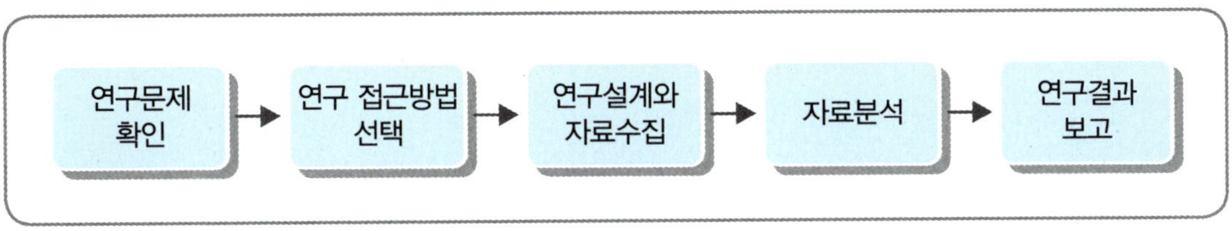

[그림 1-1] 연구 절차

1 보건연구의 개념

1) 보건연구(health research)

건강(health)은 신체적, 정신적, 사회적 안녕의 모든 측면을 포함하는 복합개념이다. 보건의료 연구자들(health researchers)은 건강, 질병, 장애, 그리고 죽음에 영향을 주는 생물학적, 사회경제적 요인과 환경적 요인을 조사한다.

모집단 보건연구(population health research)는 분자, 유전자, 세포, 그 외 작은 생물학적 구성요소에 초점을 두기보다는 인간을 조사단위로 한다. 모집단 보건연구는 단지 몇 명의 개인들을 대상으로 하는 임상사례연구부터 수 천명의 대상자가 포함된 국제적 공중보건연구에 이르기까지 범위가 다양하다. 보건연구는 현장의 다양성에 따라 적절한 도구를 적용한다. 어떤 연구에서는 분자생물학, 미생물학, 면역학, 영양학, 유전학과 같은 실험실 과학도구를 다루기도 한다. 많은 것이 인구학(demography, 출생률과 사망률 같은 인구와 인구 역동을 조사하는 학문), 역학(epidemiology), 그리고 심리학, 사회학, 인류학, 경제학과 같은 다양한 사회과학의 도구를 사용한다. 모집단 보건연구의 자료는 사람들을 대상으로 행해지는 반면에 실험실 연구(laboratory studies)는 특별한 연구시설을 갖는 통제된 환경에서 실행된다(표 1-1).

[표 1-1] 모집단 연구와 실험실 연구의 비교

모집단 연구의 예	실험실 연구의 예
• 여러 대도시 지역의 독감 발생률 비교, 질병 발생률과 미세먼지 농도가 어떻게 관련되어 있는가에 대한 조사	• 여러 대도시 지역에서 미세먼지 농도를 비교하는 검사
• 선정된 모집단에서 신체활동 행동을 조사하기 위한 운동 빈도 설문지의 사용	• 선택된 신체활동의 근육세포 증강의 원리 비교
• 대장암 진단에 따른 생존이 어떤 유전자의 출현과 연관되어 있는가에 대한 결정	• 대장암 발생 위험을 증가시키는 유전자의 추출
• 약물저항성 결핵균 감염자에 대한 위험요인의 발견	• 결핵균의 약물저항성 발견을 위한 생물학적 기전의 발견
• 백신에 대한 임상시험 실행	• 새로운 백신의 개발

이 책은 임상 연구와 공중보건 연구를 포함하는 모집단 기반 보건의료 연구에 초점을 두고 있다. 모집단 보건의료 연구의 목적은 다른 연구와 마찬가지로 다음의 내용을 포함한다.

① 새로운 보건의료 문제의 발견과 분류
② 질병에 대한 위험요인 결정
③ 보건의료 결과(health outcomes)에 대한 보건의료 정책의 영향 평가
④ 질병을 예방하고 치료하기 위한 새로운 중재(intervention)에 대한 개발과 실험

2) 보건연구의 목적

모집단에 초점을 둔 보건의료 연구의 목표는 일반적으로 사회에 이익을 줄 수 있는 발견을 하는 것이다. 예를 들면 다음과 같다.

① 출현하거나 현존하는 보건의료 문제의 발견
② 질병의 예방과 치료를 위한 새로운 중재에 대한 실험
③ 연구자나 정책 결정자가 새로운 계획이나 정책을 세울 때 사용한 과학적 문헌의 소개를 통한 기여
④ 다른 분야에서 적용할 수 있는 기존 지식의 통합

한 연구 프로젝트의 목표는 대단하지 않다. 그러나 작은 정보의 기여는 다른 연구자의 정보와 통합될 때 변화를 위한 근거의 토대를 제공할 것이다. 최초 연구에 대한 아이디어부터 결과 배포(dissemination)까지의 진행에는 수 개월 또는 수 년이 걸리기 때문에 연구는 즉각적인 만족감을 주지는 않는다. 결과가 출판된 후에도 보건의료의 상황이나 실무에 바로 변화를 줄 수 있는 연구는 거의 없다. 그럼에도 연구자들은 여전히 다음과 같은 많은 긍정적인 결과를 즐길 수 있다.

① 새로운 기술의 습득
② 개인적 호기심에 대한 만족
③ 학위 또는 연구 요건의 실현
④ 출판자가 될 기회
⑤ 미래의 관점에서 연구자의 연구는 적어도 건강한 한 사람을 만드는데 조금은 기여할 것이라는 가능성(표 1-2)

[표 1-2] 보건의료 연구의 사회적, 개인적 이익

사회적 이익(social benefits)	개인적 이익(personal benefits)
• 건강에 대한 인식, 건강을 증진시키고 질병과 장애를 예방하기 위한 방법의 발견 • 임상 및 공중보건 실무와 정책을 증진시키기 위한 근거의 습득 • 미래 연구, 정책과 실무를 위해 기초가 되는 과학적 문헌의 확대	• 주제를 체계적으로 조사하기 위한 새로운 지식의 성취 • 새로운 기술의 발전과 개선 • 관심 분야를 탐구하는 것과 프로젝트를 완성한 것에 대한 만족

이 마지막 결과는 보건의료 연구를 행하는 기본적인 이유를 설명하고 있다. 보건의료 연구는 가치중립적 활동(value neutral activity)이 아니다. 많은 보건의료 연구자들이 개인 및 인구 모집단 전체에 대한 건강증진과 질병 예방에 대해서 열정적이다. 보건의료 연구는 조사하고자 하는 주제에 대한 객관성을 요구하지 않는다. 보건의료 연구자들은 새로운 발견을 한 것과 사람들에게 도움을 주었다는 것에 대하여 적절하게 개인적 열정을 표현하고자 할 것이다. 개인적인 열정은 선택된 연구주제와 연구를 실행하는 방법인 연구설계, 연구참여자들에 대한 상호작용, 심지어는 자료분석과 작성된 보고서에 영향을 줄 수 있다.

이는 가치가 과학을 능가한다는 뜻이 아니다. 보건의료 연구자들은 여러 방법으로 연구에 영향을 받을 수도 있는 사람들에게 경의를 표현해야만 한다. 보건의료 연구자는 방법론적으로 건전하고, 과학적으로 엄격한, 그리고 문화적으로 적절한 연구를 수행해야 한다. 또한 사용한 방법과 관찰된 결과를 정직하게 보고해야 한다. 나아가 결과가 연구 시작 시점에서 기대했던 결과가 아니더라도 마찬가지다. 개인적 가치와 전문적 윤리는 보건의료 연구의 구성요소이기 때문에 연구윤리를 중요시한다.

독창적이고 타당도 높은 프로젝트를 완성한 사람은 보건학을 발전시키는데 기여할 수 있을 것이다. 보건의료 연구를 배우는 가장 좋은 방법은 실제로 연구를 수행하는 것이고 연구과정이 어떻게 진행되고 무엇을 필요로 하는지 직접 학습하는 것이다. 따라서 보건의료 연구는 다음을 필요로 한다.

① 신중함

② 세부적인 내용에 대한 관심

③ 인내심

④ 요구되는 모든 배경 지식과 기술을 배우고자 하는 의지

⑤ 자신의 연구와 논문을 비평하고 수정할 수 있는 열린 마음과 능력

2 보건연구의 형태

대부분의 연구는 상대적으로 작은 모집단에 초점을 두고 있다. 그러나 연구결과를 학술지에 게재하고 싶은 연구자들의 목표는 특정 주제에 있어서 경향을 발견하는 데 있다. 또한 일반화할 수 있거나 더 넓게 적용할 수 있는 새로운 이론이나 방법을 발전시키는데 있다. 보건의료실무가 발전하려면 보건연구를 통해 도출된 근거가 축적되어야 하므로 보건의료실무자는 어떤 현장에 있든지 연구의 중요성을 인지하고 그 절차에 능숙해지는 게 필요하다. 보건의료 연구자들은 다음과 같은 질문에 답하는데 도움을 준다.

① 12주간의 보행운동 프로그램이 허약 노인의 낙상 위험을 줄이는데 효과가 있는가?
② 다발성경화증과 관련 있는 가장 흔한 징후와 증상은 무엇인가?
③ 광역시 이상 도시에 사는 성인 중 피부암 환자는 얼마나 되는가?
④ 고지혈 억제약물(statin계)이 남성에서와 같이 여성에게도 콜레스테롤을 낮추는데 효과적인가?
⑤ 유방조영술(mammogram)을 받은 여성들이 정기적인 유방암 검사를 하는 결정에 가장 영향을 주는 요인은 무엇인가?
⑥ 나이가 증가함에 따라 심각한 청력 손실의 위험은 얼마나 커지는가?
⑦ 대학생에 있어 스마트폰으로 인한 디지털치매증후군을 예측할 수 있는 요인은 무엇인가?
⑧ 독감 예방접종을 촉진하기 위한 보건소의 캠페인이 주민의 의견과 행동을 변화시킬 수 있는가?

3 근거중심 보건의료

근거중심 보건의료(Evidence-based Healthcare)란 환자 그룹이나 인구집단에 대해, 현존하는 최상의 근거 뿐 아니라 수요(needs)와 가치(value)를 고려하여 의사결정을 내리는 것을 말하며, 근거중심 정책결정, 근거중심 급여, 근거중심 의료관리 등으로 표현되기도 한다. 이는 현존하는 최상의 근거를 성실하고 명료하며 현명하게 사용하여 개개의 환자들의 치료에 대한 의사결정을 하는 근거중심 의학(Evidence Based Medicine)의 원리를 보건의료분야에 확대 적용한 개념이라 할 수 있다. 빠르게 증가하고 변화하는 의학 지식과 현장 진료와의 간극에 대해 문제제기를 하며 시작된 '근거중심'의 개념은, 1993년 코크란 연합(Cochrane Collaboration) 창립으로 체계적 문헌고찰 방법론이 확산되고 의료기술평가(Health Technology Assessment), 임상진료지침(Clinical Practice Guideline) 등에 활용되면서 근거중심 보건의료로 확장되어 왔다.

이미 현대의 보건의료는 근거에 기반한 선택과 집중 없이는 건강 향상을 이루어내기 어려우며, 이를 위해 근거, 가치, 수요라는 세 가지 축은 '옳은 일을 올바르게 하라'(Do the right things Right)라는 근거중심 보건의료의 핵심 요소라 할 수 있다. 특히 급증하는 의료비에 대응하기 위한 전략으로 기존 보건의료제도에 근거중심 보건의료를 적용하는 국가가 늘고 있다.

최근 미국 의료보험 개혁 과정에서 도입된 비교 효과 평가 연구(Comparative Effectiveness Research, CER)는 미국판 의료기술평가라 할 수 있으며, 2009년부터 대규모 연구비가 미국경제회생법(American Recovery Act)을 통해 지원되고 있다. 2012년에는 이를 위한 전담 기구인 환자중심 성과연구원(PCORI : Patient Centered Outcomes Research Institute)이 설립되었다.

우리나라도 외국과 마찬가지로 근거중심 의학이 먼저 소개되었으나, 실제 진료 현장에서 활발하게 쓰이고 있다고 보기는 어렵다. 이보다는 각 학회 중심의 임상진료지침(guideline.or.kr) 개발이 꾸준히 증가되고 있는데, 2004년 이후 매년 개발된 지침 수는 2013년 기준 약 115개에 이르고 있다. 또한 근거중심 보건의료는 건강보험과 관련되어 제도화되는데, 2007년부터 의료법에 의해 진행된 신의료기술 평가제도와 2008년 시범사업을 거쳐 지속되고 있는 기등재 약품 재평가 사업은 근거중심적 방법론을 채택하고 있다. 또한, 불확실성이 있는 분야에 대한 공익적 근거 개발을 위해, 조건부 급여 제도가 시범적으로 진행되고 있다.

국내에서는 2009년부터 근거중심 보건의료를 본격적으로 표방하는 한국보건의료연구원과 한국 코크란 센터가 설립되었으며, 임상 연구 지원센터 내에 임상진료지침 지원국이 활동하기 시작하였다. 또한 간호계에서는 병원간호사회(www.khan.or.kr)를 중심으로 간호실무지침들을 개발하고 임상에서의 사용을 권고하고 있다.

보건의료현장에서 연구를 활용하여 근거중심 보건의료 실무를 원활히 수행해 나가기 위해서는 이를 위한 연구 능력과 자질이 갖추어져야 한다. 연구를 활용하여 근거중심 보건실무를 수행하기 위해서는 근거를 체계적으로 수집하여 비판적으로 평가하는 과정을 통해 최상의 근거를 찾아내고 적용하여 그 결과를 평가할 수 있어야 한다.

제2장

보건연구와 역학

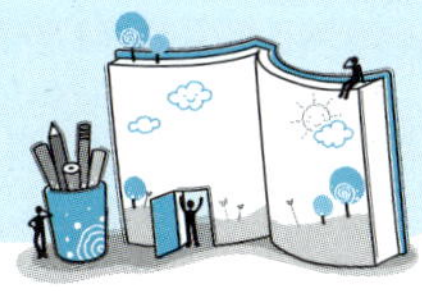

역학(Epidemiology)이란 말은 그리스 단어, epi, demos, logia에서 그 기원이 유래된 것으로 이는 각각 영어의 upon, people, study라는 단어에 대응될 수 있다. 즉, 역학은 '인구집단에 관한 연구'라고 할 수가 있다. 처음 이 말이 사용되었을 때 대상이 된 질병은 대부분 전염성이 강한 유행병들이었기 때문에 당시 유행병들이 어떻게 전파되는지를 밝혀내는 일이 역학의 주요 내용이 되었다.

역사적으로, 유행이란 말을 처음 사용한 사람은 히포크라테스(BC 460-377)인데, 그가 말한 유행병 개념은 질병발생을 악령에 의한 것이 아니라 환경적 요인에 의한 것으로 이해하려는 것으로서 이 때 이미 질병발생의 역학적 개념이 시작된 것으로 볼 수 있다.

1 역학의 발전과 개념

1) 역학의 발전

현대의학의 아버지라고 불리는 히포크라테스는 이미 BC 5세기에 인간 질병의 발생에 개인의 내적 환경과 외적 환경이 관여한다는 점을 처음으로 제시하였다. "의학을 정확하게 연구하고자 하는 사람들은 우선 계절을 고려하고, 이들이 어떤 효과를 나타내는지를 분석하여야 한다. 그리고 더운 바람인지, 찬바람인지, 그 지역 전체에 유사한 바람이 부는지 아니면 각 지역마다 다른지를 파악하여야 한다. 마찬가지로 새로운 지역에 처음 도착하면, 그 지역에 바람이 어떻게 부는지, 해는 어디에서 뜨는지를 관찰하여야 하는데, 이들의 특성이 건강에 끼치는 영향이 다르기 때문이다. 주민들이 섭취하는 물에도 관심을 가져야 하는데, 물이 부드러운지 아니면 거친지, 너무 짜서 음식 조리에 잘 맞지 않는지 등도 봐야 한다. 그리고 토양의 성질이 촉촉한지 건조한지, 산림으로 가득한지, 분지에 속하는지 아니면 높은 고도에 위치하는지를 파악해야 한다. 주민들의 행태를 파악하기 위해 과음과 과식을 즐기는지, 운동과 노동을 즐기는지 아니면 게으른지 등을 살펴야 한다."

그 후 이천여 년 간 질병발생 관련 요인들을 고려해 오긴 했으나 그 영향을 측정하지는 않았다. 그러다가 1662년 존 그런트(J. Graunt)라는 영국 상인이 런던 주민을 대상으로 일주일마다 출생률과 사망률을 분석하면서 처음으로 인구집단에서의 질병의 양상을 수량화하였다. 나아가 그런트는 흑사병이 도시에 끼치는 영향을 수적으로 평가하고자 하였으며, 흑사병이 나타난 연도의 특성을 분석하였다. 그는 통상적으로 수집된 자료가 제공하는 질병 정보의 가치를 인식함으로써 근대 역학의 기초를 이루었다.

1839년 영국 웨일즈 지방 통계청의 의학통계 책임자 윌리엄 파(W. Farr)는 40년 간의 사망자의 수와 원인을 체계적으로 수집하여 일반 인구집단의 건강상태를 평가하는 데 있어서 생정통계를 적용하는 전통을 수립하였다. 그는 기혼 집단과 미혼 집단의 사망률을 비교하거나 직업군에 따른 사망률을 비교해 보기도 하였다. 해발고도와 콜레라 사망률 간의 관련성이나 감옥 생활이 사망률에 주는 영향도 분석하였다. 이를 통해 현대 역학연구에서도 사용되고 있는 여러 가지 개념들, 즉 '위험에 처한 인구집단'을 정의하고, 적절한 비교군 선정, 제3의 외생변수들이 결과에 주는 영향을 고려하게 되었다.

이로부터 약 20년 후에 영국 의사인 존 스노우(J. Snow)는 런던의 콜레라 유행 기원을 밝히기 위해 가설검정을 시도하여, 콜레라가 오염된 물에 의하여 전파된다는 사실을 밝혀냈다. 그는 런던 콜레라 환자의 빈도와 분포를 표와 도표로 만들어 비교하였고 콜레라 유행의 원인이나 결정인자까지 밝혀냈다. 이를 통해 그는 역학의 가장 중요한 개념들, 즉 빈도, 분포, 결정인자들을 총괄하는 연구를 수행한 첫 번째 인물이 된 셈이다.

2차 세계대전 이후에, 역학연구의 원리와 방법에 대한 발전이 그 이전과는 비교가 안 될 정도로 빠르고 체계적으로 이루어졌다. 가장 두드러지는 발전은 자료를 수집하고 분석하는 기법과 연구설계에 대한 것으로, 환자-대조군 연구가 한 예이다. 질병이 발생하는 데에 소요되는 오랜 기간을 기다릴 필요 없이 질병에 걸린 환자들을 한 군으로 정하고, 질병에 이환되지 않은 건강한 사람들을 또 다른 한 군으로 정한 후, 이들에게서 과거 질병력과 개인 건강습관에 관한 정보를 얻는 것이다. 환자-대조군 연구는 시간경과를 역으로 관찰함으로써 관련된 노출의 효과를 비교적 신속하게 평가하는 방법이다. 첫 번째 연구는, 1950년 돌과

힐(Doll & Hill)이 수행한 흡연과 폐암에 관한 연구이다. 그들은 700명을 대상으로 폐암 남성과 폐암 여성들을 대상으로 흡연력과 건강 관련 변수 정보를 얻었으며, 암이 아닌 입원 환자들로부터 동일한 정보를 수집하여 정확하고 신속하며 효율적으로 자신들의 가설을 평가하였다.

환자-대조군 연구가 결과까지 수년을 기다려야 하는 문제는 해결해주었으나, 결과가 나타나기 수년 전의 노출 정보를 정확하고 정밀하게 측정할 필요를 위해서 개발된 것이 코호트연구 방법이다. 이는 연구대상인 질병이 없는 사람들을 먼저 모집한 후에 이들이 위험요인에 노출되는 정도에 따라 노출군과 비노출군으로 구분하여 일정 기간 후 각 군에서 나타난 질병 발생 정도를 측정하는 방법이다. 이 방법으로 프레이밍햄(Framingham) 연구가 이루어졌는데, 이 연구는 미국 매사추세츠 주의 프레이밍햄 지역 주민 5,200명을 대상으로 35년간 관찰하여 관상동맥 질병과 위험요인과의 관련성을 광범위하게 밝혀낸 것으로 유명하다.

역학연구 발전의 또 하나의 성과로 임상시험(clinical trial) 방법의 도입을 들 수 있다. 임상적 치료효과 판정에 역학적 이론과 방법을 도입한 이 임상시험에서는 대상자들을 연구자의 의도대로 할당하여 연구를 함으로써 일종의 실험적 개념을 사용하게 되는데, 이는 실험실에서 동물실험을 하는 경우와 마찬가지로 인구를 대상으로 연구조건을 연구자 임의로 조작한다는 측면에서 이전의 역학적 연구방법들과는 크게 다른 것이다. 제대로 된 임상시험 중에서 가장 큰 규모를 보였던 것은 1950년대에 폴리오백신에 대한 현장시험(field trial)인데, 이 연구에서는 100만 명에 달하는 아동이 두 군으로 배정된 후 백신을 받거나 또는 위약(placebo)을 받았다. 이 임상시험 결과 폴리오백신의 효과와 안전성이 입증되었고, 이후로 임상시험은 새로운 치료약제나 치료기법의 효과를 평가하는 데 없어서는 안 될 방법으로 사용되고 있다.

발전사를 볼 때 역학은 초창기에는 순수한 관찰 방법에서 시작되었으나 이후 분석적인 연구방법을 거쳐 실험적인 연구방법의 도입을 통해 과학적 방법론을 완성시키게 되었다.

2) 역학의 개념

역학이 전염성 질병의 유행을 설명하는 것으로 이해되던 초기의 개념은 시대가 바뀌면서 더 복잡하고 다양한 개념으로 변화해왔다.

첫째, 전염병은 병원균(필요조건)만으로는 성립되지 않고 이를 받아들이는 숙주와 전염경로에 관계있는 환경의 여러 요인(충분조건) 등이 갖추어졌을 때에 성립될 수 있다고 하는 질병의 다요인설(multiple causation theory)이 등장하게 되어 병인(agent)뿐만 아니라 환경 전체를 파악함이 중요하다고 인식되어 왔고, 질병이나 건강문제는 인간의 환경인 생태계(ecosystem) 속에서 이해되기 시작했다.

둘째, 전염병의 유행(epidemic)이라는 것은 인간사회에서 언제나 존재하며, 산발적(sporadic)으로 발생하고 있는 질병이 갑자기 증가한 일시적인 현상에 불과하므로, 이 일시적인 현상인 유행을 설명하려면 그 질병이 유행하는 때의 여러 가지 현상뿐만 아니라 평상시에 질병이 인간사회에 어떻게 분포되어 있고, 얼마나 발생하고 있는가를 파악하여 기술해 두어야 한다. 또한 그러한 발생과 분포를 결정하는 데 관련된 여러 요인과 조건까지도 규명되어야 한다. 더구나 교통기관의 발달에 따라 짧은 기간 내에 전염병이 전파될 수 있는 유행의 발생분포 상태에 관한 정보가 다른 지역에서도 대단히 중요하게 되었다.

셋째, 근대의학은 개개 생체의 질병현상을 장기, 기관, 조직, 세포, 분자의 기능적, 물리적 변화로서 해석하고, 이를 진단 및 치료에 적용하게 되었다. 그러나 이러한 치료의학의 지식과 방법만으로는 국민 전체의 건강을 보전할 수 없다는 것이 인식되어 선진국에서는 질병의 치료와 건강보전을 위한 공중보건, 위생 활동이 시작되었다. 기초의학이나 임상의학이 인간 개개 신체내의 병적기전을 이해하고, 이를 기초로 하여 진단, 치료를 하는 학문이라고 하면, 역학은 공중보건을 위한 기초학문에 해당한다. 역학은 치료의학과는 달리 질병에 이환되어 있는 환자군 뿐만 아니라 건강군과 질병군의 집합체인 전인구를 대상으로, 공중보건 활동을 하는데 필요한 기본 학문으로서 특히, 건강군을 중요시 하는 건강역학의 개념으로 발전되고 있다.

마지막으로, 현대의학과 경제수준의 발전에 따라 많은 선진국에서는 전염병이 감소되고 국민 평균수명이 연장됨에 따라 질병에 관한 관심은 전염병보다는 비전염성 질병(예를 들어 암, 당뇨, 비타민결핍증, 고혈압, 교통사고, 노인병 등)에 오히려 기울어지고 있어 역학의 대상 분야는 더욱 광범위하게 확대되었다. 이 개념은 시대가 바뀌면서 차츰 복잡하고 다양한 개념으로 변화하기 시작하여 오늘날은 '인구집단을 대상으로 건강상태와 질병분포 및 관련요인을 연구하는 학문'으로 정의하고 있다.

이와 같은 역학의 정의의 전제는 첫째, 질병은 우연히 발생하는 것이 아니라는 것과 둘째, 인구 중에 질병이 무작위로 분포하지 않는다는 것인데, 이는 곧 질병이 발생되는 데 있어서 개개인의 특성에 따라 관련 요인들이 각기 다른 양상으로 작용한다는 것을 의미한다.

3) 역학의 목적

질병에 대한 역학적 활동은 대상 인구의 질병 및 질병관련 요인들의 분포 자료를 통해 질병과 요인들 간의 인과관계 또는 질병발생의 원인을 찾아내는 일로, 궁극적으로는 여기서 얻은 결과를 질병예방 활동에 적용하려는데 목적이 있다. 이 같은 목적에 따라 역학이 실제 활용되는 분야를 보면 다음과 같다.

(1) 질병의 예방을 위한 질병발생의 병인(病因) 또는 그 발생을 결정하는 요인의 규명

19세기 말 로버트 코흐(R. Koch)가 병원 미생물을 발견하기 이전에는 수많은 감염병의 직접적인 병인은 아무도 모르고 있었다. 그러나 존 스노우는 콜레라균이 발견되기 약 30년 전에 이미 콜레라는 환자 또는 환자의 배설물에 접촉하거나 이에 오염된 물을 마심으로써 전염된다고 결론지어 콜레라의 요인을 규명하였다. 이후 콜레라 예방을 가능하게 한 그의 역학적 연구의 결실은 지금도 역학 본래의 목적을 달성한 빛나는 업적으로 자주 인용되고 있다.

(2) 질병의 측정과 유행발생의 감시

역학적 방법의 주축을 이루는 양(量)의 변동을 관찰하는 능력은 질병관리 대책 수립이나 결과 평가에 결정적 도움이 된다. 이를 통해 예방접종의 효과판정, 감염병 유행 시 그 양상을 해석하는 역학조사, 효과적인 관리대책의 방향 제시, 그리고 그 관리대책의 성패여부, 평가 등 각종 조사가 가능하게 된다. 또한 병원체, 병원소와 개체를 포함하는 숙주와 이들을 둘러싸고 있는 환경 등 질병발생의 3요소가 복합적으로 작용하는 동적현상으로서의 질병발생과 진행 양상 및 규모에 대한 예견을 가능하게 하여 대상 질병의 발생과 분포를 시시각각으로 알리는 질병발생 감시체계를 활용할 수 있다.

(3) 질병의 자연사 연구

어떤 질병이든 그 질병을 완전히 이해하려면 그 질병의 발생 시초부터 끝까지 진행되는 과정 즉 자연사를 알아야 한다. 이를 통해 어떤 질병발생 관련 요인이 어떻게 질병진행에 영향을 미치는지를 알게 해 줌으로써 그 관련성 여부와 정도 등을 밝혀줄 뿐 아니라 질병에 대해서 치료를 적용한 집단과 그렇지 않은 집단을 동시에 관찰하게 되는 경우 치료 효과 여부에 대해서도 판단하게 해준다.

(4) 보건의료의 기획과 평가를 위한 자료 제공

최근 어떻게 하면 제한된 의료자원을 효과적으로 할당하고 제공함으로써 필요한 보건의료 서비스를 모든 지역사회 주민 또는 국민에게 적절하게 제공하느냐 하는 효과적 의료전달 문제가 쟁점으로 대두되고 있다. 따라서 역학의 역할은 보건사업의 필요성 측정, 새로 도입될 사업계획 및 설계에 대한 평가, 사업 진행과정과 효율성 평가, 실제 행해진 사업에 의한 효과 평가 자료의 산출 등으로 이때 역학적 방법론이 중요하게 활용된다.

(5) 임상연구에서의 활용

역학적인 지식과 방법은 임상 분야의 연구에 많은 기여를 하고 있으며, 각종 임상연구 실험을 설계하는 데도 크게 활용되고 있다. 또한 실제 환자를 대상으로 하는 치료제 및 수술효과를 측정하는 임상시험(clinical trial), 진단 방법의 민감도 및 특이도의 측정, 각종 생물학적인 변이의 분포, 그리고 정상인과 비정상인의 구분 등 많은 분야에서 활용되어 왔으며, 이러한 분야를 특히 임상역학(clinical epidemiology)이라고 부르기도 한다.

4) 보건 정책에의 반영

역학연구는 보건 정책을 결정하는데 중요한 역할을 해왔다. 영국 의사 존 스노우의 콜레라 연구는 오염원이 된 식수펌프를 제거하게 했고, 미국 순환기학회는 역학연구를 토대로 심혈관 질병의 예방과 치료의 지침을 마련했다. 그러나 실제로 연구결과를 임상 현장이나 보건 정책에 반영하는 과정은 간단하지 않다. 정책입안자들에게는 기존의 연구결과가 새로운 계획이나 서비스에 얼마나 강력한 근거(evidence)가 되는가가 주 관심사로, 이는 연구 수행 방법에 따라 등급이 정해져 있다. 무작위 대조군 연구는 강력한 근거를 제공하는 유용한 연구방법이나 보건 정책에서 필요한 연구주제들은 윤리적 문제나 실행 가능성으로 인하여 무작위 대조군 연구가 불가능한 경우가 종종 있다. 실제 무작위 대조군 연구가 진행되었다 하더라도 그 결과가 일관되지 않은 경우에는 결론을 도출하여 정책에 반영하기가 어렵다.

2 질병 발생 원인의 역학적 해석

질병 발생을 역학적으로 해석하는 모형에는 대표적으로 세 가지를 들 수 있다.

1) 삼각형 모형설

삼각형 모형설은 질병발생의 주요 인자를 병인(agent), 숙주(host), 환경(environment) 등 3대 인자의 상호관계에서 질병이 발생된다고 보기 때문에 3대 요인설이라고 하기도 한다. 건강과 질병은 숙주, 병인, 환경의 상호작용에 의하여 결정된다고 보는 생태학적 모형에 속한다.

병원체요인은 질병을 일으키는 직접적인 요인으로 ① 생물학적 인자 : 세균, 바이러스, 기생충, ② 물리화학적 인자 : 계절, 기상, 대기, 수질, 각종 유독성 물질, ③ 미지의 어떤 요인을 들 수 있으며 병원체 요인은 질과 양, 상태에 따라 작용이 다르므로 질병 발생의 무한변수로 작용한다.

숙주요인은 숙주의 병인에 대한 감수성과 면역기전에 의해 좌우되며, 내외적 요인의 상호작용에 의해 결정된다. 숙주는 ① 병인에 대한 감수성이나 저항력이 다양한 변수로 작용한다. ② 생물학적 인자로 성별, 연령별 특성을 들 수 있고, ③ 인구 집단의 사회적 요인 및 형태적 요인으로 종족, 직업, 사회경제적 계급, 결혼 및 가족상태 등을 들 수 있다. ④ 숙주의 체질적 요인도 작용하는데, 선천적 인자, 면역성, 영양상태가 그것이다.

환경요인은 질병을 발생시키는 외적 요인으로 ① 질병발생과 유행에 큰 변수로 작용한다. ② 생물학적 환경으로 자연자원, 생물병원체, 병원소, 매개체 등이 있으며, ③ 물리적 환경으로 계절의 변화, 기후, 실내외의 환경을 들 수 있다. 또한 ④ 사회경제적 환경과 ⑤ 인구의 밀

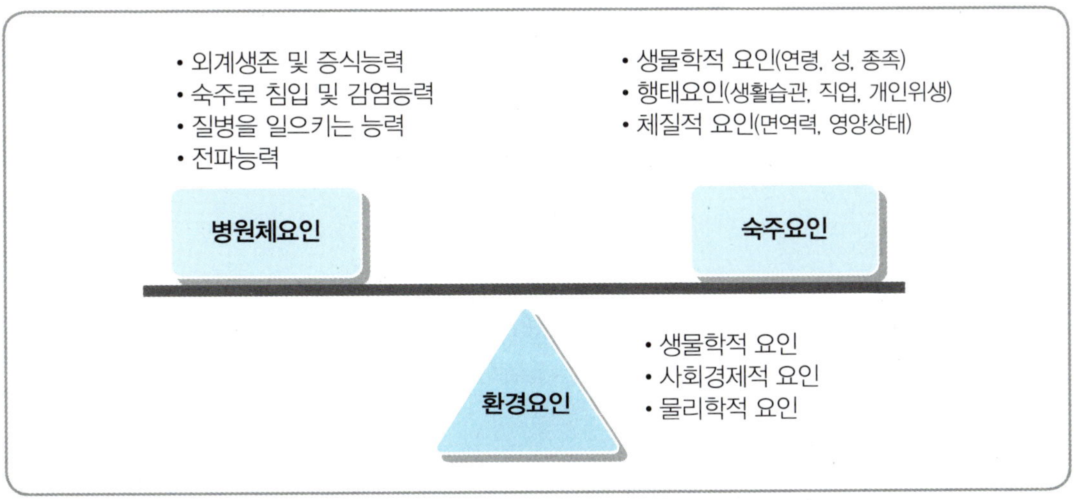

[그림 2-1] 삼각형 모형설

도, 사회풍습, 경제생활의 형태 등이 있다. 특히 환경은 물리화학적, 생물학적, 사회문화적 환경을 통틀어 말하여, 인간과 병인 사이에서 지렛대 역할을 한다(그림 2-1).

2) 수레바퀴 모형설

수레바퀴 모형설은 질병발생 요인이 인간 숙주를 둘러싸고 있는 생물학적 환경, 물리화학적 환경 및 사회적 환경과 인간 숙주의 내적 요인인 유전적 요인의 상호작용에 의해서 발생된다고 설명한다. 유전성 질병의 경우에는 유전적 요인이 크게 작용할 것이고, 생물학적 요인에 의한 전염병은 물리적 요인이나 사회적 요인보다 생물환경이 더 크게 작용하게 될 것이며, 유전적 소인의 작용은 적다고 설명할 수 있다(그림 2-2).

3) 거미줄 모형설

거미줄 모형설은 원인망 모형설이라고도 하는데, 질병발생의 요인이 어느 특정한 요인에 의해서 이루어지는 것이 아니라 여러 가지 요인들과 연결되어서 발생되어 마치 거미줄 모형과 같은 복잡한 상호관계로 얽혀져서 발생된다고 설명한다. 질병 발생의 원인을 찾아보면 그 발생의 선행요인이 있고, 또 그 선행요인은 다른 선행요인과 연결되어 있으며, 사회적으로도 다른 요인과 상호관계가 있어서 다양한 상호관계 속에서 질병이 발생된다는 것이다(그림 2-3).

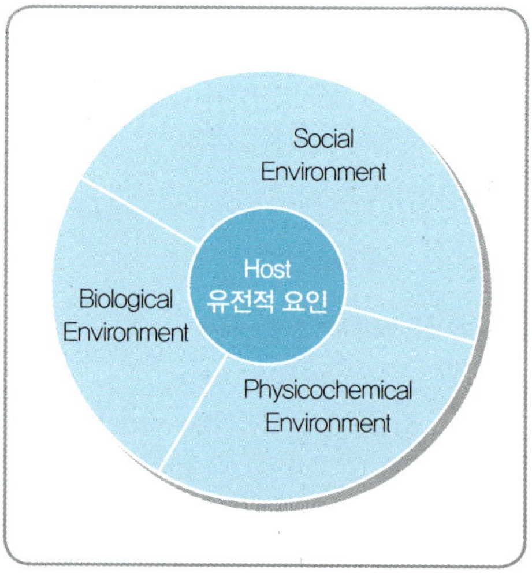

[그림 2-2] 수레바퀴 모형설

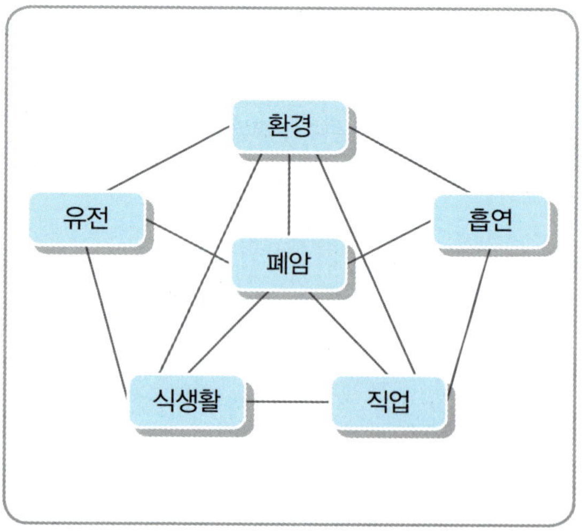

[그림 2-3] 거미줄 모형설

3 임상역학과 사회역학

보건의료연구에서 가장 관심이 되는 주제는 인과관계(causality)를 밝혀 질병의 발병기전을 설명하려는 연구, 치료효과나 예방 효과를 판정하려는 연구, 특정 진단법의 진단 능력을 평가하려는 연구, 질병 경과의 예후인자를 파악하려는 연구들이다.

임상역학(clinical epidemiology)이란 개별 환자에게 최적의 의사결정(decision making)을 함에 있어, 유사한 임상적인 배경을 가진 대상을 모아 과학적 방법에 기초한 역학연구를 시행하여 정확한 예측이 가능하도록 하는 임상연구의 한 분야로 임상의학(clinical medicine)과 역학에 뿌리를 두고 있다.

1) 의학에 있어서 역학의 위치

인간의 건강과 질병 문제를 다루는 학문인 의학은 여러 학문의 집합체라 할 수 있다. 편의상 그 학문적 대상과 접근방법 등에 따라 의학을 크게 3가지 분야로 구분해 보면, ① 기초의학(생화학, 생리학, 병리학 등)과 ② 임상의학(내과학, 외과학, 부인과학, 비뇨기과학 등), 그리고 ③ 예방의학(역학, 환경의학, 산업의학, 보건관리학 등)으로 나눌 수 있다.

우선 학문 활동의 대상 면에서 보면, 임상의학은 개인의 치료에 중점을 두어 대상자가 환자 개인인 반면, 예방의학은 주요 관심이 지역사회 인구집단의 건강이다. 그러나 이 둘은 서로 깊은 관련성을 가지고 있다. 즉, 임상의사들은 환자를 진단할 때 환자의 인간 특성(연령, 성, 인종 등)과 질병 사이의 기존 역학적 지식을 종합하여 바른 진단을 내리게 되는 한편, 그 지역사회에 대해서는 환자의 수와 그 질병의 분포 등에 관한 정보를 제공해 줌으로써 역학의 지역사회 진단에 도움을 주고 있다. 질병의 분포, 특성에 관한 지역사회 진단을 정확히 하려면, 환자 개인의 임상진단과 이 임상진단에 따른 보고체제가 갖추어져 있어야 하고, 또 모든 진단은 적절한 기초의학 실험에서의 도움이 있어야만 이루어질 수 있는 것이다.

역학은 주로 지역사회에서 질병이 발생하고 분포하는 요인들을 규명하고, 그 질병 특유의 자연사를 고려하여 각 시기에 알맞은 예방 및 관리대책을 세워 이를 조직적으로 지역사회에 적용하는 예방의학의 기초 학문으로서의 역할을 수행하게 하는 동시에 실험실적 연구결과를 인구집단에서 검증하고 질병 자연사에 따른 치료계획 수립에도 도움을 주게 되는 것이다.

2) 임상역학(Clinical Epidemiology)

임상역학연구란 유사한 임상적인 배경을 가진 대상을 모아 과학적 방법에 기초한 역학연구를 시행하여, 개개 환자에게 적합한 의사결정의 정확한 예측이 가능하도록 하는 임상연구의 한 분야이다. 의학연구의 궁극적 목표 중의 하나인 인과관계 입증에 있어서 임상역학연구는 어떻게 진행되어야 하는가를 원칙론적인 입장에서 살펴보았다. 향후 잘 설계되고 진행된 임상역학연구는 무작위 대조군 연구의 대안으로 근거중심의학에서 갖는 중요성이 점차 커질 것으로 예상된다.

무작위 대조군 연구와 같이 통제된 임상연구를 사용하는 것이 가장 표준적인 연구방법으로 알려져 있으나 통제된 임상시험의 문제점은 꾸준히 지적되어 왔다. 약제나 새로운 임상 시도에서 주로 허가를 목적으로 하는 연구의 경우, 대조군은 보편적인 치료 대안과는 상관없는 위약 혹은 위장 시술(placebo trial) 등을 비교 대상으로 사용하고 있고, 실제 임상 상황과는 다른 프로토콜에 따른 진료 혹은 비용 발생의 문제, 임상에 참여하는 환자수가 제한적인 점 등 연구결과를 일반화하기 어렵다. 또한 결과지표의 선정에 있어 실제 임상과는 거리가 있는 중간 결과지표(surrogate outcomes)를 산출하는 경우가 많다. 보존적인 약제에 전혀 반응하지 않는 위마비 환자에게 전기자극(electrical pacing)은 초기에는 매우 매력적인 대안이었다. 그러나 효용성 입증을 위해 중간결과 지표로 삼은 위마비의 진단기준인 위배출 검사에서 전기자극이 위배출 기능을 유의하게 호전시키지 못했고 일부에만 호전 효과가 있었다. 대부분 위마비 연구는 대상자수가 너무 적고, 적절한 결과지표가 없어 결과 해석이 어렵다. 이러한 경우 관찰 역학 기법을 이용한 연구 시도가 가능하다.

또한 국내에서 사용되는 자료들은 대부분 외국에서 발표된 무작위 대조군 연구결과를 사용하는데, 연구대상의 정의, 연구방법의 차이 등으로 인해 동일하게 일반화하여 적용하기는 어렵다. 최근 국제학술지에 발표되는 문헌들에 따르면 관찰연구에 근거한 자료를 사용하는 것에 대한 관심이 높아지고 있다. 특히 관심 있는 일차결과가 드물게 발생하거나, 장기간에 걸친 관찰이 요구될 때, 치료패턴이나 순응도 등이 연구에 중요한 요인일 때 등이다. 특히 보건정책을 결정할 때 실제적인 임상연구(practical clinical trial) 결과를 요구하고 있다.

한편 관찰연구를 포함한 임상역학연구를 근거로 삼을 때 몇 가지 제한점이 있다. 연구가설에 근거한 통계적 검정인지, 재현성이 있는 결과인지를 확인하여야 한다. 국내의 임상연구는 단일 의료기관에서 시행하는 관찰연구가 많은데, 이러한 연구는 타당도를 인정받지 못하거나 연구결과의 일반화가 어려운 경우가 있다. 따라서 관찰연구를 포함한 임상역학 연구의 수행에 있어, 연구가 검증하고자 하는 가설, 통계적 검정기법, 발생 가능한 치우침 등을 연구계획 단계에서부터 검토하는 것이 연구 성패에 중요하다.

3) 사회역학(Social Epidemiology)

사회역학은 건강의 사회적 분포와 사회적 결정요인들에 대해 연구하는 역학의 한 분야이다. 사회역학자들은 사회역학의 역사적 전통을 17세기 영국의 한 지역 교구의 지역별 사망통계를 작성하면서 사회 계급에 따른 사망률의 차이를 기록하였던 그런트(Graunt), 북부 실레시아 지방에 창궐했던 발진티푸스 유행에 대한 조사를 마친 후 이러한 전염병의 유행의 원인을 궁핍과 저발전이라고 규정했던 벌쇼(Virchow), 그리고 자살 연구를 통해 시간이 경과하고 집단을 이루는 개인들의 구성 변화에도 불구하고 국가나 집단의 자살률이 유형화된 규칙성을 보임을 증명한 덜크하임(Durkheim) 등에서 찾고 있으며, 19세기와 20세기 초 미국과 영국에서 시작되었던 공중위생운동 역시 사회역학적 접근방식을 보여주는 주요한 사건으로 간주하고 있다.

이렇게 기존의 역학적 접근방식과 어느 정도 차별성을 가지는 사회역학이 최근 주목을 받고 있는 이유는 일차적으로 기존의 역학적 접근방식이 가지는 한계성 때문이다. 역학자들은 1950년대 초반 이래 세계적으로 가장 적극적인 방식으로, 그리고 충분한 재원을 바탕으로 관상동맥질병을 연구해왔다. 전 세계적인 노력이 투입된 이 시기 동안, 수많은 중요한 위험요인들이 발견되었다. 그 중 모든 이들이 동의하는 세 가지 요인은 흡연, 높은 혈압, 높은 콜레스테롤 수치이다. 수많은 다른 위험요인들도 제기되었는데, 완전한 합의가 이루어지지 않은 요인들로는 비만, 신체활동량 부족, 당뇨, 혈중 지질과 응고요인, 스트레스, 다양한 호르몬 요인 등이 있다. 그럼에도 불구하고, 이 위험요인들을 모두 함께 고려했을 때 관상동맥질병 발생의 단지 약 40%만을 설명할 수 있을 뿐이다.

그렇다면 관상동맥질병의 원인론과 관련하여 숨어있는 60%는 어떻게 찾을 수 있을까? 사회역학자들은 생물학적 기전의 다수준적이면서 상호작용적인 환경 속에서 그 답을 찾으려 한다. 이러한 맥락 속에서 그간 상대적으로 간과되거나 소홀하게 다루어져 왔던 사회적 맥락(social context) 또는 사회적 세계(social world)의 중요성을 강조한다. 한 예로 건강 불평등을 들 수 있다. 버크만과 카와치(Berkman & Kawachi)는 주된 사망원인이 과거 전염성 질병에서 오늘날 비전염성 질병으로 바뀌었고, 효과적인 치료술과 위험요인에 대한 통제 기술들이 개발되었지만 사회의 불평등으로 인해 특정 집단은 이러한 효과적인 치료술과 예방법의 혜택에서 소외됨으로써 질병의 퇴치가 이루어지지 못하고 또한 건강의 불평등을 야기하고 있다고 하였다. 이러한 건강 불평등에 대한 이해와 효과적인 해결방안을 찾아내기 위해서는 사회적 경험을 질병과 장애의 원인으로 포함하여 고려하는 통합적 병인론에 대한 이해가 필요하다고 볼 수 있다.

4 역학적 연구방법

역학적 연구방법을 요약하면 [그림 2-4]와 같다. 앞으로 각 장에서 보건연구방법론을 자세히 소개할 것이므로 여기서는 역학적 측면에서 관찰적 연구에 해당하는 기술역학과 분석역학을 설명하고자 한다.

1) 기술역학

기술역학은 인구집단을 대상으로 발생되는 질병의 양상 및 분포 등을 그 집단의 특성에 따

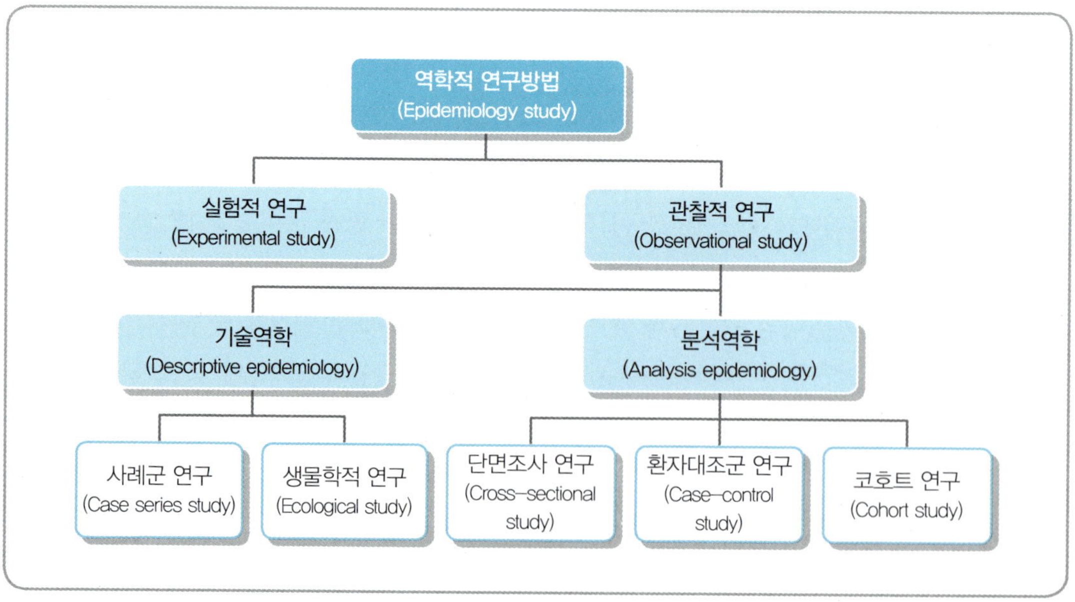

[그림 2-4] 역학적 연구방법

라 기술하는 방법으로, 지역사회의 건강수준과 질병양상에 대한 기술 즉 지역사회 진단을 전제로 하여 질병의 자연사를 파악하므로 1단계 역학으로 다뤄지기도 한다.

지역사회를 진단할 때 (1) 인적 변수로는 연령, 성, 민족, 인종, 사회경제적 수준, 직업, 결혼상태 등을 파악하고, (2) 지역적 변수로는 토착성, 유행성, 산발성, 범발성을 따진다. 또한 (3) 시간적 변수로 추세 변화, 주기 변화, 계절적 변화, 단기 변화, 불규칙 변화 등을 파악한다.

2) 분석역학

분석역학은 기술역학적 연구를 통하여 설정된 구체적인 가설을 증명하기 위한 것으로 2단계 역학이라고도 한다. 즉 특정 요인과 그 결과간의 인과관계를 알아낼 수 있도록 설계된 연구방법이다.

(1) 단면조사 연구(cross-sectional study)

단면조사 연구는 한 시점에서 원인이라고 의심되는 요인과 결과라고 고려되는 질병을 동시에 가지고 있는 집단과, 원인이라고 의심되는 요인이나 질병을 별개로 가진 집단 혹은 이 두 개의 조건을 모두 가지고 있지 않은 집단들의 모집단 내 빈도를 비교하는 방법이다. 유병률이 낮은 질병은 단면연구의 수행에 어려움이 있을 수 있다. 예를 들어 흡연을 한 사람 중 폐암환자의 비율과 비흡연자 중 폐암을 앓고 있는 사람들의 비율을 연구하는 방법이 있다.

(2) 환자-대조군 연구(case-control study)

환자-대조군 연구는 질병에 이환된 환자군과 질병이 없는 대조군을 선정하여 질병발생과 관련이 있다고 의심되는 요인들과 질병발생과의 원인관계를 규명하는 연구방법이다. 현재 질병이 있는 환자군이 과거에 어떤 요인에 노출되었는가를 조사하는 것으로 후향성 연구라고도 한다. 예를 들어 심장발작을 일으킨 사람들과 심장발작을 일으키지 않은 사람들을 대상으로 그들이 약물남용을 하였는지의 여부를 조사하여 심장발작과 약물남용 간의 인과관계에 대한 추론을 이끌어내는 방법이 있다.

(3) 코호트 연구(cohort study)

코호트는 동일한 특성을 가진 인구집단이란 뜻으로, 코호트 연구는 질병발생의 요인에 폭로된 집단과 노출되지 않은 집단간의 질병발생률을 비교 분석하는 방법을 말한다. 비흡연자

집단과 흡연자집단을 각각 20년간 추적하여 그들의 폐암발생 여부를 조사함으로써 흡연이 폐암에 미치는지 알아보려는 연구를 예로 들 수 있다.

제3장

연구윤리

1 윤리적 고려사항

보건의료인력은 실무에서 대상자나 지역사회의 건강을 주제로 연구를 수행하면서 연구 참여자의 권리에 대해 지속적으로 윤리적 관심을 가져야 한다. 연구윤리에 있어서 8가지 핵심적 고려사항을 [표 3-1]과 같이 범주별 질문들로 정리할 수 있다. 연구자들이 연구윤리위원회의 심사를 신청하기 전에 연구자의 연구제안서 내용에서 이 표의 항목들을 미리 검토하는 것이 좋을 것이다.

이 장에서는 보건연구를 수행하는 과정에서 연구자가 준수해야 할 윤리 원칙과 연구 참여자를 보호하기 위한 윤리적 방법들을 살펴보기로 한다.

1) 유익성, 자율성과 공정성

Belmont 보고서는 인간 피험자를 대상으로 하는 연구와 관련하여 세 가지 원칙을 밝혔는데, 이는 보건연구 윤리에서도 중요하게 다루어져야 한다. 이 세 가지 원칙은 유익성(beneficence), 자율성(autonomy)과 분배의 공정성(distributive justice)이다. 연구설계마다 기본적인 이 연구윤리 원칙을 준수하고 있는지 세심하게 점검해야 한다. 기관마다 연구윤리위원회에서는 연구설계와 진행절차에서 이 윤리 원칙이 지켜지고 있는지 철저한 심사를 수행해야 한다. 그러나 무엇보다 연구자 자신이 고도의 윤리성을 충실히 지켜야 할 책임이 있다.

[표 3-1] 연구윤리 고려사항 8가지

범주	질문의 예
기여 (contribution)	• 제안된 연구계획은 왜 중요한가? • 개인이나 지역사회가 연구를 통해 어떤 혜택을 받을 수 있는가?
보상 (compensation)	• 연구에 참여하는 개인이나 지역사회에게 어떤 형태의 장려금, 배상, 또는 보상이 제공될 것인가? 그렇다면 무엇을 제공할 것이며, 이것은 적절한 보상인가? 보상을 많이 하는 것이 강압적으로 보이지는 않는지 또는 너무 적은 보상이 착취로 보여질 수 있는가? • 연구참여자들에게 예상되는 위험은 최소한인가?
동의 (consent)	• 잠재적 연구참여자들이 어떻게 연구에 대한 정보를 얻을 수 있는가? • 참여에 대한 동의를 어떻게 문서화할 것인가? • 이해력 검사가 필요할 것인가? • 필요한 경우, 어린이들과 자발적인 잠재적 모집단에 대한 다른 구성원에 대해 어떻게 동의나 승인을 얻을 것인가? • 필요한 경우, 연구 시작 전에 지역사회 모임을 개최할 것인가?
비밀보장 (confidentiality)	• 연구참여자들의 사생활 보호, 비밀보장과 개인 정보를 어떻게 유지할 것인가?
지역사회 (community)	• 선정된 모집단에서의 연구가 왜 중요한가? • 연구가능 모집단이 연구의 목표를 달성하는데 적절한가? • 선정 과정은 공정한가? • 표본크기는 적당한가? • 자발적인 잠재적 연구참여자들이 적절하게 보호되는가? • 필요한 경우, 지역사회가 이 연구절차에 참여하는 것에 동의하였는가?
이해의 충돌 (conflicts of interest)	• 연구 절차 진행 시 재정과 장비에 대한 계획은 누가 할 것인가? • 잠재적 이해의 충돌이 윤리적이고 공정한 연구를 수행하는 연구자의 능력을 저해하는가?
공동연구자들 (collaborators)	• 연구팀의 모든 구성원들이 윤리적인 연구를 수행하는데 적절하게 훈련되었는가? • 연구계획과 모든 윤리적 표준을 연구팀의 모든 구성원들이 충실하게 지킬 것이라는 것을 확인하기 위해서 자료수집과 자료분석 기간 동안에 어떤 전략을 적용해야 하는가?
위원회 (committees)	• 연구계획을 검토하기 위해 어떤 연구윤리위원회가 필요한가? • 필요한 경우, 어떤 지역사회 조직이 제안된 연구 프로젝트에 대해 조언을 해줄 수 있는가?

유익성(benefcience)은 연구가 '해를 끼치지 않음', 즉 '좋음'을 의미한다. "해를 입히지 말라"라는 히포크라테스의 격률(格率)은 오랫동안 의료윤리의 기본적인 원칙이었다. 클로드 베르나르는 이를 연구의 영역까지 확장시켜, 타인에게 이득이 되는지 여부를 불문하고 누구에게든 해를 입히지 말라고 말했다. 따라서 연구자는 인간을 대상으로 한 연구에서 해악을 피하거나, 예방하거나, 최소화할 의무가 있다〔해악 금지의 원칙(nonmaleficence)〕. 참여자는 불필요한 해악이나 불편에 처하지 않아야 하며, 이들의 연구 참여는 다른 방법으로는 실현될 수 없는 과학적으로 사회적으로 중요한 목적을 성취하기 위해 참가하는 것이어야 한다. 인간 대상 연구에서 해와 불편감은 많은 형태로 올 수 있다. 즉 신체적, 정서적, 사회적, 재정적 해악이나 불편이 발생할 수 있다. 윤리적 연구자는 일시적인 경우조차도 해악과 불편을 최소화하는 전략을 사용해야 한다. 만약 연구자가 연구를 계속함으로써 연구참여자에게 손상, 죽음, 과도한 고통을 초래할 것이 의심된다면 그 연구를 종결해야 한다.

연구를 계속할 때 참여자가 부상이나 사망, 또는 곤란한 상황에 노출될 상황에 대비해 윤리적인 연구자는 언제나 연구를 중단할 준비가 되어 있어야 한다. 특히 정서적 문제나 심리적 결과는 표면적으로 드러나지 않은 경우가 많을 수 있으므로 면밀한 주의와 민감성이 필요하다. 민감성에 대한 요구는 질적 연구에서 더 클 수 있다. 질적 연구에서는 개인적 영역의 심층적 탐구를 포함하므로 연구참여자의 내면에 깊숙이 자리 잡은 부정적 정서와 불안, 공포 등을 노출시켜야 할 수 있다. 질적 연구자들은 연구과정에서 발생할 수 있는 문제를 예측하는데 주목해야 한다.

자율성(autonomy)은 자기결정권과 완전한 공개에 대한 권리를 포함하며, 연구참여자가 연구에 완전히 자발적으로 참여할 수 있어야 한다는 것을 의미한다. 연구참여자 개인과 상호교류를 하거나 개인 정보를 포함하는 거의 모든 연구설계에서 잠재적 연구참여자들에게 연구의 혜택과 부담감, 포함된 과정과 수집된 자료 사용에 대한 계획에 대하여 빠짐없이 알려야 한다. 즉 연구참여자들은 이에 대한 정보를 충분히 제공받은 후 연구에 참여할 것인지 말 것인지를 스스로 자유롭게 선택할 수 있어야 한다는 것이다.

자기결정권의 원칙은 연구참여자가 해로운 결과를 초래하는 위험 없이 대상자가 연구 참여를 자발적으로 결정할 권리를 가짐을 의미한다. 이것은 또한 개인정보 제공을 제공하거나 연구에서 자유롭게 연구 참여를 중단할 수 있는 권리를 의미한다. 자기결정의 원칙에서는 자율성이 떨어져 있거나 스스로 결정할 능력이 없는 대상자들(어린이, 임산부, 죄수, 무의식 환자, 인지장애자 등)을 취약자로 간주하여 보호받도록 해야 한다.

완전 공개에 대한 권리는 연구 참여에 관한 자세한 정보에 근거한 자의적 결정을 보장하기 위한 것으로 완전한 설명이 요구된다. 완전한 설명이란 연구의 특성, 참여에 거절할 권리, 연구자의 책임, 초래될 수 있는 위험이나 이익의 가능성 등을 연구자가 완전하게 기술하는 것을 말한다.

분배의 공정성(distributive justice)은 연구의 혜택과 부담감이 공평하다는 것을 확실하게 하는 것으로, 대상자 선정과정에서 고려되는 원칙으로, 참여자가 공정한 대우를 받을 권리와 프라이버시에 대한 권리를 포함한다.

공정성은 공평함과 동등성을 의미한다. 그래서 공정성 원리의 한 측면은 연구의 이익과 부담의 공평한 분배와 관련된다. 연구참여자 선정은 집단의 취약성이 아니라 연구의 필요에 따라야 한다. 과거 저 사회층이나 취약계층을 연구대상자로 선정하는 많은 연구자들 때문에 대상자 선정이 주요한 윤리적 관심사가 되어 왔다.

분배 공정성이란 또한 연구의 발전으로부터 이익을 받을 수 있는 개인이나 그룹을 경시하거나 차별하지 않을 의무를 부과한다. 1980년대와 1990년대 초기 많은 임상연구에서 여성과 소수 민족이 불공평하게 배제된 근거들이 있다. 이를 계기로 미국 국립보건원(NIH)의 연구비 수혜를 받고자 노력했던 연구자들에게 연구참여자로서 여성과 소수민족을 포함하도록 요하는 규정이 공표되었다. 그 규정은 또한 연구자들에게 임상 중재가 그룹에 따라 어떤 다른 효과를 가졌는지(예: 이익이 남자와 여자에서 어떻게 다른지)를 조사하도록 요청하는 계기가 되었다.

공정한 대우의 권리는 대상자 선정 외에도 연구에 참여를 거절하는 사람(또는 참여에 동의 후 연구 참여를 철회한 사람)이 불이익을 당하지 않도록 하고, 연구자는 다른 문화권 대상자의 신념, 습관 그리고 생활양식에 대한 존중과 민감성을 보여야 하며 모든 경우에 참여자들에게 정중하고 적절한 대우를 해주어야 한다.

인간을 대상으로 하는 모든 연구는 결국 개인생활을 침해한다. 연구자들은 연구과정에서 참여자의 프라이버시가 유지되고 필요 이상으로 침해되지 않도록 보장해야 한다. 참여자들은 그들이 제공한 어떠한 자료가 철저하게 비밀로 유지될 것인지를 기대할 권리가 있다. 프라이버시 문제는 보건의료기관에서 가장 두드러지게 강조되고 있다.

2) 인센티브

보건 연구에서 연구참여자를 모집할 때 인센티브가 제공되는 경우가 있다. 인센티브는 연구자가 대상자를 모집할 때 연구 참여를 독려하기 위해 또는 연구참여자들이 기여한 시간과

수고에 대한 보상으로 제공될 수 있으나 이 또한 윤리적 문제는 없는지 짚어보아야 한다. 연구 인센티브는 금전적인 것만이 아니다. 거의 모든 연구에서 연구참여자들에 대한 혜택은 과학적 지식에 대한 그들의 기여이고 과학적 연구의 결과인 – 연구참여자들이 속한 지역사회의 위험과 질병 상태뿐 아니라 – 자신들의 건강에 대한 위험과 질병상태에 대한 이해를 증가시킨 것이다. 보건의료 분야의 많은 연구 프로젝트에서는 이 점이 연구참여자들에 대한 충분한 보상으로 이루어지는 근거가 된다. 동시에 무해성의 원칙에 따라 연구참여자들이 연구 프로젝트에 참여하는 것에 지나친 부담을 느껴서는 안된다. 많은 경우 연구참여자들에게 소정의 교통비나 소요된 시간에 대한 보상 등이 적절할 것이다.

참여율을 높이기 위한 전략으로 연구자들은 모든 연구참여자들에게 작은 선물을 제공하거나 설문지에 답한 모든 응답자 중 추첨을 통해 약간 큰 선물을 제공할 수도 있다. 연구 과정에서 조사된 참여자의 특정 상태에 따라 무료 처치를 제공하는 것은 적절할 수 있다. 임상시험의 경우 연구 참여와 직접적으로 관련된 모든 의료비용을 지불하는 것이 적절할 때가 많다.

강압은 연구 참여에 대한 위험 뿐 아니라 사전 결정을 할 수 있는 사람들의 능력을 유의하게 약화시킬 수 있는 무료 진료나 금전적 보상과 같은 인센티브에도 해당될 수 있다. 강압의 위험을 최소화하기 위하여 연구자들은 연구참여자들이 연구 참여로부터 어떤 위험요소나 이득을 얻을 수 있는지 투명하게 밝혀야 한다.

3) 사전 동의

사전 동의(informed consent)는 인간대상자를 안전하게 보호하고 자기 결정에 대한 권리를 보호하기 위해 특히 중요한 절차 중의 하나이다. 사전 동의란 참여자가 연구에 관한 적절한 동의 즉 연구에 관한 정보를 충분히 이해하고 부당한 압력이나 억압 없이 충분한 시간을 갖는 가운데 연구 참여 또는 거절을 자발적으로 하는 것이다.

연구자는 대개 참여자에게 동의서에 서명을 함으로써 참여 동의 과정을 문서화한다. 사전 동의에 포함되어야 할 내용은 다음과 같다.

① 연구제목과 연구자 이름
② 연구목적
③ 대략적인 참여자 숫자와 선정 조건
④ 연구절차의 방법(신체검사, 생물학적 시료의 수집, 무작위화 또는 눈가림 절차, 개입 등)

과 연구참여자가 연구에 참여해야 할 예상기간

⑤ 연구참여자들이나 사회에 대한 혜택: 제공될 보상에 대한 명확한 설명 또는 연구 참여자는 직접적인 혜택을 받지 못할 것이라는 명확한 기술

⑥ 연구 참여와 관련하여 나타날 수 있는 위험, 불편과 비용: 연구에 연계된 문제 발생 시 어떻게 처리할 것인가도 기술

⑦ 연구 참여 도중 참여 중단할 자유

⑧ 연구에 참여하지 않을 자유와 참여하지 않아도 불이익이 없을 것이라는 점

⑨ 연구에서 얻은 개인정보의 비밀 보장

⑩ 연구에 대해 문의할 연락처

⑪ 연구참여자의 서명을 위한 공백

사전 동의 내용이 있는 설명서를 대상자에게 제시하고 설명하며 연구 참여에 동의하는 경우 동의서 서명을 하게 된다. 동의서는 간단하고 분명하며 직접적인 표현을 사용한 꼭 필요한 정보만을 서면으로 작성하고, 정보를 충분히 읽고 이해할 만한 시간을 주고, 이해에 어려움이 있는 사람을 도와주어 참여자가 정보를 잘 이해할 수 있도록 한다. 동의서에는 연구목적, 참여에 따른 예상 상황, 연구의 자발성 그리고 가능한 비용과 이익에 관한 정보를 포함한다. 서명한 동의서는 연구 종료 후 3~5년까지 보관해야 하며, 대상자에게 동의서 사본을 제공한다.

보건의료분야에서도 개인에 대한 사전 동의 과정이 필요하지 않은 연구가 있을 수 있다. 일부 익명의 설문지들은 다음과 같은 경우에는 사전 동의 과정을 강력하게 요구하지 않는다. 그러나 이런 경우에도 연구윤리심의위원회에서 요구하는 조건을 먼저 점검해야 할 것이다.

① 개인과 연결되지 않는 경우

② 민감한 문제에 대하여 질문하지 않는 경우

③ 개인에 대한 신체검사를 하거나 생물학적 시료를 수집하지 않는 경우

④ 연구에 대한 설명을 하는 것이 설문지를 완성하는 것보다 시간이 더 걸릴 만큼 설문지가 짧은 경우

⑤ 연구자들이 연구참여자들의 사생활 보호에 대한 어떤 기대도 하지 않는 공공장소에서 사람들을 관찰하거나 연구참여자들이 연구자들과 상호 교류를 하지 않는 경우

4) 비밀보장과 사생활 보호

비밀보장(confidentiality)은 연구자들에게 제공된 개인 정보에 대한 보호이다. 비밀보장을 위한 전략은 다음과 같다.

① 이름이나 주소 등 개인 식별이 가능한 정보는 반드시 필요할 경우에만 수집한다.

② 참여자에게 식별(ID) 번호를 부여하고 자료에 그 식별 번호를 붙인다.

③ 개인 식별이 가능한 정보를 포함한 기록들은 밀폐된 공간의 밀폐된 파일 상자에 보관한다. 모든 전산화된 자료 파일은 암호로 보호되어야 한다.

④ 개인 식별이 가능한 정보를 파일에 입력하지 않는다.

⑤ 연구가 끝난 후 특정 시점에서 개인 식별이 가능한 정보를 가능한 한 빠른 시일 안에 폐기한다.

⑥ 연구를 진행하는 사람들이 연구자료 또는 개인 식별이 가능한 정보에 접근할 수 있는 경우, 비밀유지 서약서를 받는다.

⑦ 연구 정보를 통합해서 보고하여 개인 식별 정보가 드러나지 않게 한다.

이런 전략들은 단면적 연구에서 선택적으로 활용할 수 있으나, 연구 시작 시점에서 개인 자료가 추적 관찰된 자료로 연결되어야 할 전향적 연구나 장기관찰 연구에서는 일정기간 개인 식별 자료를 수집해 놓아야 할 것이다.

사생활 보호(privacy protection)는 사람들이 자신에 대한 어떤 정보를 밝힐 것인가에 대한 권리를 갖는다는 확약이다. 사생활 보호에 대한 권리는 사람들이 자신들의 개인 정보를 연구자들과 공유하는 것을 허락하지 않을 권리를 갖는다는 것이며, 대인 면접이 포함된 연구에서도 연구참여자들이 연구팀 외에 어떤 사람도 관찰하거나 면접을 엿들을 수 없는 장소에서 연구자들과 만날 수 있는 선택권을 갖는다는 것을 포함한다.

민감한 정보에 대해 질문하는 연구자들은 특히 주의해야 하는데, 아동 학대, 아내 폭력, 자살 사고, 일부 감염병 진단에 대해서는 비밀보장을 확약하는 것이 불법이 되는 경우도 있을 것이다. 이런 경우에는 보건의료 관련 법률이 정한 바를 검토하거나 법률 전문가와 상의가 필요할 수 있다.

5) 취약 모집단

보건의료 연구에서 취약 모집단(vulnerable population)은 건강이 나쁜 사람, 제한된 의사결정 능력을 가진 사람, 그리고 사회적으로 하찮은 존재같이 느끼는 사람들을 포함한다. 연구에서 이러한 모집단의 구성원들이 포함되는 잠재적 위험에도 불구하고, 이러한 사람들을 포함하는 것은 이들 집단에 대한 건강 이슈를 연구하기 위한 유일한 방법이기 때문이다. 예를 들면, 죄수와 관련된 중요한 건강문제는 감옥 안에서 연구 수행을 통해서만 확인할 수 있다. 심각한 정신건강 장애를 가진 사람들은 정신 질병에 대한 연구에 포함될 수 있다. 대인 폭력의 건강에 대한 영향은 생존자들에게 그들의 경험을 물어야만 이해가 가능하다. 약품의 광범위한 사용에 대한 승인을 받기 전에 임신부와 어린이들이 약품의 안전성에 대한 검사에 포함될 수 있다. 심각한 만성질병에 대한 새로운 치료법들은 진행 중인 질병을 갖고 있는 사람들에게 검사되어야 한다. 취약한 사람이 연구에 참여하게 될 때 연구의 윤리적 차원에 각별한 주의를 기울여야 한다. 원칙적으로 취약 집단에 대한 연구는 위험/이익 비율이 낮거나 대안이 없을 때에만 실시해야 한다. 취약한 집단은 다음과 같다.

(1) **미성년자** : 법적·윤리적으로 미성년자들은 사전 동의를 할 능력이 없으므로 부모나 법적 대리인으로부터 참여 동의를 얻어야 한다. 만일 어린이가 참여 동의에 관련된 기초 정보를 이해하기에 충분히 성숙하다면(예: 만 12세) 연구자는 자기결정권에 대한 권리 존중의 근거로서 당사자의 서면 동의를 얻어야 한다.

(2) **정신·정서 장애인** : 연구 참여에 대한 위험과 이익을 비교할 수 있는 능력과 참여 결정을 할 수 있는 능력이 결여된 장애인(예: 인지장애, 정신질병, 혼수 등)은 법적으로 윤리적으로 참여 동의를 할 수 없다. 그런 경우 연구자는 대상자의 법적 대리인으로부터 서면 동의를 얻는다. 미국 국립보건원의 지침에 따르면 장애로 자율성이 저해된 사람을 연구에 참여시킬 때에는 그 사람의 상태에 직접 초점을 맞추어야 한다.

(3) **질환자 및 신체장애인** : 특정 치료를 받고 있거나 신체장애를 가진 대상자라면 연구 참여를 위한 이성적인 결정을 내릴 수 있는지 확인해야 한다. 장애의 종류에 따라서는 동의를 얻기 위해 특정 절차가 필요하다. 예를 들면 청각 장애인에게는 전체적인 동의 과정이 서면으로 이루어질 필요가 있다. 읽거나 쓸 수 없는 사람 또는 신체적 손상으로 쓸 수 없는 사람은 참여 동의를 문서화하기 위한 대안적 방법(예: 동의 의사록의 녹화)이 사용될 수 있다.

(4) **말기 환자**: 연구에 참여한 말기 환자는 개인적으로 연구로부터 이익을 거의 기대할 수 없다. 이런 경우 위험/이익 비율을 주의 깊게 사정해야 하며, 참여자의 의료서비스와 편의에 지장이 생기지 않도록 보장해야 한다.

(5) **시설 입소자**: 간호사는 병원이나 시설에 있는 사람을 대상으로 주로 연구를 수행한다. 이러한 사람은 연구 참여에 대한 압박을 받거나 협조하지 않으면 자신에 대한 대우가 달라질 거라고 생각할 수 있다. 활동 반경에서 자율성을 잃게 된 감옥이나 다른 교정 시설의 수용자들은 자유로운 참여 승인을 할 능력에 구속을 받는다. 시설 수용자를 연구하는 연구자는 참여를 자발적으로 결정할 수 있다는 점을 강조할 필요가 있다.

(6) **임산부**: 미국 정부는 2005년 임산부와 태아를 대상으로 한 연구를 통제하는 엄중한 필요규정을 공표하였다. 이 조건은 신체적·정신적 위험이 고조된 상태에 있는 임산부와 사전 동의를 할 수 없는 태아 모두를 지키기 위한 바램을 반영한 것이다. 이 규정은 임산부와 태아의 위험이 최소가 아니거나 연구의 목적이 임산부의 건강 요구를 충족하지 못한다면 연구에 참여할 수 없음을 명시하였다.

취약 모집단의 구성원을 대상으로 수행된 연구는 연구참여자들에게 연구의 잠재적 위험에 대하여 특별히 고려할 사항들이 있다. 연구는 취약 모집단의 구성원으로부터 새로운 자료의 수집을 정당화하는 것이 아주 중요하다. 강제가 아닌 사전 동의서를 제공한 모든 연구 참여자들의 문자해독능력과 상황 이해능력이 확인되어야 한다. 그렇지 않다면 법적으로 승인된 후견인이 연구참여자를 대신하여 동의할 수 있다. 가능하다면 법적 대리인의 동의(consent) 뿐 아니라 잠재적 연구참여자들이 자신의 참여에 대하여 승인(assent)하여야 한다. 연구 참여자들에게 연구 참여로 인해 발생할 수 있는 부작용이나 위험에 대해서도 충분히 설명해야 한다. 예를 들면, 신체상태가 허약한 사람은 운동 검사에서 상해를 입을 가능성이 높을 수 있고, 학대나 정신 질병 병력이 있는 사람들은 민감한 주제에 대해 답할 때 정신적 피해의 위험도 높아질 수 있다. 또한 취약 모집단 구성원을 연구에 참여시킬 경우에는 선정 과정이 공정한지, 연구 참여가 자발적이라는 것을 확실히 했는지 등도 고려해야 한다.

6) 윤리 훈련 및 증명서 교부

연구윤리위원회는 일반적으로 연구참여자들이나 연구참여자들의 자료를 직접적으로 접촉할 모든 사람들이 공식적인 연구윤리 훈련을 받을 것을 요구한다. 많은 기관들이 대면이나 온라인을 통해 훈련 과정을 열고 있다. 다양한 측면의 연구윤리에 대한 교육을 마치고 시험에 통과한 후에 윤리에 대한 훈련을 받았다는 것을 확인할 수 있는 유효기간이 정해진 증명서를 발급받을 수 있다. 연구윤리위원회가 연구팀의 모든 구성원들이 윤리 훈련을 받았는지에 대한 근거를 요구하기 때문에 이 증명서들의 복사본을 보관하고 있어야 한다.

2 윤리심사와 승인

연구윤리 심사는 사람을 대상으로 한 거의 모든 연구제안서에 대하여 요구된다. 종종 임상시험심사위원회(Institutional Review Board, IRB)라고 불리는 연구윤리위원회는 연구 실행 전에 연구계획을 세심하게 심사하여 연구참여자들, 연구자들, 그리고 주 기관을 보호하는 역할을 한다. 연구자가 위험/이익 평가 또는 참여자들의 권리를 보호하기 위한 절차를 개발하는데 객관적이기는 어렵다. 자기 평가에서 비뚤림이 생길 위험을 최대한 줄이기 위해 IRB에서 대외 평가를 받도록 한다.

1) 연구윤리위원회의 책임

연구에 착수하기 전에 연구자는 IRB에 연구계획서를 제출해야 하며 윤리적인 연구수행에 대한 교육과 인증 과정을 거쳐야 한다. IRB는 연구계획이 연구윤리에 대한 기준을 충족하는지 확인함으로써 제안된 연구계획을 승인하거나 수정 또는 거부할 수 있다.

IRB의 주된 목적은 다음과 같다.

① 관찰 연구나 실험 연구에 참여할 "사람(human subject)"과 연구자들에 의하여 조사될 연구참여자들의 개인 정보를 보호하는 것

② 연구 활동의 결과로 발생할 수 있는 법적 책임으로부터 연구자의 기관을 합법적으로 보호하는 것

③ 연구자가 해가 되는 활동에 참여하는 것을 방지함으로써 연구자들을 보호하는 것

대부분의 연구는 위원회 구성원 중 다수가 출석한 정식 심의회를 거쳐야 한다. 위원회는 최소 다섯 명으로 이루어져야 하며, 그중 최소 한 명은 연구자가 아니어야 한다(예: 성직자 또는 변호사가 바람직하다). 또한 최소한 한 명은 자신과 가족들이 해당 기관에 소속되지 않아야 한다. 이러한 구성은 비뚤림을 배제하기 위함이다.

위험이 최소 수준인 연구의 경우는 심의회를 열지 않고 약식으로 심의할 수 있다. 약식 심의는 위원 중 한 명(주로 위원회장)이 실시한다. 또 참여자에 대해 뚜렷한 위험이 없는 특정 유형의 연구도 약식 심의를 받을 수 있다. 미국의 경우 인간 피험자 보호국(Office for Human Research Protections) 웹사이트의 정책 안내에서 약식 심의를 받을 수 있는 연구의 기준을 확인할 수 있다.

2) 지원신청 서류

일부 연구윤리위원회는 가능한 윤리적 고려사항을 나열한 서술적 연구 내용을 제출할 것을 지원자에게 요청한다. 어떤 연구윤리위원회는 연구계획에 대한 일련의 장문의 문제에 대하여 답을 필요로 하는 수십장 분량의 서식을 완성해줄 것을 요구한다. [표 3-2]는 연구윤리위원회가 심사과정에서 주로 평가하는 지침들을 정리한 것이다. 지원자의 연구계획서에서는 이러한 질문들에 대해 적절한 답변과 해결 절차가 하나하나 기술되어야 한다.

[표 3-2] 연구윤리위원회의 일반적인 평가 지침

범주	평가 지침
연구참여자	• 기대하는 변수들과 연구모집단은 무엇인가? • 연구참여자들을 어떻게 모집할 것인가? 모집 방법이 강제적이지는 않은가? • 선정 기준과 배제 기준은 무엇인가? 기준은 합리적인가? • 연구가능 모집단이 연구문제에 대해 적절한가? • 필요한 경우, 잠재적 자원자가 보호되는가?
위험과 혜택	• 연구가 왜 중요하고 필요한가? 제안된 연구가 연구참여자들과 지역사회에 어떤 혜택을 줄 수 있는가? • 자료는 어떻게 수집되는가? 기존 자료, 문서, 기록들과 시료들이 사용될 수 있는가? 조사, 면접, 포커스집단, 구술, 프로그램 평가 또는 다른 방법을 이용하여 사람이나 집단을 조사할 것인가? 연구참여자들에게 운동 또는 지구력, 강도 또는 유연성에 대한 검사에 참여할 것을 요청할 것인가? 자료를 수집하기 위하여 어떤 기계를 사용할 것인가? 그리고 자료 수집에 방사선 노출을 포함할 것인가? 혈액, 머리카락, 손톱, 땀, 침, 가래, 피부 세포 또는 다른 생물학적 시료가 비침습적으로 수집되는가? 약이나 기구를 검정할 것인가? • 연구참여자들에게 가능한 육체적, 정신적, 재정적, 그리고 다른 위험은 무엇인가? • 위험은 최소한인가? 적어도 최소화할 수 있는가? • 위험은 기대되는 혜택과 비교하여 합리적인가?

범주	평가 지침
사전 동의	• 사전 동의서는 기관의 지침을 지키고 있는가? • 사전 동의를 어떻게 받을 것인가? • 사전 동의를 어떻게 문서화할 것인가? • 문서화된 동의서를 받는 절차는 구체적으로 어떻게 이루어질 것인가? 예를 들면, 부모가 자녀에 대한 동의를 요청받고 어린이들이 연구 참여에 대한 승인을 요청받는가? 또는 연구가능 모집단이 문자해독능력이 떨어지므로 서명된 동의서의 포기가 요구되는가? 또는 연구에서 개인 정보가 포함된 동의서가 연구참여자에게 해를 줄 수 있기 때문에 문서화된 동의를 하지 않는가?
사생활 보호와 비밀보장	• 사생활 보호와 비밀보장을 어떻게 유지할 것인가? • 전산화된 자료와 전산화되지 않은 자료를 보호하기 위한 계획은 무엇인가?
안전 감시	• 사전 동의서는 연구참여자들이 연구팀과 연구윤리위원회와 어떻게 접촉할 수 있는지 명확하게 기술하고 있는가? • 부작용으로 생각되는 것은 무엇인가? 부작용이 생긴다면 어떻게 처리할 것인가?
이해의 충돌	• 프로젝트의 자금을 어떻게 조달할 것인가? • 이해 당사자의 어떤 재정적 또는 개인적 충돌이 밝혀지거나 설명될 필요가 있는가?
연구자 훈련	• 연구팀 구성원들 모두가 윤리적인 연구를 수행할 준비가 되어 있는가?
첨부문서	• 모집된 모든 자료의 복사본이 첨부되었는가? • 설문지나 다른 평가 도구 복사본이 첨부되었는가? • 사전 동의서 복사본이 첨부되었는가? • 필요한 경우, 연구 인터넷사이트나 윤리심사위원회의 승인 편지 복사본이 첨부되었는가? • 필요한 경우, 승인된 연구제안서의 복사본이 첨부되었는가? • 연구팀의 모든 구성원에 대한 연구 윤리 훈련 증서의 복사본들이 첨부되었는가?

3) 심사 과정

모든 지원서 자료가 연구윤리위원회에 제출되면 세가지 심사과정이 가능하다. (1) 면제(exemption), (2) 신속 심의(expedited review)와 (3) 정규 심의(full review). 윤리심사위원회는 어떤 처리가 적절한지에 대하여 결정한다.

심사로부터의 면제(exemption)는 연구가 개인과 연관되지 않는 기존 기록들이나 생물학적 시료를 분석할 때 인정해 줄 수도 있다. 그러나 반드시 인정해주어야 하는 것은 아니며 기관별로 별도의 기준을 마련하고 있으므로 이에 대한 확인이 필요하다.

면제는 일반화할 수 있는 지식에 기여할 의도가 없는 일상적인 실천의 한 부분으로 수집된 자료에 대하여 인정해 줄 수도 있다. 이 점은 일상적인 실천 행위와 의도적인 연구 행위 사이를 구분하는데 있어 중요하다. 실천 행위에는 학생들의 지식을 평가하는 교사, 환자를 조사하는 내과의사, 감시 체계와 프로젝트 평가를 시작하는 지역사회 보건기구와 감시 자료를 수집하고 질병 발생 조사를 수행하는 공중보건 관계자들이 포함된다. 이러한 행위들의 어떤 것도 연구윤리위원회에 의한 심사를 필요로 하지 않는다. 그러나 이러한 실행자들이나 조직들이 연구 활동에 참여하기로 결정한다면 윤리 심사가 필요할 것이다.

① 교육자가 새로운 교수 방법을 평가하기 위하여 학생들에게 특별한 사전검사와 사후검사를 할 계획이 있다. 그리고 교육학 저널에 그 결과를 게재하기 희망한다.

② 전문분야 집담회에서 환자들을 사례연구에 포함하기 위해 의사가 환자 기록을 심사한다.

③ 지역사회 조직의 고객에 대한 조사 결과들은 후에 전문분야의 저널에 게재될 수 있다.

이러한 경우에는 면제가 적절할 수 있으나 그 결정은 위원회에서 하는 것이지 연구자가 하는 것은 아니다.

신속 심의(expedited review)는 이전에 승인된 연구계획에 작은 변화가 요구될 때 가능할 수 있다. 때때로 긴급 심사는 일상적인 검사나 임상 업무에서 부딪히는 어떤 것보다 연구 참여자들의 위험이 크지 않은 새로운 연구에 대해서도 가능할 수 있다. 긴급 심사는 위원회의 전체 회의 없이 윤리위원회의 위원장이 연구제안서를 승인하도록 할 수도 있다. 그러나 결정은 모든 위원에게 통보해야 하고 의견을 표현할 수 있는 기회를 주어야 한다.

연구제안서에 대한 정규 심사(full review)는 개인들간의 상호작용을 통하여 자료가 수집될 때, 개입이 개인이나 지역사회에 시행될 때, 또는 명확한 개인 정보가 수집될 때 일반적으로 필요하다. 윤리심사위원회는 연구제안서를 승인하거나 거절할 권리가 있다. 연구계획이 최초 심사에서 만족스럽게 못했다면, 통상적으로 위원회는 연구자들에게 위원회가 연구제안서를 채택할 수 있다고 판단하도록 내용을 수정할 것으로 통지한다. 연구자들은 수용할 수 있는 해결책을 찾기 위하여 연구윤리위원회와 같이 작업하는 것을 시도해야 한다.

일년 안에 마칠 수 있는 연구들은 최초 승인 후에 연구윤리위원회와 추가 접촉이 필요하지 않은 경우가 많다. 일반적으로 연구자는 프로젝트 지속에 대한 갱신을 위원회에 제출할 필요가 있다. 모집된 연구참여자 수에 대한 정기적인 보고가 요구될 수 있고, 특히 발생한 모든 부작용은 즉시 윤리심사위원회에 보고되어야 한다. 사전 동의서, 설문지와 모집을 위한 자료와 기타 연구 문서의 어떤 변경도 사전 승인을 받아야만 한다. 덧붙여 계속 진행 중인 연구들은 자료수집이 끝날 때까지, 어떤 경우에는 자료분석이 끝날 때까지 매년 또는 더 자주 심사가 필요하다.

4) 이해의 충돌

대부분의 윤리심사위원회와 많은 저널들은 연구자들이 연구와 관련된 잠재적 이해의 충돌을 밝힐 것을 요구한다. 잠재적 이익의 충돌은 다음과 같은 경우에 발생할 가능성이 있다.

① 신약이나 새로운 의료기구와 같은 제품을 검증하고, 한 명 이상의 연구팀 구성원이 제품을 생산, 개발하고 판매할 회사로부터 사례를 받거나 회사의 지분을 받는 경우
② 특허권이나 저작권 같은 지적재산권이 한 명 이상의 수입의 결과일 때

재정적 또는 기타 이익이 연구의 설계와 실행, 또는 보고에 비뚤림을 발생시킬 수 있을 때 잠재적 이해의 충돌은 밝혀져야 한다. 잠재적 이해의 충돌을 밝히는 것은 비뚤림이 일어났거나 일어날 것을 인정하는 것이 아니다. 그러나 이것은 투명성에 대한 중요한 확약이다. 과학적 연구에 참여한 대부분의 대학과 기관들은 이해의 충돌로 여겨지는 것이 무엇이고 잠재적인 충돌을 언제 어떻게 밝힐 것인가에 대한 정책을 가지고 있다.

복잡하고 시간소요가 상당한 공식적인 연구 심사과정에서도 연구자가 얻게 되는 이점들도 분명하다. 우선 기관의 승인은 연구자를 법적으로 보호해준다. 승인 편지는 연구계획이 세심하게 고려되었고 자료수집과 분석 시작 전에 전문가들로 구성된 위원회에 의해 충분히 안전하다고 판단된다는 근거가 된다. 또 다른 장점으로는 일부 지원금을 제공하는 단체는 연구계획이 연구윤리위원회로부터 승인을 받을 때까지는 자금을 지원하지 않을 것이다. 마지막으로 많은 수의 저널들은 저자들이 연구윤리위원회가 연구 프로젝트에 대하여 무엇을 심사하였는지에 대한 세부 사항을 제출할 것을 요구한다. 일부 저널들은 공식적인 승인 편지의 복사본을 요청하기까지 한다. 그러므로 연구자들은 어떤 자료를 수집하거나 자료 파일을 분석하기 전에 공식적인 심사를 할 수 있는 시간을 확보해야 한다. 연구 프로토콜은 소급해서 승인받을 수 없다는 점을 명심한다.

3 표절 피하기

연구윤리는 연구에 참여하는 모든 사람이 지켜야 하고, 특히 연구나 출판 과정에서 위반 행위가 생기지 않도록 예방하려는 노력이 필요하다. 연구 윤리지침은 연구자와 연구대상자를 함께 보호하는 장치이며 이를 준수하는 것은 궁극적으로 학문 발전에 부합하는 것이다.

교육과학기술부에서는 2005년 황우석 줄기세포 연구 논문 조작 사건 이후 연구윤리 확보를 위한 지침을 인식하게 되었다. 이에 따라 2007년 2월 8일 연구윤리 확보를 위한 지침을 과학기술부 훈령으로 발령하게 되었으며, 이 지침은 2012년 개정되었다. 2007년 한국연구재단 지정 연구윤리정보센터(http://www.cre.or.kr)가 처음 조직되어 연구 활동 중 발생할 수 있는 궁금증을 해소하고 연구자들의 보다 책임 있는 연구문화 조성을 위한 다양한 연구윤리 자료를 수집 및 가공하여 제공하고 있다.

표절(plagiarism)은 다른 사람의 표현, 생각이나 창조적인 결과물을 귀속없이 새로운 문서에 반복하였을 때 일어난다. 인용부호를 사용하지 않고 다른 사람의 동일한 단어를 복사하는 것, 전체 인용을 제공하는 것, 인용을 표시하지 않고 독창적인 이론이나 관찰을 다른 말로 바꾸어 표현하는 것과 허락이나 승인 없이 이미지를 사용하는 것 모두 표절에 해당된다. 표절은 학문적 진실성에 대한 중요한 위반이다. 표절을 방지하기 위한 유용한 습관들 중 하나는 초안 자료에서 정보를 잘라내서 붙여넣기를 하지 않는 것이다. 정보를 다른 말로 바꾸어 표현하기 위한 시간을 확보하는 것이 좋다. 또한 나중에 인용이 필요할 수 있는 정보를 연구 노트에 참고문헌과 함께 적어놓는 것이다.

1) 부정 행위

(1) 자료의 위조(fabrication)

자료의 위조는 존재하지 않는 기록을 의도적으로 창조적으로 근거가 없고 판단을 그르치게 하고 속이기 위한 목적이다. 위조는 대단히 비윤리적으로 고려되며 불법으로 판결된다. 예를 들어, 실험연구 자료를 부정하게 만드는 것이나 연구자료에 추가적인 통계학적 유효성을 얻기 위하여 허구의 연구자료를 첨가하는 것 등이 있다.

(2) 자료의 변조(falsification)

변조는 연구자료, 장비 또는 통계 등의 처리과정들을 조작하거나 연구보고서에 정확하게 제시하지 않을 정도로 자료나 결과를 바꾸거나 누락시키는 것이다. 예를 들어, 실험연구 자료를 부정하게 만드는 것이나 연구자료에 추가적인 통계분석 결과를 그릇되게 설명하는 등이 해당한다.

(3) 표절(plagiarism)

표절은 다른 연구계획서와 연구논문에서 은밀히 가져온 내용을 포함하여 타인의 아이디어, 과정, 결과물, 문장 등을 적절한 인용이나 승인 없이 도용하는 행위를 말한다. 표절과 관련된 윤리적 문제를 피하는 방법은 다음과 같다.

① **직접 인용(verbatim)**: 타인의 글을 적절한 인용 없이 사용하는 것으로 다른 사람의 글을 그대로 인용 → ' ' 사용

② **바꿔 쓰기(paraphrasing)**: 다른 사람이 작성한 글을 뜻이 변하지 않는 범위 내에서 바꾸어 표현하는 경우

③ **요약(summarizing)**: 다른 사람이 작성한 문서의 일부를 사용하면서 그 내용을 줄여서 표현하는 경우

2) 출판윤리

(1) 논문저자 표시의 공정성

저자는 제1저자(first author), 교신저자(corresponding author), 공동저자(coauthor)가 있다. 제1저자는 저자 중 이름이 가장 앞에 배치되는 사람으로 연구의 개념과 설계, 자료수집과 해석, 초안 작성에서 가장 기여도가 큰 사람이다. 연구시작 시부터 연구를 계획하고 진행하는 과정을 총괄 책임지는 연구자를 연구책임자(primary investigator, PI)라고 하는데 보통 PI가 제1저자가 된다. 교신저자란 논문을 학술지에 투고하여 심사과정에서 심사위원과 교신하고 출판 이후에는 독자들과 교신을 책임지는 사람으로 논문 내용에 책임을 지는 사람이 된다. 공동저자는 연구수행에 참여한 사람이며, 공동저자의 등재 여부와 순서는 연구의 기여 정도를 바탕으로 한다. 연구개시 이전에 연구팀이 상의하여 저자 순서의 배치를 동의하여 자신의 역할을 인지하는 것이 필요하다.

연구에 기여한 사람들을 인정해서 알리는 것이 필요하며, 연구에 기여한 바에 따라서 공동

연구자로서의 대우를 하도록 한다. 출판윤리에서는 부당한 저자표시를 연구자의 부정직한 행위로 간주하고 있다.

(2) 이해관계

이해관계(conflict of interest, COI)는 저자나 저자의 소속기관, 심사자, 편집인이 원고작성, 심사 및 출판과정에 부적절하게 영향을 미칠 수 있는 재정적 또는 개인적 관계가 있는 경우이다. 이해관계는 과학적 진실을 생명으로 하는 학술논문의 출판과 관련된 저자의 결정, 판단, 원고작성에 관한 판단을 왜곡할 가능성이 있기 때문에 경계해야 한다.

(3) 중복출판

중복출판(duplicate publication)이란 이미 출판된 논문과 상당부분 겹치는 내용을 다시 출판하는 경우이며 동일한 내용을 다른 논문으로 투고하는 복사(copy), 대상을 분할하거나 가설이 다른 분절출판(salami), 대상 또는 가설, 기간을 추가한 덧붙이기 출판(imalas) 등이 있다. 학위논문의 경우 독립된 출판물로 간주하지 않기 때문에 학위논문을 제출한 이후 이를 다시 학술지로 투고하는 것은 허용된다. 중복출판은 엄격히 금지되는 행위이며 발견된 경우 출판 여부에 따라 게재불가, 게재취소로 처리한다.

제2편

보건연구 과정

제4장

연구문제 선정

좋은 연구는 연구주제(research topic)의 질에 달려있다고 해도 과언이 아니다. 연구 가능한 수많은 주제들마다 실행 가능성이나 그 가치에 있어서 장단점을 다양하게 지니고 있다. 실행 가능한 연구주제를 선정하는 것은 연구계획 단계에서 첫 단계에 해당하면서도 가장 도전적인 부분이다. 연구주제는 연구질문(research problem) 또는 연구문제(research question)로부터 나오는데, 연구문제는 보건의료현장에서 연구자의 관심영역과 궁금증에서 촉발된다. '하루 몇 보의 보행운동이 노인의 인지기능 유지에 효과가 있는가?', '학령기 아동의 미세먼지 노출을 줄일 수 있는 행동중재는?' 이러한 궁금증이 있다면 이미 연구의 첫 단계를 시작한 것이다. 다시 말해 연구의 시작은 보건실무를 수행할 때 지식에 근거한 실무수행을 위해 필요한 현상과 상황을 선정하는 것이다. 연구문제의 선정이 특히 중요한 이유는 연구문제를 통해 연구주제를 분명하게 할 수 있고, 해당 연구주제에 대한 문헌고찰을 실시한 후 연구문제를 구체화하여 연구목적을 분명하게 서술할 수 있기 때문이다.

1 연구주제와 연구문제의 생성

연구주제나 연구문제는 결국 무엇(what)을 연구하려고 하는지를 의미한다. 이것이 연구 전체를 끌어가는 가이드이자 원동력이 된다. 연구주제(research topic) 선정은 다양한 방법에 의해서 이루어질 수 있다. 즉, 연구주제를 선정하는 과정에서 어떤 정해진 절차나 표준이 있는 것이 아니라는 것이다. 대부분의 경우 시급한 해결을 요하는 문제가 연구를 위한 실질적인 논제가 된다. 그러나 어떤 경우는 흥미 있는 분야의 문헌고찰을 통해 주제가 머리에 떠

오를 수도 있으며, 연구자 자신의 경험이 도움이 되기도 한다. 이와 같이 연구주제를 선정하는 데는 연구자의 지적인 호기심, 개인적 배경 및 지식 등이 관여되며, 연구의 실현가능성 또한 고려해야 한다.

1) 연구문제의 출처

연구문제(research question)는 변수들 사이에 어떠한 연관성을 가지고 있는지를 보여주는 질문 형태의 문장이다. 연구주제가 설정되었다면 다음 단계는 연구가 가능한 범위 내에서 문제 진술이 이루어져야 한다. 초보 연구자가 가장 흔히 부딪히는 어려움은 연구자의 지나친 관심과 연구 수행범위의 모호성 사이에서 실현 가능한 논제를 추려내지 못한다는 점이다.

연구문제의 탐색에 있어서 가장 중요한 것은 연구자의 계속적인 탐색과 사고이다. 어떤 주어진 사건은 직접 관련된 주체자의 입장과 관찰자의 입장에 따라 서로 그 정의가 다를 수 있으며, 이러한 다양한 시각은 다양한 문제를 일으킬 수 있다. 따라서 연구문제를 탐색하는 과정에서는 다양한 시각, 풍부한 상상력이 요구되는데, 이를 위해서는 기존에 이미 실행된 연구에 대한 체계적 검토와 학습을 통해 그 능력을 키우는 것이 바람직하다.

또한 연구문제는 주위 사람으로부터도 얻을 수 있으므로 연구자의 관심 있는 연구 분야나 이에 대한 실현 가능성에 대하여 여러 사람들과 논의하는 것이 바람직하다. 결국 연구자의 사고에 따라 연구주제가 결정되지만, 다른 사람과 논의함으로써 연구자는 다양한 관점에서 연구문제를 바라볼 수 있게 된다.

연구문제를 얻는 다른 방법은 데이터베이스화된 자료 목록들을 조사하는 것이다. 도서관이나 인터넷을 통하여 키워드만으로 수월하게 자료 탐색이 가능하며, 얻어진 자료들의 참고문헌을 이용하면 같은 주제의 다른 책이나 논문으로 이용범위를 넓힐 수 있을 것이다.

연구문제의 출처는 연구자의 관심에 따라 매우 다양하다. 앞서 살펴본 것처럼 연구문제의 시작점은 보건의료 현장에서의 경험, 선행연구를 통해, 다른 연구자와의 의견교환, 연구비 출처의 목적에 따라 얻을 수 있으며 이 때 연구자에게 필요한 자질은 직관력, 분석력, 비판적 사고, 창의성 등이 요구된다.

(1) 연구자의 실무/경험

많은 연구자들에게 연구문제 선정은 가장 어려운 과제 중 하나로 여겨진다. 현재까지 알려진 것이 너무 부족하거나 이미 확인된 사실이 너무 많은 경우 연구문제를 정하기가 쉽지 않다. 하지만 연구자에게 익숙한 일상 및 실무경험에서 해결해야 하거나 호기심을 유발시키고, 때로는 의문을 제기하는 문제 상황에 대한 관심은 연구문제 발굴의 시발점이 될 수 있다. 보건의료 현장의 전문가인 경우 풍부한 실무경험을 토대로 연구문제를 찾기에 유리한 입장에 있기는 하나, 경험이 많더라도 비판적 사고를 하지 않는다면 문제에 대한 인식을 할 수 없다. 따라서 보건의료 현장을 비판적 사고로 분석하며 이를 해결하는 과학적 근거를 찾고자 하는 노력이 필요하다.

(2) 문헌

연구자는 최신 연구동향과 과학적 근거를 파악하기 위하여 학술지, 연구보고서 등의 문헌을 자주 읽는다. 관심 있는 연구 분야가 연구자에게 낯설고 지식이 부족하다면 깊이 있는 문헌고찰이 선행되어야 할 것이다. 문헌고찰을 통해 최신의 경향을 습득하는데 그치는 것이 아니라 같은 문제에 대해 선행논문의 연구결과가 일치하지 않거나 연구결과와 일상 경험간의 차이가 있을 때 이를 기초로 연구문제를 도출할 수 있다. 또한 선행연구에서 대상자 수가 적거나 동질적인 그룹일 때 연구자는 더 많은 대상자 혹은 비동질적인 대상자에게 다시 연구할 필요가 있는지 생각해 볼 수 있다. 논문의 '제언' 부분에서 연구자는 반복연구의 필요성이나 앞으로 필요한 연구에 대한 구체적인 의견을 제시하고 있는데 이를 참고로 하여 연구문제를 설정할 수 있다.

(3) 이론

의학과 간호학, 인문사회를 걸친 보건의료 관련 분야에 구축되어 있는 이론은 연구문제의 중요한 출처이다. 이론을 떠올리면 추상적이고 어렵고 현실과 동떨어져 있는 것이라고 생각하기 쉽다. 하지만 이론의 구축 과정을 생각해보자. 이론은 상황이나 현상에 대해 방향을 제시하는 일반화한 설명이므로 보건의료연구문제에 유용한 자원이 된다. 기존의 이론을 바탕으로 하여 연역적인 방법으로 연구문제를 발견하고 연구자 자신의 현실에서 적용 및 검증을 통해서 기술, 설명, 예측, 통제할 수 있다. 이론으로부터 연구문제를 도출하기 위해서 연구자는 먼저 해당 이론에 대해 충분한 지식을 가지고 있어야 한다.

(4) 전문가 및 동료와의 상호작용

연구자와 동료 간의 상호작용은 연구문제 발견에 소중한 자원이 된다. 초보연구자들의 경우 해당분야의 다양한 전문지식과 경험을 가진 지도교수나 노련한 연구자들과의 공동작업을 통해 특정 분야의 기초지식부터 전문지식까지 순차적으로 습득해나갈 수 있다. 이러한 형태의 관계는 전문 연구자와 보건의료 관련 지도자 사이에서도 상호협력 관계로 발전될 수 있다. 여러 사람이 함께 연구 아이디어를 토론해보면 연구주제가 명확해지며 연구과정 중에 발생할 수 있는 오류를 예측하게 되고 다양한 관점에서 연구주제를 볼 수 있게 된다.

2) 독창적인 연구문제의 창출

보건학에 있어 많은 연구 질문들은 연구자들의 실전 분야에서 관찰을 통해 또는 여러 선행연구에서 나온다. [그림 4-1]에서 보듯이 독창적인 연구 프로젝트는 이미 연구가 진행된 모집단(P1)에서 질병(D1)에 대한 새로운 잠재적 위험요인(E2)을 살펴보는 것일 수 있다. 모집단(P1) 내에서 질병(D1)의 위험을 증가시키는 것으로 알려진 노출(E1)이 다른 질병(D2)의 위험을 높이는지를 알아볼 수도 있다. 또는 세계의 여러 지역(P1과 P2)에서 관찰된 노출(E1)과

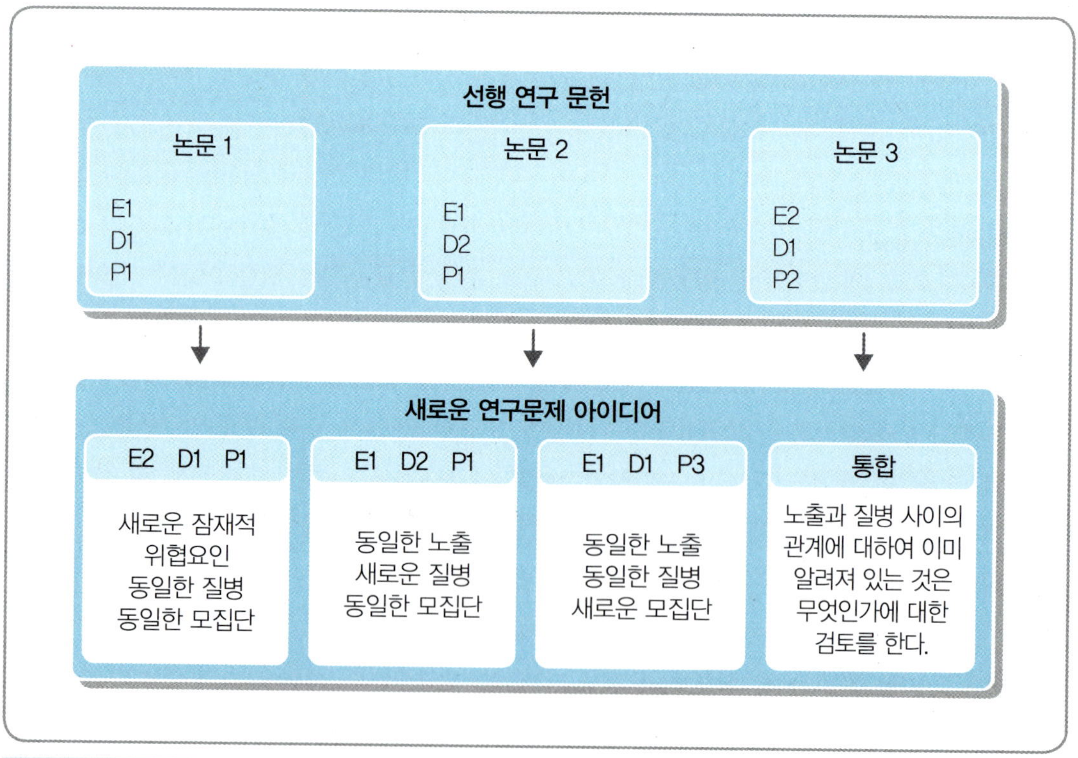

[그림 4-1] 새로운 연구문제 아이디어

질병(D1) 사이의 관련성이 다른 지역(P3)에서도 사실인가를 탐색할 수도 있다. 연구 프로젝트가 문헌고찰을 통하여 얻은 노출(D1)과 질병(D1) 사이의 관련성에 대하여 이미 출판된 모든 것에 대한 통합을 목표로 할 수도 있다.

예를 들면, 문헌고찰을 통하여 일주일에 여러 차례 30분 걷기[노출]를 한 노인[모집단]이 규칙적으로 운동하지 않는 노인에 비해 인지기능 점수[질병/결과]가 높다는 결과를 보여주는 여러 연구를 찾을 수 있을 것이다. 여기에서 제안할 수 있는 연구는 다음과 같다.

① 탁구[새로운 노출]가 노인의 인지기능을 향상시키는데 똑같이 효과적인가[동일한 질병과 동일한 모집단]?

② 수 주일동안 걸은 노인[동일한 노출과 동일한 모집단]은 균형 감각[새로운 질병/결과]이 향상되는가?

③ 걷기는 어린이[새로운 모집단]에게도 인지기능[동일한 노출과 동일한 질병결과]을 향상시키는가?

새로운 연구 아이디어가 정해지면, 연구자들은 해당 연구 분야가 이미 조사되지 않았다는 것을 확인하기 위하여 추가적이고 철저한 문헌고찰을 하여야 한다.

그러므로 문헌을 검토하고 연구문제를 선정하는 데 있어 진정한 도전은 사전에 탐구되지 않은 주제를 찾는 것이 아니다. 가장 중요한 도전은 많은 가능성 중에서 하나의 확고한 아이디어로 연구 프로젝트의 범위를 좁히는 것이다. 아주 극소수의 연구만이 완전히 새로운 연구 분야에서 진행된다. 거의 모든 연구 프로젝트의 목표는 해당 연구분야에서 앞으로 축적되는 단계에 기여하는 것이다. 즉 문헌고찰을 통해 기존 연구들간의 차이(gaps)를 발견하고 설명하는 것이고 사전 연구의 기반을 쌓는 것이 목표가 된다.

2 연구문제 선정 과정

연구문제를 선정하는 과정은 연구자마다 다를 수 있으나 여기서는 보건학 분야에서 초보 연구자들이 연구주제를 좁혀나가는 일반적인 방법을 소개하고자 한다.

1) 브레인스토밍(Brainstorming)하기

브레인스토밍(brainstorming)은 연구주제를 선정하는 데 좋은 출발점이 될 수 있다. 개인적 관심 분야를 찾기 위하여 [표 4-1]의 질문들을 이용할 수 있다. 가능한 연구 분야를 정하는데 하루나 며칠, 심지어는 몇 주가 걸리기도 한다. 동료들과 아이디어를 나누어 볼 수도 있고, 잠재적 연구주제에 관한 아이디어를 얻기 위하여 도서관이나 인터넷에서 논문 초록을 검색하고 저널과 책을 훑어볼 수도 있다.

[표 4-1] 연구주제 선정을 위한 브레인스토밍 질문

분야	질문의 예
가치	• 나의 관심과 개인적 가치는 무엇인가? • 연구주제가 개인적으로 의미가 있는가? • 나와 가족, 동료에게 유의하게 영향을 주는 탐구를 할 수 있는 조건을 갖추고 있는가? • 건강에 대한 특정 쟁점이 나의 열정을 불러 일으키는가?
기술	• 가지고 있는 지식과 기술은 무엇인가?
개인적 성장	• 발전시키기 원하는 새로운 기술은 무엇인가?
관계	• 교수, 연구 관리자, 동료와 전문가를 통해 접근 가능한 인구집단과 자료는 무엇인가?
직업/요구도	• 연구 관리자나 교수는 연구에서 무엇을 하기를 원하는가?
문헌에서의 차이	• 보건의료 실무와 정책의 규육이나 증진에 기여할 때 현실적으로 사용할 수 없는 정보는 무엇인가?

브레인스토밍의 목표는 가능한 연구주제들의 목록을 이끌어내고 실제로 그 목록을 만들어 보는 것이다. 이 단계에서 아이디어는 잘 갖추어질 필요가 없다. 관심이 있는 연구의 여러 질병 또는 특정 인구집단에 대하여 단순하게 나열해보는 것으로 시작할 수 있다. 어떤 연구 분야가 목록에 반복해서 나타났는지, 중심 주제는 무엇인지, 관련된 목록들을 묶어볼 수 있는지 살펴본다.

2) 핵심어 목록 만들기

다음 단계는 브레인스토밍을 통하여 확인된 관심 분야에 초점을 맞추어 다듬는 것으로, 관련된 핵심어(key words)의 목록을 작성하는 게 좋은 방법이다. 연구문제들의 초점을 정하는데 도움을 줄 수 있는 단어들의 목록을 작성해 본다. 예를 들면, 분쟁 지역 저소득 국가의 에이즈 여성과 아동에 관심이 있는 경우에는 브레인스토밍을 통해 다음과 같은 핵심어 목록을 적어볼 수 있다. "사람면역결핍바이러스(HIV), 여성(women), 아동(children), 에이즈(ADIS),

영양실조(malnutrition), 기회감염(opportunistic infections), 우울(depression) ……". 또한 고령화(aging)에 관심이 있는 연구자는 "노인(elders), 골다공증(osteoporosis), 낙상(falls), 연령주의(ageism), 욕창(bedsores), 관절염(osteoarthritis), 가정 안전(making homes safe), 재활(rehabilitation), 예방(prevention)……"이라는 핵심어 목록을 적어볼 수 있을 것이다. 핵심어 목록 작성의 목표는 관심이 있는 주요 분야에서 특정의 잠재적 연구주제를 광범위하게 확인하기 위한 것이다.

미국 국립 의학도서관 협회(U.S. National Library of Medicine)에서 개발한 MeSH 데이터베이스(Medical Subject Heading database)는 연구 분야의 영역을 좁히고 규모를 확인하는데 도움을 줄 수 있다. 예를 들어 관심 있는 분야가 감염(infection)이라면 MeSH 데이터베이스는 심혈관계 감염(cardiovascular infection), 패혈증(sepsis), 감염성 피부질병(infectious skin disease)과 외상 감염(wound infection)과 같이 감염과 관련된 여러 가지 관련된 소주제를 제시해 준다.

일단 핵심어의 목록이 완성되면 연구자는 핵심어로부터 나올 수 있는 주제를 찾아야 한다. 연구자의 개인적 관심과 맞지 않아서 제외해야 할 주제는 무엇이고, 어떤 주제에 특히 관심이 있는지를 목록에서 골라내도록 한다.

3) 노출, 질병, 모집단 확인하기

여러 가능한 주제가 확인되면 연구대상을 고려하여 주제를 다듬기 시작한다. 대부분의 모집단 보건의료 연구의 주제들은 모집단(population), 노출(exposure), 질병/결과(disease/outcocmes)를 기준으로 [표 4-2], [표 4-3], [표 4-4]에서 제시된 바와 같이 공식적 형태로 표현하고 있으며, 노출과 질병은 다음과 같은 다양한 특성을 포함할 수 있다.

① 사회 환경적 지표
② 영양 상태
③ 감염
④ 만성질병
⑤ 정신건강 상태
⑥ 삶의 질 측정치
⑦ 보건의료서비스 이용

[표 4-2] 노출의 형태

사회경제적 상태	건강 관련 행태	건강 상태	환경 노출
• 수입 • 재산 • 교육 수준 • 직업 • 연령 • 성별 • 종족/인종 • 국적 • 이민 상태 • 결혼 상태 • 가족 동거 여부	• 식습관 • 운동 습관 • 음주 • 흡연 • 성행위 • 약물 복용 • 위생 습관 • 종교 습관 • 보건의료서비스의 이용 • 스트레스 관리	• 영양 상태 • 면역 상태 • 유전 정보 • 스트레스 • 해부학적 결함 • 임신력 • 동반 이환 질병	• 식수 • 오염 • 방사능 • 소음 • 고도 • 습도 • 계절 • 자연 재해 • 인구 밀도 • 여행 • 기후 변화

[표 4-3] 질병/결과의 형태

상해	감염병	비감염성/만성 질병	신경정신 장애
• 골절 • 욕창 • 화상 • 동상 • 총상 • 익사 • 중독	• 식중독 • 콜레라 • 대장균 • 십이지장충 • 말라리아 • 매독 • 결핵 • 에이즈	• 천식 • 암 • 백내장 • 당뇨병 • 고혈압 • 골다공증 • 뇌졸중 • 관절염	• 치매 • 자폐증 • 우울 장애 • 외상후스트레스장애 • 조현병

[표 4-4] 모집단의 형태

- 당뇨병을 가지고 있는 성인
- 서울시 강동구에 거주하고 있는 65세 이상의 여성
- 구리시의 5세 미만 어린이
- 10년 이상 교육 경력을 가지고 있는 교사
- 안양시 S병원에서 인플루엔자로 새롭게 진단 받은 사람
- 케냐 나이로비에서 HIV/AIDS와 관련된 일을 하는 민간 조직

모집단(population)은 연구하고자 하는 대상이 되는 개인, 지역사회, 또는 조직의 집합체이다. 전 단계에서 완성한 핵심어는 노출, 질병, 모집단 범주에서 다듬어야 한다. 연구자는

이들 핵심어를 다음 세 가지 목적으로 나누어야 한다.

① 노출 또는 노출 범주에 대한 핵심어

② 질병 또는 결과에 대한 핵심어

③ 특정 모집단에 대한 핵심어

노출, 질병/결과와 모집단은 연구문제를 형성하는 과정에서 결합하여 다음과 같이 표현할 수 있다.

① 운동 습관[노출]이 당뇨병을 가지고 있는 성인[모집단]의 골절[질병] 위험과 관련이 있는가?

② 임신력[노출]이 서울시 강동구에 거주하고 있는 65세 이상 여성[모집단]의 뇌졸중[질병] 위험과 관련이 있는가?

③ 가구의 소득 수준[노출]이 구리시의 5세 미만 어린이[모집단]의 천식[질병]으로 인한 입원의 위험과 관련이 있는가?

다음 단계는 제한된 수의 잠재적 연구문제와 관련이 있는 문헌에 대한 고찰이다. 연구문제는 핵심어 목록을 가지고 표준화된 서식으로 3~5개의 문장으로 구성한다. 연구문제 선정 과정에서의 문헌고찰의 목적은 연구주제와 관련하여 이미 알려져 있는 것을 확인하고 새로운 연구에 기여할 수 있는 새로운 정보가 무엇인가 결정하는 것이다.

4) 연구문제와 연구목적 기술하기

연구문제와 목적을 기술할 때에는 그 형태와 포함할 내용을 고려해야 한다.

(1) 연구문제의 형태

연구문제는 연구의 수준에 따라 나뉘어 진다. Dickoff와 James(1968)는 연구문제의 형태를 ① 요인 추구형, ② 요인 관련형, ③ 상황 관련형, ④ 상황 생성형으로 구분하였다. 관심있는 연구문제가 현상을 구성하고 규명하는 서술적 연구의 수준이라면 요인 추구형, 현상을 구성하고 있는 요인들간의 관계를 살펴보는 상관성 연구라면 요인 관련형, 이미 밝혀진 요인과 관심있는 현상의 관계를 살펴보는 유사실험연구 수준이라면 상황 관련형, 연구자가 원하는 상황을 통제하고 실험하는 연구라면 상황 생성형 연구문제의 형태가 될 것이다. 연구문제가 4가지 방법으로 구분되지 않은 경우도 있지만 연구를 진행할 때 위의 4가지 중 어디에 해당하는지 파악해보는 것은 중요한 고려사항이다.

(2) 연구문제의 진술

연구문제의 진술은 다음을 포함해야 한다.

① 명확한 대상자의 선정과 관심분야를 규명

② 연구의 중요성을 제시

③ 연구문제를 위한 이론적 배경 제시

④ 문제진술을 통한 연구가 필요한 이유 기술

문제진술이나 연구목적의 진술 형태에는 기본적인 두 가지 형식, 서술문 형식과 의문문 형식이 있다.

연구문제를 서술적으로 기술하는 것은 틀린 것은 아니지만, 연구문제를 의문문의 형식으로 표현함으로써 연구자는 자신이 연구하고자 하는 연구문제를 보다 분명하게 제시할 수 있기 때문에 가능한 의문문으로 제시할 것을 권장한다. 특히 연구에서 다루고자 하는 연구문제가 하나 이상일 경우, "본 연구에서는……" 등과 같이 복합적 서술문의 형태로 진술하면 연구자가 구체적으로 어떤 변수들간의 어떤 관계를 알아보고자 하는가를 명료하게 제시할 수 없으므로 각 연구문제를 하나씩 별개로 의문문의 형태로 진술하는 것이 바람직하다. Gay (1996)는 가장 잘 진술된 연구문제란 바로 의문문의 형태로 진술된 연구문제를 서술문으로 바꾸었을 때 연구가설이 될 수 있는 경우라고 하였다.

(3) 연구목적의 진술

연구의 문제를 통해 진술되는 연구의 목적은 간결하고 구체적으로 명확해야 한다. 연구의 목적이 보건의료 현장의 문제를 확인, 기술, 설명, 예측 및 통제하는데 있으므로 연구목적의 진술은 변수와 그 변수들 간의 관계, 연구참여자, 연구장소를 포함한다. 양적 연구에서의 연구목적 진술은 결과를 명확하게 확인할 수 있는 시각적 모형을 수반하고 연구에서 제의하는 중요한 변수(독립변수, 매개변수, 종속변수)를 확인하는 것과 그 변수들을 어떻게 측정하고 관찰할 것인가를 열거하고 정하는 것으로 시작한다.

5) 연구문제 평가하기

연구문제의 적절성은 연구자가 설정한 연구문제의 중요성, 연구가능성, 연구자의 능력 및 흥미 등을 평가하는 것이다. 선정한 연구문제가 실행할 의미가 있는지를 반드시 평가된 후 연구를 실행에 옮겨야 하는데 중요하지 않거나 가치가 적은 연구는 많은 시간과 노력을 요하는 연구에 적합하지 않다. 연구문제의 평가에는 다음과 같은 평가기준을 적용한다.

(1) 연구문제의 중요성(Significance)

연구문제의 중요성은 연구문제의 의미를 확인하고, 연구결과가 이용될 수 있는 범위와 이론 및 실무 향상에 기여할 수 있는 잠재력을 평가하는 것이다. 아래의 질문에 스스로 답해보고 긍정적인 결과를 얻지 못하는 연구문제는 그 중요성이 낮다고 볼 수 있다.

① 연구문제가 중요한가?

② 연구결과에 대한 실무 적용이 가능한가?

③ 연구결과로 습득한 지식이 보건 의료계와 사회에 이득을 주는가?

④ 연구결과가 보건실무를 향상시키거나 잠재력이 있는가?

⑤ 연구결과가 보건이론의 개발이나 확장에 이득을 주는가?

(2) 연구 가능성(Researchability)

연구 가능성은 연구문제가 과학적 탐구를 통해 연구될 수 있는 문제인지를 평가하는 것으로, 예를 들어 철학적 질문 또는 도덕적, 윤리적 속성의 문제는 과학적 방법으로 연구될 수 없다. 또한 연구문제에 관련된 변수들이 명확하게 정의되고 측정되어야 연구가 가능하다. 예를 들면 '혈액투석 환자의 삶의 질'에 관해 연구하고자 할 때 연구자가 삶의 질에 대해 정의를 내리고 삶의 질을 측정할 수 있는 방법을 규명해야 연구가 가능하다. 만일 그렇지 못하면 아무리 관심이 있는 개념이라도 연구가 가능하지 않다.

(3) 연구수행 가능성/용이성(Feasibility)

연구문제가 연구 가능성이 있다고 하더라도 연구자의 처한 상황이 현실적으로 연구를 수행할 수 있는지 여건을 살펴야 한다. 연구수행의 용이성을 위해 연구 시간, 시기, 대상자 이용가능성, 관련자나 기관의 협조, 시설이나 기구, 비용, 연구자의 경험, 윤리적 측면 등을 고려해야 한다.

① **시간**: 문제를 연구하기에 충분한 시간이 확보되어야 한다.

② **대상자 이용 가능성**: 연구에 참여할 대상자를 일정시간 내에 충분히 확보할 수 있어야 한다.

③ **관련자 및 기관의 협조**: 연구수행 기관과 관련자의 승인을 받을 수 있어야 한다.

④ **시설, 기구**: 연구에 적절한 공간, 기구, 수송, 상담, 컴퓨터 시설 등이 이용 가능해야 한다.

⑤ **비용**: 연구문제는 예산 범위 내에서 제안되어야 한다. 또한 연구에 사용되는 비용이 정당화될 만큼 충분한 연구가치가 있어야 한다.

⑥ **연구자의 경험**: 연구문제는 연구자의 과거 지식이나 경험이 있는 분야에서 선택되는 것이 좋다. 또한 연구자는 자료수집과 분석에 필요한 기술을 가지고 있어야 한다.

⑦ **윤리적 고려**: 연구문제가 대상자에게 부당하거나 비윤리적 요구를 해서는 안 된다.

제5장

문헌고찰

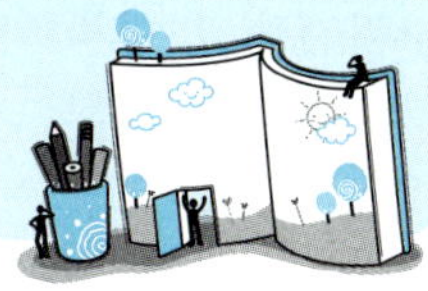

일반적인 연구 분야가 정해지면, 다음 관계는 연구주제와 문제에 대한 연구 배경을 살펴보는 것이다. 연구자들은 처음에 관심이 있는 질병에 대한 기본 정보를 얻을 수 있는 비공식적인 자료들을 우선 이용하고, 연구의 목적과 영역이 잘 정리되었을 때 더 많은 공식적 보고서를 활용한다. 이런 과정을 '문헌고찰(reviewing the literature)'이라고 한다.

연구자가 연구할만한 가능성이 있는 주제를 선정하고 연구에 대한 문제를 제시하였다면 과학적 연구를 위한 문헌고찰 과정은 필수적이다. 문헌고찰은 연구문제에 대한 선행연구 결과 및 이론 등을 검토하는 것으로 연구과정의 시작에서 끝까지 지속적으로 이루어져야 하는 과정이다. 연구자는 문헌고찰을 통해 연구주제에 대한 구체적인 지식을 획득하고 선행연구와 현재 시행하려는 연구와의 연관성, 기존의 연구를 확장시켜 앞으로의 진행할 연구에 대한 개관을 얻을 수도 있다. 또한 다른 연구물과 비교할 수 있는 기준을 제공할 뿐 아니라 연구의 중요성을 제시하는 틀을 제공하기도 한다. 연구자는 각 문헌을 읽고 검색한 문헌을 정리해야 하며 실제 연구에 인용된 문헌은 반드시 참고문헌으로 제시하여야 한다. 현대의 데이터 홍수 속에서 연구에 적합한 문헌고찰을 하기 위해서는 연구자의 비판적 사고가 요구된다.

1 문헌고찰의 기능

연구자들은 연구문제와 관련된 정보들을 확인하고 요약하여 지식체와 가까워지고자 문헌고찰을 한다. 연구자들은 연구를 수행하기 전이나 연구과정의 초기과정에 문헌고찰을 수행하는데 이는 연구문제에 대해 지식을 포괄적으로 '찾는' 과정이다. 그 다음은 문헌고찰을 통해 얻은 지식들을 요약해서 진술하게 되는데 이를 글로 '쓰는' 과정이라고 할 수 있다. 이 두 과정을 통해 연구자는 연구문제에 대하여 알려진 것과 알려지지 않은 것이 무엇인지 확인하고 종합함으로써 연구의 필요성을 다시 확인하고 연구의 방향을 설정할 수 있다. 일반적인 문헌고찰의 기능은 다음과 같다.

(1) **연구 분야의 연구 현황 파악**: 관심 있는 연구문제에 대해 선행연구들을 고찰하며 연구문제를 이해하는데 지식을 얻을 수 있다. 이를 통해 연구자가 동일한 연구를 또 다시 수행하는 것을 피할 수 있고 기존의 연구결과를 수정하거나 발전시키는데 도움을 준다.

(2) **새로운 연구문제 발견(연구 아이디어 제공)**: 문헌을 읽다보면 기존 문헌에서 해결되지 않은 연구문제를 찾을 수 있다. 또한 효과가 입증된 중재 방법을 다른 상황, 다른 대상자에게 적용하여 일반화할 수 있는지 검증하는 연구문제를 도출할 수 있다. 막연했던 연구문제를 중심으로 현재의 지식을 검토하고 차이점을 발견하면서 연구문제를 구체화하고 명료화할 수 있다.

(3) **연구문제 설정 및 명료화**: 관련문헌을 검토하면서 추상적이었던 연구문제가 연구주제로 보다 명료해진다. 연구자는 궁극적으로 해당 분야에서 유용하면서 동시에 구체적이고 실천 가능한 연구목적을 설정하게 된다.

(4) **기존 연구와의 중복 최소화**: 연구자가 하려고 했던 연구문제에 대해 이미 충분한 선행연구가 이루어졌다면 반복하여 연구하는 것은 피한다.

(5) **연구의 이론적 기틀 제공**: 연구문제에 적용시킬 수 있는 이론적 기틀의 기초가 되는 정보를 제공한다. 연구주제에서 활용된 이론, 가정 등을 파악할 수 있다.

(6) **연구방법의 기틀 제공**: 문헌고찰을 통해 연구가능성 뿐 아니라 실제적 연구의 연구방법, 자료수집절차, 측정도구, 통계분석방법에 대한 정보를 얻을 수 있다.

(7) **체계적 문헌고찰과 메타분석논문을 위한 자료**: 연구자가 일반 서술적 고찰(narrative review, 종설)에서 생길 수 있는 비뚤림(bias)을 막기 위하여 다양한 연구결과와 연구물의 연구설계 및 특성을 조사하고, 자료를 종합하여 그 결과를 추정하는 체계적 문헌고찰(systematic reviews)과 서로 다른 연구들의 양적인 효과크기 결과들을 통계적으로 통합하는 메타분석(meta-analysis) 연구를 시행할 경우 문헌고찰을 통해 선행연구의 근거에 기반한 핵심 자료를 얻을 수 있다.

2 문헌고찰의 범위

문헌고찰의 범위는 연구문제에 대한 이해와 인식을 높이기 위해 광범위하게 시작하여 연구문제와 직접적 연관성이 있는 분야까지 구체적이며 깊이 있게 이루어져야 한다. 때문에 문헌고찰의 범위가 정해져 있는 것이 아니라 연구의 유형이나 연구주제에 따라 달라질 수 있다. 선행연구가 충분한 연구문제에 대해서는 전문학술지 수준에서 간략하게 문헌고찰을 하거나 연구의 필요성을 다루는 서론에 함축적으로 기술해도 충분하지만, 선행연구가 거의 없는 새로운 연구문제의 경우 타 학문의 연구문헌, 연구문제나 가설을 뒷받침 해 줄 보건의료 관련 이론에 대한 서적과 연구를 심도있게 고찰해야 한다.

연구자는 다음의 내용을 고려하여 문헌고찰의 범위를 결정해야 한다.

1) 문헌의 정보 유형

문헌고찰을 통해서 얻게 되는 정보는 통계자료, 연구 결과, 이론, 연구자의 견해, 임상사례 등으로 분류할 수 있다.

(1) 통계자료

통계청 등 국가나 기관이 발간하는 통계자료들은 연구문제와 관련한 현 상태(status)나 흐름을 파악하기에 좋다. 예를 들어 유병률, 발생률의 정보를 얻을 수 있어서 연구의 필요성 부분에서 유용한 자료가 된다.

(2) 연구보고서

연구논문의 핵심적인 정보유형이 바로 연구보고서일 것이다. 선행 연구자가 연구문제에 대해 과학적 탐구과정을 거쳐 도출한 근거가 무엇인지 알 수 있다. 이 결과를 통해 현재까지 알려진 지식의 확인, 연구 아이디어의 발견, 연구의 이론적 개념화, 연구방법의 설정에 도움을 줄 수 있다.

(3) 이론

이론은 관심 연구주제에 대해 광범위한 개념을 다루는 것이다. 연구자의 이론이나 이론의 해석에 관한 문헌고찰은 연구에 적합한 이론적 기틀 선정에 유용한 근거를 제공할 수 있다.

(4) 연구방법

연구문제에 대한 기존 연구의 결과에만 초점을 맞추는 것이 아니라 선행연구의 연구설계와 연구과정에 대해서도 고찰해야 한다. 즉 연구결과가 도출된 과정에 대한 관심이 필요하다. 연구자의 연구주제와 유사한 연구논문, 교과서 등을 살펴보며 연구자들은 '어떤 접근방식을 선택했는가?', '변수의 측정방법은 무엇인가?', '통제방법은 무엇인가?', '수집된 자료의 통계적 분석 방법은 무엇인가?' 등을 확인해야 한다.

(5) 제언

연구논문의 논의, 제언 부분에서는 연구주제에 대한 연구자의 견해나 태도를 다루고 있다. 또한 논문자체가 연구주제에 대한 저자의 관점을 제시하는 것에 초점을 맞추는 논문들도 있다. 이러한 논문들을 통해 이슈가 되고 있는 보건분야의 주제가 무엇인지 확인하고 연구의 새로운 아이디어를 제공할 수 있다.

(6) 종설

종설은 초보 연구자가 아닌 경험이 풍부한 연구자가 자신의 학문 분야의 경험과 임상의 일화에 대해 서술한 것이다. 종설을 읽는 연구자가 해당 연구분야에 대한 지식과 경험이 부족한 경우 종설을 읽으므로 연구문제에 대해 이해하는데 도움을 줄 수 있다. 다만, 종설은 통계적인 수치가 아닌 연구자의 주관적인 느낌과 주장을 다루고 있기 때문에 종설에 의존하는 것은 매우 위험하며 우리는 이를 통해 아이디어를 얻고 참고로 활용하는 것이 좋다.

2) 문헌고찰의 깊이와 범위

충분하지 못한 문헌고찰을 한다면 연구주제의 중요한 정보를 알 수 없게 될 것이며, 그렇다고 무작정 모든 문헌을 읽어볼 수 없다. 문헌고찰의 깊이와 범위가 정해진 것은 아니지만 문헌을 선택할 때는 양보다는 질적인 면을 고려해야 하며, 특히 깊이있는 고찰을 위해 관련성이 높은 선행연구를 검토하는 것이 유용하다. 문헌고찰의 깊이와 범위에 영향을 주는 몇 가지 요인들은 다음과 같다.

(1) 연구자의 경험

연구문제에 대해 경험이 풍부한 연구자와 연구주제에 대해 친숙하지 못한 연구자의 문헌고찰의 범위는 같을 수 없다. 경험이 없는 연구자는 연구주제에 대해 많은 문헌을 읽고 이해하는 것이 필요하고 문헌고찰에 시간도 많이 소요된다. 반면 연구주제에 대해 친숙한 연구자는 해당 연구주제에 대해 논문을 쉽게 찾을 수 있고 알고 있는 지식에 최신 정보를 중심으로 고찰해나가면 된다.

(2) 연구논문 유형

연구에서 다루고 있는 개념(변수)의 개수가 많다면 하나의 독립변수와 하나의 종속변수로 이루어진 변수보다 광범위한 고찰이 필요할 것이다. 또한, 학술지의 논문과 박사학위 논문을 비교해 본다면 박사학위 논문에서는 연구문제에 대해 폭넓고 철저한 고찰이 필요하다는 것을 알 수 있다.

(3) 접근 가능한 문헌의 양

연구자의 관심 주제로 검색을 해보면 어떤 연구주제는 수 천 개의 연구결과를 볼 수 있는 반면 어떤 주제는 기존 연구가 거의 없는 경우도 있다. 앞의 경우에는 참고문헌을 양보다 연구의 주제와 관련성, 연구의 질을 고려하며 선택해야 하고, 후자의 경우 문헌고찰을 보다 광범위하게 검토해야 한다.

3 문헌의 출처

문헌의 출처(bibliographical source)는 크게 일차문헌(primary source)과 이차문헌(secondary source)으로 구분할 수 있다. 일차문헌은 해당 문헌의 저자가 직접 연구를 수행하고 그 결과를 발표한 논문이다. 연구자가 직접 연구를 수행하고 그 연구결과를 내 놓은 논문으로 연구자의 견해와 결론까지 알 수 있다. 이차문헌은 여러 사람의 연구결과를 제3자가 연구주제에 맞추어 전개한 문헌으로 간접적으로 소개되기 때문에 해당문헌의 상세한 내용을 알기보다는 특정 주제에 한하여 소개되며 주관적 해석의 개입 가능성이 있다. 예를 들어, 특정 주제에 관한 관련 문헌을 요약해놓은 종설은 이차문헌에 속한다. 주의해야 할 사항은 이차문헌은 객관성이 결여될 수 있으므로 이차문헌에서 차후 인용하고 싶은 부분이 있다면 이차문헌에서 인용한 원 논문을 찾아 내용을 다시 확인하고 인용해야 한다. 이차문헌은 일차문헌과 관련된 것이므로 이차문헌을 통하여 일차문헌에서 행해진 연구 내용을 찾는 것이 유용하다.

4 문헌고찰의 주요 전략

연구주제와 관련된 문헌을 효과적으로 찾는 것은 중요한 기술이며 이를 위해 가능한 지식의 출처(저서, 보건 의료 전문 학술지, 색인집, 초록집 등)에 익숙해야 한다. 질 높은 문헌고찰은 단순한 기계적 과정이 아니라 기술이며 과학이다. 따라서 연구자는 포괄적이고 철저하게 최신의 문헌을 대상으로 하고, 분명한 규칙에 따라 결정을 내려야 하며, 문헌을 포함시키거나 배제하는 기준도 명확해야 한다. 또한 문헌고찰과정에서 연구자는 선입견을 배제하고 '부분의 합'을 능가하는 통찰력 있는 조사를 위해 노력해야 할 것이다.

문헌고찰과정에서 연구자는 [표 5-1]의 내용들을 포함하는 문헌들을 고찰해야 하고, 나름의 효율적인 전략을 활용해야 한다.

[표 5-1] 문헌고찰 포함 내용

- 흥미 분야의 보건 연구
- 이론에 관련된 문헌
- 관련 분야의 일반적인 문헌
- 방법론에 관련된 문헌
- 연구 도구에 관련된 문헌
- 넓은 범위의 관련 연구 – 간호학, 의학, 심리학, 사회학 등
- 종설(review article)

1) 주요어 선택

가장 먼저 할 일은 연구문제를 선택하고 연구문제에서 다룰 개념이 무엇인지 명확하게 하면 주요어(keywords)와 표제어(subheading)을 선정할 수 있다. 이때 선택한 주요어의 동의어, 유의어, 반의어를 파악하고 검색해야 한다. 문헌 검색 시 검색하는 키워드(검색어)는 표준이되는 용어로 검색하면 더 용이하게 검색할 수 있다. 보건의료 분야에서 문헌 검색의 표

준이되는 용어는 대개 MeSH(US National library of medicine's medical subject headings; https://www.nlm.nih.gov/mesh/MBrowser.html)이므로 이에 맞는 검색어를 사용하면 원하는 문헌을 찾을 수 있다. 예를 들어, 노인에 대해 문헌을 검색하고자 한다면 elderly, old adult, MeSH term인 aged를 모두 검색하여 찾아야 한다. 이 중 MeSH term인 aged는 표준화된 용어이므로 가장 정확하게 원하는 문헌을 찾을 수 있다. 검색어의 유의어, 동의어가 있다면 해당 용어도 검색해야 놓치는 문헌이 없을 것이다. 어떤 것이 주요어가 되는 것인지 어렵다면 연구의 독립변수와 종속변수를 중심으로 선택해보도록 하자.

2) 데이터베이스 선정

과거에는 문헌들이 출판물의 형태로 되어 있었지만 근래에 가장 쉬운 문헌의 접근은 컴퓨터를 이용한 문헌의 검색이다. 대부분 학교의 의학도서관을 접속해보면 보유하고 있는 소장본을 데이터베이스를 통해 검색할 수 있으며 유용한 보건의료 데이터베이스에 쉽게 접속하여 문헌을 검색하고 논문 전문(full text) 혹은 초록(abstract)을 볼 수 있으며, 유료문헌을 신청하여 구독할 수도 있다. 컴퓨터를 활용한 문헌검색은 연구자의 시간과 노력이 적다는 장점이 있다. 선정한 연구주제에 대해 참고문헌 목록을 빠르고 쉽게 얻을 수 있으며 이에 대한 초록이나 전문을 쉽게 받을 수 있다. 하지만 컴퓨터 데이터베이스를 활용하여 문헌고찰을 하기 위해서는 연구자가 처한 환경이 검색장치를 활용할 수 있어야 하며 연구자 자신의 컴퓨터 활용 능력과 전략적 문헌고찰 능력에 따라 얻을 수 있는 정보가 달라질 수 있다. 즉, 컴퓨터는 만능장치가 아니라 연구자가 원하는 정보를 얻기 위한 데이터 선택, 검색어 선택, 검색식 활용 등을 전략적으로 활용할 때 그 효용가치가 높아진다.

(1) 국내 데이터베이스

① DBPIA(http://www.dbpia.co.kr/): 누리미디어에서 제공하는 데이터베이스로 인문, 사회, 의학 등 11개 분야의 285개 학회, 협회, 출판사에서 발행하는 600여 학술지가 데이터베이스화 되어 있다.

② 간호과학회지 DB(http://www.kan.or.kr/): 간호정보도서관에 정보 검색창에서 1978년부터의 원문을 제공하고 있다. 뿐만 아니라 한국 간호과학회 산하의 분야별 간호학회 홈페이지를 방문하면 보다 많은 연구문헌들을 접할 수 있다.

③ RISS(http://www.riss.kr/): 한국교육학술정보원에서 제공하며 국내 1,100개 학회 및

대학부설 학술지에 수록된 논문 64만건과 국외 학술지 1,500만 건도 검색가능하다. 특히 다른 사이트와 다르게 국내 100여개 대학과 연계하여 석, 박사 학위논문 20만건의 원문을 제공하고 있다.

④ **국회도서관**(http://www.nanet.go.kr/) : 국회도서관은 국내 학술지, 석박사 학위논문, 세미나 자료 등의 학술자료 뿐 아니라 국내 정부간행물, 신문검색, 단행본 등을 한눈에 찾을 수 있다.

⑤ KISS(http://kiss.kstudy.com/) : 한국학술정보에서 제공하는 약 80만 건의 국내 학술지, 대학의 간행물 및 연구논문집을 제공한다.

(2) 국외 데이터베이스

① Pubmed(http://www.ncbi.nlm.nih.gov/pubmed/) : 미국 국립의학도서관에서 무료로 제공하는 약 4800여 종의 의학, 생의학, 간호학, 치과학 관련 논문 검색 데이터 베이스

② CINAHL(https://health.ebsco.com/products/the-cinahl-database/) : 간호학에 초점이 맞추어져 있는 건강관련 분야 데이터베이스다.

③ Cochrane database(http://www.cochranelibrary.com/) : 건강 분야에 근거기반의 실무를 위한 자료 제공을 목표로 만든 온라인 데이터베이스이다. 주제별로 선행연구에서 나온 자료를 종합하여 이 중재의 효과가 유용한지 분석한다.

(3) 기타 : 구글 학술 검색(google scholar, http://scholar.google.co.kr/)

3) 검색 방법 선정

연구문제의 변수, 주제가 다루는 키워드를 검색할 수 있다. 동의어나 유의어를 확인하여 검색할 수 있다. 한 번에 하나의 변수만 입력할 수도 있지만 보다 정확한 검색을 위하여 두개의 개념사이에 교집합의 개념인 'AND' 혹은 합집합의 개념인 'OR'를 넣어 동시에 입력하여 복합적인 검색을 할 수 있다. 데이터 베이스는 약간의 차이가 있을 뿐 기본 검색 시스템이 유사하다. 따라서 이 책에서는 대표적인 검색 엔진인 Pubmed의 검색을 따라볼 것이다.

문헌검색 첫 시작에 'obesity'라는 키워드로 검색했을 때 약 232,951개의 결과를 얻었다. [그림 5-1]에서 보면 obesity와 child를 교집합의 개념인 'AND'로 묶어 다시 검색을 하면

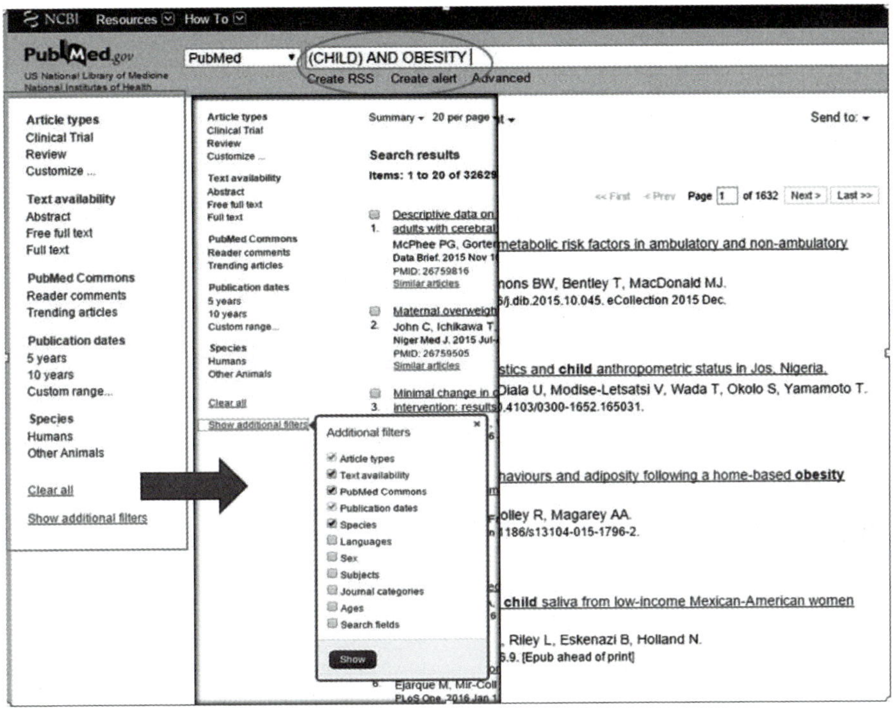

[그림 5-1] pubmed에서의 검색 결과

MeSH Descriptor Data

Return to Entry Page

Standard View. Go to Concept View; Go to Expanded Concept View

MeSH Heading	Obesity, Morbid
Tree Number	C18.654.726.500.700
Tree Number	C23.888.144.699.500.500
Tree Number	E01.370.600.115.100.160.120.699.500.500
Tree Number	G07.100.100.160.120.699.500.500
Annotation	/ surg: consider also BARIATRIC SURGERY
Scope Note	The condition of weighing two, three, or more times the ideal weight, so called because it is associated with many serious and life-threatening disorders. In the BODY MASS INDEX, morbid obesity is defined as having a BMI greater than 40.0 kg/m2.
Entry Term	Morbid Obesity
Entry Term	Obesity, Severe
See Also	Biliopancreatic Diversion
See Also	Gastric Balloon
See Also	Gastric Bypass
See Also	Gastroplasty
See Also	Jejunoileal Bypass
Allowable Qualifiers	BL CF CI CL CN CO DH DI DT EC EH EM EN EP ET GE HI IM ME MI MO NU PA PC PP PS PX RA RH RI RT SU TH UR US VE VI
Previous Indexing	Obesity (1966-1986)
History Note	87
Date of Entry	19860418

[그림 5-2] MeSH 예제

32,629개의 결과로 줄어든 것을 볼 수 있다. 즉 연구자가 소아 비만에 관심이 있다면 단순히 비만은 소아청소년부터 노인에 이르기까지 전 영역을 다루고 있으므로 아동으로 제한하여 연구문제에 적합한 것을 선정하고자 폭을 좁힌 것이었다.

4) 상세검색(advanced research) 활용

아직도 연구자가 원하는 연구를 찾기에는 너무나 방대한 결과를 보여주고 있다. 이 때 결과창의 왼쪽을 보면 검색의 범위를 제한할 수 있도록 되어 있다(그림 5-1). 종류, 연도, 주제, 언어, 대상자 연령, 주제 등 내 연구에 적합한 범위로 조절할 수 있다. 예를 들어, 위의 결과에서 '최근 5년 내 출간한 논문', '무료 원문 제공', '사람 대상 연구', '영어로 된 연구', '대상자의 연령이 0-23세까지'로 범위를 조절하면 총 9,249개의 결과를 찾을 수 있다.

5) 범위의 조정

문헌검색의 결과가 너무 많거나 적은 경우 범위의 변경이 필요하다. 검색 결과가 너무 많다면 내 연구주제와 보다 일치하는 검색결과를 찾기 위해 상세검색(Advanced search) 기능을 활용하여 폭을 좁히고 반대로 너무 적은 결과를 보일 때는 주요어의 동의어, 유의어 및 해당 단어의 더 광범위한 개념으로 변경해볼 필요성이 있다. 예를 들어 '고도 비만'에 대해 연구결과를 찾고자 했는데 검색결과가 너무 적었다면 MeSH 브라우저에 다음의 단어를 검색해보자. 고도 비만의 MeSH Term은 Obesity, Morbid이다. 우선 동의어, 유의어인 See Also의 컬럼의 단어를 확인하고 검색해 본다. 또한 나뭇가지 형태로 구성되어 있는 MeSH Term은 잔가지에 해당하는 고도 비만의 굵은 가지인 상위 단어인 비만(obesity)이 있음을 확인하고 폭을 넓혀 검색해볼 수 있다.

6) 저장

찾은 문헌의 관련성과 적절성을 선별하여 관련 없는 문헌은 폐기하고 관련 있는 문헌은 선별하여 저장한다.

MeSH Tree Structures

Nutritional and Metabolic Diseases [C18]
  Nutrition Disorders [C18.654]
    Overnutrition [C18.654.726]
      Obesity [C18.654.726.500]
        Obesity Hypoventilation Syndrome [C18.654.726.500.695]
        Obesity, Abdominal [C18.654.726.500.697]
        Obesity, Metabolically Benign [C18.654.726.500.698]
        ▶ Obesity, Morbid [C18.654.726.500.700]
        Pediatric Obesity [C18.654.726.500.720]
        Prader-Willi Syndrome [C18.654.726.500.740]

[그림 5-3] MeSH Tree 예제

7) 다른 데이터베이스 찾기

하나의 데이터베이스만 활용하는 것은 관련성이 있는 논문을 놓칠 가능성이 있어 다른 데이터베이스에서도 문헌검색을 시도해야 하며 논문의 인용구를 따라 참고문헌의 원 논문을 찾아 읽어야 한다. 또한 해당 분야가 아직 낯선 초기 연구자들은 연구종설이나 메타분석 논문을 찾아 읽어보면 연구 초기에 이 분야의 현황을 파악하는데 유용하다. 연구 시작시점과 주제를 좁히는 시기에 매우 유용하다.

8) 문헌의 정리

검색을 통해 찾아낸 자료들을 연구자가 비판적 시각으로 분석하고 평가하여 결과를 읽는 독자가 이해할 수 있도록 체계적으로 정리하는 것은 매우 중요한 작업이다. 많은 양의 자료들을 처음부터 전문 모두를 읽는 것이 아니라 순차적으로 처음에는 제목을 읽어보고 적합성을 평가하고 합당한 논문만 다시 초록을 읽어본다. 초록을 읽어보았을 때 연구주제에 적합한 논문들을 모아 전문을 읽어보면 효율적으로 논문을 읽을 수 있다.

연구문제에 적합한 문헌으로 결정된 문헌은 체계적으로 정리해야 한다. 정리 방법은 개인에 따라 달라질 수 있는데 다음의 방법을 참고하여 문헌 정리에 활용하면 된다.

① 각각의 문헌을 리스트에 붙이기

② 문헌의 연구주제에 맞게 분류

고찰한 문헌을 한 곳에 한꺼번에 기록해 둔다면 매번 어디에 논문을 두었는지 찾기도 어렵고 체계적으로 비교하기가 어렵다. 연구자는 읽은 선행연구의 결과를 기록하고 체계적으로 비교하기 위해 엑셀 리스트와 개발되어 있는 서지관리 소프트웨어들을 이용할 수 있다. 최근에는 웹 기반의 참고문헌을 저장하고 관리하는 것을 돕는 소프트웨어인 EndNote, RefWorks 및 Zotero 등이 개발되어 편리하게 관리할 수 있다. 또한 이들 소프트웨어는 작성된 참고문헌을 학술지가 요구하는 서지정보 기록양식에 맞추어 변형해주기도 한다.

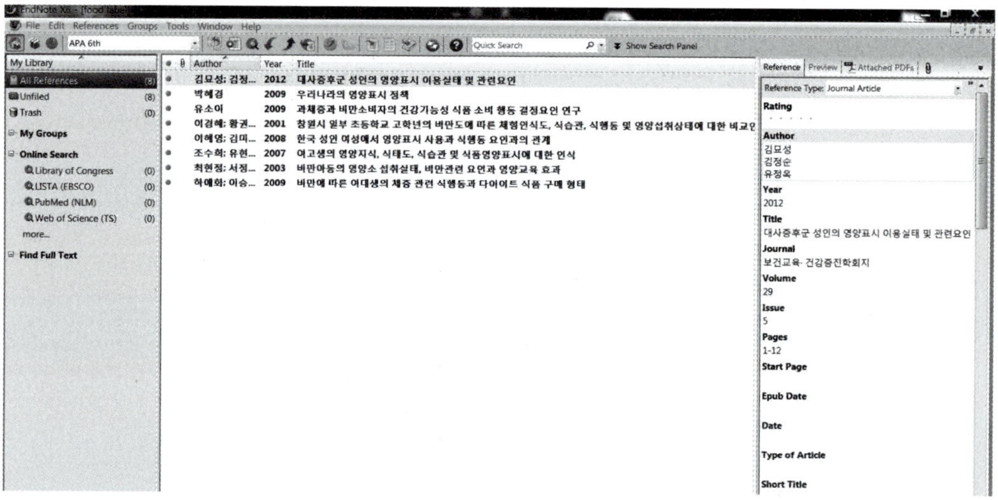

[그림 5-4] 엔드노트(Endnote)의 예시

많은 연구자들은 선행논문에서 중요한 내용을 엑셀 등의 표로 요약해 놓는다. 저자, 연도, 연구목적, 연구설계, 측정 도구, 대상자, 결과, 관심 변수, 독립변수, 외생변수, 중재내용, 관련변수 순, 연구방법, 연구 윤리성 확보, 연구 결론의 일반화 가능성, 타당성 평가 등의 중요한 내용들을 요약한다. 위의 내용들을 논문 하나씩 기록하며 내가 하고자 하는 연구와 비교하고 내 연구를 발전시킬 수 있다. 표로 정리하면 한 눈에 비교가 가능하기에 도움이 된다.

[표 5-2] 문헌고찰 정리 형식

저자, 연도, 저널	연구 목적	대상자	이론적 틀	개념	연구 설계	독립 변수	종속 변수 및 도구	결과	적용 가능성	참조

연구문제에 대한 문헌고찰과 경험 등을 기초로 독립변수, 종속변수, 관련요인 등을 구분하여 기술해 볼 수도 있다. 예를 들어 '수술 전 불안'이 연구문제라면 문헌고찰을 통하여 다음의 틀을 채워볼 수 있다.

이 과정이 끝나면 이 중에서 연구자가 구체적으로 자신이 하고 싶은 것이 무엇인지, 무엇이 가장 필요한 연구인지, 연구의 가능성과 선행연구들의 타당성을 평가할 수 있다. 선행연구라 하여 무조건 엄격한 신뢰도와 타당도를 가지고 있는 것은 아닐 수 있다.

[표 5-3] 문헌고찰 정리 예제

독립변수	관련요인	종속변수
점진적 근육이완	연령	혈압
대화	성별	맥박
손잡아주기	진단명	통증
음악요법	수술종류	수면
호흡요법	과거의 경험	신체증상
상담	성격	불안도

5 문헌고찰의 조직화

연구자가 관련된 주요 선행문헌을 모두 찾아서 읽고 비판적으로 검토하였으면 마지막 작업은 문헌고찰 결과를 체계적으로 조직하여 진술하는 것이다. 문헌고찰의 조직화 과정은 선행연구들의 결과를 단순 나열하는 것이 아니라 관련 연구의 중요한 방법과 결과에 대한 종합적 분석인 논리적 글쓰기 과정이다. 연구자는 연구문제에 대해 모든 면을 다 반영하도록 총괄적으로 분석하고 간단명료하게 기술하되, 인용된 문헌이 연구결론을 어느 정도 지지했는지도 밝혀야 한다.

문헌고찰 기술의 가장 좋은 방법은 그 연구의 이론적 기틀을 지지하는 내용과 가정을 포함하고 연구문제나 가설을 지지하는 내용을 포함해야 하며 선행연구의 약점을 찾아 제시함으로써 내 연구의 방향을 보다 분명하게 할 수 있다. 이를 통해 해당 연구 분야에서 지금까지의 연구결과를 통해 빈 곳(gap)을 찾고 앞으로 연구의 방향을 제시해야 한다. 잘 쓴 문헌고찰을 위해 다음의 사항들을 반드시 고려해야 할 것이다.

(1) **체계적인 전개**: 간략하면서도 중요 내용의 흐름이 있도록 써 나가야 한다.

(2) **시작 전에 쓰기 디자인**: 전체 문헌을 읽으면서 어떤 전체적인 그림이 머릿속에 생긴 다음 어떤 것을 포함할지에 대한 대주제와 소주제(category)가 들어가도록 순서를 정한다. 즉 전체 구조를 짜고 채워나가며 쓰는 것이 좋다. 그래야 자신의 연구 방향과 초점이 맞는다.

(3) **서술내용의 요약, 결론 부분 포함**: 문헌고찰 내 연구의 길잡이가 되고 자신의 연구의 필요성이나 연구방법의 타당성을 뒷받침 해주는 것이므로 주제별, 문헌별로 연구자 자신이 제시하고자 하는 결론(의견)을 쓰는 것도 도움이 된다.

(4) **서술 후 재확인**: 써 놓은 후 전체 흐름을 확인한다.

제6장

연구계획

1 연구설계

연구주제를 정하고 그에 따른 연구방법을 선택한 후 연구를 어떻게 진행할지 미리 계획을 세우게 된다. 연구설계는 연구의 청사진으로서 연구를 수행하기 위한 계획된 지침이자 연구 진행의 안내자 역할을 하게 된다. 잘 설계된 연구는 이후 자료수집 및 분석 등을 타당하고 신뢰도 있게 진행할 수 있게 해준다.

연구설계는 자료의 수집과 분석의 차원에서 두 가지 접근방법이 있다. 양적 연구와 질적 연구이다. 양적 연구방법은 수치나 단위로 표현되는 데이터들을 계량적인 방법으로 수집하고 분석하는 방법이고 질적 연구방법은 소수의 사례를 관찰하고 인터뷰하여 얻어진 자료를 코딩하고 그 의미를 해석하는 방법으로 분석하는 것을 의미한다. 이는 다른 표현으로 양적 연구방법은 실증적 방법으로, 질적 연구방법은 해석적 방법으로 구분될 수 있다. 실증적 방법은 질문지나 실험을 통해 이론이나 가설을 검증하는 것으로 연역적 접근을 통해 수치로 해석 가능한 데이터를 수집하여 이론을 검증하게 된다. 해석적 방법은 행동이나 사회문화 연구에서 이론을 수립하는데 활용되는 것으로 질적 자료를 기반으로 사회현상을 통찰하기 위하여 활용된다.

양적 연구방법은 연구설계에 따라 여러 가지 유형으로 구분이 될 수 있다. 설계방법에 따른 양적 연구방법에는 변수 통제여부에 따라 실험설계와 비실험설계가 있다. 보건학에서 비실험 설계에는 상관성(생태학적) 연구, 사례군 연구, 단면 연구, 환자–대조군 연구, 코호트 연구, 체계적 문헌고찰 등이 있다.

질적 연구방법은 소수의 사례를 관찰하여 연구자가 구체적으로 파악할 수 있는 장점이 있으나 연구자의 주관이 개입될 가능성이 있어 객관적인 기준을 설정하여 자료를 수집하고 분석하는 것이 필요하다. 질적연구에는 사례연구, 역사적 연구, 인류학적 연구 등이 있다.

1) 연구설계 절차

연구설계를 선택하고 수행하는 것은 이후 연구의 질과 연구결과의 질을 결정한다고 볼 수 있다.

연구설계란 누구를 대상으로 어떻게 자료를 수집하고 수집된 자료를 어떻게 분석하고 해석할지에 대한 과정을 포함하며, 이때 이 과정은 과학적이며 논리적으로 진행되어야 한다. 연구설계는 보통 (1) 표본추출(sampling), (2) 측정도구 구성(instrument development), (3) 자료수집(data collection)의 세 단계를 거치면서 구체화된다. 연구주제에 대하여 자료를 수집할 대상을 선정하고 설문지를 비롯한 자료수집 도구를 개발한다. 도구 개발 후 연구대상자들을 모집하기 위한 방법을 확인하고 연구대상자들로부터 자료를 수집하고 응답을 기록하는 방법을 선택한다. 이 모든 준비가 완료되면 연구윤리심의위원회에 대한 심사지원신청서를 준비하여 연구윤리 심의를 받는다.

자료수집이 완료되면 선택한 연구목적, 방법에 따라 자료를 분석한다. 만약 기존에 있는 자료를 분석한다면 적절한 자료 파일들을 확인하고 주된 분석자료와 보조자료가 있어야 한다. 문헌고찰 연구를 한다면, 문헌 조사전략이 정의되어야 하며 접근 가능한 논문을 확인하고 각 논문으로부터 관련 정보를 문헌 데이터베이스에서 파악하고 도출해야 한다. 모든 연구계획은 구체적으로 자료수집과 관리, 분석 과정의 각 단계에 대한 지침을 줄 수 있도록 자세한 단계별 프로토콜을 작성하는 것이 필요하다.

2) 연구설계의 타당도 확보

연구설계는 연구의 청사진으로 연구주제와 가설을 명확하게 검증할 수 있는 연구진행의 틀이다. 이 틀이 정확하게 기능하기 위해서는 필요한 요건들이 있다. (1) 내적 타당도(internal validity), (2) 외적 타당도(external validity), (3) 구성 타당도(construct validity), (4) 통계적 결론 타당도(statistical conclusion validity)의 네 가지이다. 내적 타당도는 인과관계를 의미하는데 종속변수의 변화가 실제 이론상에서 정의된 독립변수의 변화 때문에 일어난 것인가를 말한다. 인과관계가 성립되기 위해서는 ① 원인과 결과 사이에 원인이 존재해야 하며 원인이 없으면 결과도 발생하지 않아야 하고, ② 원인이 결과보다 먼저 발생해야 하며, ③ 허위 설명(spurious correlation)이 존재하지 않아야 한다는 이상의 세 가지 조건이 충족되어야 한다. 실험연구 같은 연구설계는 외생변수를 철저하게 통제하고 조작을 함으로서 독립변수에 의해 종속변수의 변화가 일어나도록 하여 관찰하므로 내적 타당도가 다른 연구설계에 비해 높다. 상대적으로 질문지법을 활용하는 상관성 연구설계 같은 경우 원인과 결과가 동시에 측정되고 원인과 결과를 설명할 수 있는 사건의 일관성 등을 보장할 수 없으므로 내적 타당도가 낮다. 실험연구가 다른 연구설계에 비하여 내적 타당도가 높다 하더라도 사전연구, 분석 내용의 오차 등 다양한 변수가 발생할 수 있으므로 타당도가 항상 보장되지는 않는다. 그러므로 연구자는 연구의 목적, 방법에 따라서 요구되는 내적 타당도 수준이 다르다는 것을 기억해야 한다.

외적 타당도는 보편성을 의미한다. 연구결과의 일반화에 대한 문제로 표본을 모집단으로 일반화시키거나 시점을 확장시키는 것을 포함한다. 연구대상의 규모를 넓혀서 설문조사를 하여 데이터를 수집하는 것이 여러 외생변수에 대한 통제가 가능한 실험실 연구에 비해서 현실세계에 연구 현상을 일반화하기 용이하고 보편성을 상대적으로 높여준다.

일부 학자들은 내적 타당도와 외적 타당도 간에 상충관계가 있다고 주장한다. 외적 타당도가 높을수록 내적 타당도가 낮아진다는 것이다. 이런 주장은 일부 설득력이 있으나 현장 실험(field experiment), 추적조사 연구(longitudinal field survey), 다중 환례연구(multiple case study) 등의 경우 내적 타당도와 외적 타당도가 모두 높게 나타나 내적 타당도와 외적 타당도가 꼭 상충관계에 있다고 할 수는 없다. 기억해야 할 것은 연구의 목적과 방법에 따라서 부합되는 내적 타당도와 외적 타당도 수준을 결정해야 한다는 것이다.

구성타당도는 연구에서 측정하려고 하는 이론적 구성 개념이 얼마나 정확하게 측정되는가에 대한 정도를 말한다. 공감(empathy) 같은 사회과학 구성개념들은 정의하기 어렵고 측정하는 것도 쉽지 않다. 적합한 구성타당도를 위해서는 공감이라는 개념이 다른 유사 개념에 빗대어 측정되지 않아야 하며 이를 위해서 예비조사를 통해 상관관계를 측정하거나 요인분석를 실시한다.

통계적 결론 타당도는 유효한 통계적 수치를 통하여 결론을 검증하는 것이다. 가설을 검증하는데 적절한 통계기법을 사용하였는지 특정 통계적 기법의 가정이 변수를 잘 포함하고 있는지 점검하는 것이다. 통계적 결론 타당도는 양적 연구방법에서만 의미를 지닌다.

좋은 연구설계는 내적 타당도와 외적 타당도가 높은 연구설계를 말한다. 외적 타당도와 내적 타당도가 높은 연구는 가설 검증을 통해 표본의 적용 범위를 확대하여 연구결과의 일반화가 가능하기 때문이다.

3) 실험설계

실험설계란 복잡한 사회현상 중에서 연구목적상 관심이 있는 요소(변수)만을 선별하여 그들간의 관계를 집중적으로 관찰, 분석하는 방법을 의미한다. 실험은 관심 있는 현상이 일어나는 조건을 의도적으로 조작하여 연구에 보다 적합한 내용을 관찰하기 위해 하게 된다. 그러므로 실험을 통해 관심 있는 변수를 선별하여 의도하는 현상이 일어나도록 조작을 가하게 된다.

실험설계는 세 가지 기본조건을 충족해야 한다. 실험변수의 조작, 외생변수의 통제, 실험대상의 무작위화가 기본조건에 해당된다. 실험변수의 조작은 연구의 관심 현상의 원인이 되는 변수를 연구자가 인위적으로 변화시키는 것이다. 외생변수의 통제는 연구 관심 현상과 관련된 실험변수와 결과변수 이외의 변수로 결과변수에 영향을 줄 수 있는 변수를 의미한다. 외생변수의 영향력을 체계적으로 예방하거나 제거하도록 실험을 설계해야 실험의 정확성을 높일 수 있다. 끝으로 실험대상의 무작위화는 실험대상을 무작위로 선정함으로써 실험의 결과에 대한 모집단 전체로의 일반화가 가능해진다.

실험설계를 위해서는 먼저 연구자의 관심개념 별로 구체화된 변수를 선정한다. 변수는 독립변수(실험변수), 종속변수(결과변수), 외생변수로 구분할 수 있다. 독립변수는 관심 현상의 원인으로 가정된 변수이며, 종속변수는 독립변수의 영향을 받아 변화되는 것으로 가정된 변수이다. 변수가 정해지면 변수들의 관계를 나타내어 연구자가 실험을 통해 나타내고자 하는 현상을 요약하는 가설을 설정한다. 그리고 변수 별로 객관적인 측정이 가능하도록 연구 용어의 개념적 정의를 구체적인 조작적 정의로 진술한다.

연구자가 관심현상을 연구하기 위한 실험설계는 다양한데, 기본적으로 실험설계는 시간의 흐름을 축으로 하여 독립변수를 종속변수에 조작을 가하기 전의 종속변수 값과 이후의 값을 측정한다. 또한 실험설계는 결과변수가 독립변수의 영향을 받아서 변화하였다는 것을 검증하기 위하여 내적 타당도와 외적 타당도를 확보하도록 계획되어야 한다.

내적 타당도는 실험의 결과가 실험변수에 의해 변화가 발생한 것이라는 것을 보여준다. 즉 실험으로 결과가 도출되었다는 것을 입증할 수 있어야 내적 타당도가 확보된다. 외적 타당도는 결과의 시간적, 공간적 일반화가 가능한지를 판단하는 것으로 현실에서 가까운 조건으로 실험을 수행해야 한다. 실험설계의 내적 타당성과 외적 타당성을 유지하기 위해서는 외생변수를 통제해야 하는데, 다음과 같이 다양한 외생변수들이 있다. 우발적 사건, 성숙효과, 시험효과, 측정수단 변화, 통계적 회귀, 표본의 비뚤림, 실험대상의 소멸, 표본 비뚤림과 다른 요인의 상호작용, 인과방향의 모호성, 실험변수의 확산, 중복된 실험변수 등이 있다.

실험설계의 성공을 위해서는 외생변수를 효과적으로 통제해야 하며, 외생변수를 통제하는 방법으로는 제거, 균형화, 상쇄, 무작위화 등이 있다.

(1) **제거**: 외생변수가 될 수 있는 변수의 개입을 제거하거나 외생변수가 될 가능성이 있는 변수를 똑같이 작용하게 함으로써 외생변수의 영향이 실험상황에 개입하지 않도록 하는 방법
(2) **균형화**: 실험대상을 외생변수에 대해 몇 단계로 구분하여 각 단계의 피실험 대상자들이 실험집단과 대조군에 골고루 배정될 수 있도록 하는 방법
(3) **상쇄**: 몇 개의 실험변수가 개입하는 경우 실험대상에 실험변수를 가하는 순서를 바꿔가며 실험을 진행하는 방법
(4) **무작위화**: 모집단에서 표본집단을 무작위로 추출하여 외생변수의 영향이 실험집단과 통제집단에 동등하게 미칠 수 있도록 조정하는 방법

실험설계의 종류로는 순수실험설계, 유사실험설계, 원시실험설계가 있다. 순수실험설계는 실험대상을 무작위화하고, 실험변수의 조작과 결과변수 측정시기의 통제가 가능한 실험설계 방법으로 외생변수의 영향을 효과적으로 제거할 수 있는 실험설계이다. 순수실험설계에는 대조군 전후실험설계, 대조군 사후실험설계, 솔로몬 4집단 실험설계가 있다. 유사실험설계는 실험설계의 조건 중 실험대상의 무작위화가 이뤄지지 않은 실험설계를 의미하며, 비동등성 대조군 전후실험설계, 비동등성 대조군 사후실험설계 등이 있다. 마지막으로 원시실험설계는 엄격한 의미에서 실험설계라 할 수는 없으며 탐색 조사 같은 예비 연구 수준에서 수행되고, 단일군 사후측정, 단일군 사전사후측정, 집단비교설계 등이 포함된다.

4) 비실험설계

비실험설계는 연구자가 연구대상인 독립변수를 실제로 조작할 수 없는 경우에 사용하게 된다. 일반적으로 비실험 연구설계에는 단면 연구(cross-sectional study), 상관성 연구

(correlational study), 사례군 연구, 환자-대조군 연구, 코호트 연구가 있다. 비실험설계가 필요한 상황은 결혼 여부, 나이, 출신지역, 성별 등 연구자가 통제할 수 없는 경우이거나 흡연량과 암의 발생 관계 같이 독립변수를 통한 통제가 윤리적이지 못한 경우, 또는 독립변수를 통제하는 데 많은 비용이 소요되거나 장시간이 걸리거나 기술적으로 곤란한 경우 등을 들 수 있다.

단면 연구는 한 시점에서 질병 위험요인의 노출과, 질병에 대한 정보를 동시에 수집하여 분석하는 연구이다. 보통 단면 연구는 일정수의 표본을 선정하여 일반적 특성과 유병률, 건강관련 행태 등을 파악하기 위하여 실시된다. 예를 들면, 매년 실시되는 국민건강영양조사, 직장건강검진 등이 있다. 단면 연구는 가장 수행하기 쉬운 연구설계로 질병에 대한 감시나 유병률을 파악할 때 가장 적합하다. 단시간으로 결과를 얻을 수 있지만 질병과 관련 요인의 선후관계는 명확하지 않아 인과관계 추론은 제한적이다. 따라서 단면 연구는 노출과 결과의 관계만을 보여주고 새로운 가설을 제기하기도 한다. 단면 연구는 코호트 연구의 기초연구로서 기능을 한다.

상관성 연구는 두 개 이상의 집단의 특성 간의 연관성을 찾기 위해 모집단 수준의 자료를 활용하여 관심 있는 변수들에 대한 자료를 확인하는 설계이다. 관심 있는 변수들에 대한 정보는 모집단의 특성으로 위험요인의 노출, 질병 또는 노출의 결과로 결정된다. 대부분 상관성 연구의 결과는 각 모집단의 구체적인 특성 비율 또는 모집단의 해당 변수의 평균값 같이 자료를 종합한 형태가 된다. 상관성 연구에서의 분석은 자료가 한 시점에서 비교 가능한 경우에만 타당성이 있게 된다. 여러 개의 자료들이 사용되거나 자료가 긴 시간 동안 수집되면 노출과 질병에 대한 정의가 모집단에 따라 다를 수 있으므로 비교되어야 할 노출과 질병의 일관성이 낮게 측정되거나 반대로 더 높게 측정되기도 한다.

사례군 연구는 특정 질병이 있는 개인들에 대한 기술 연구설계이다. 연구자가 환자 사례에 대한 자료를 수집할 수 있을 때 가능하다. 동일한 질병의 징후와 증후군이 있는 집단의 특성과 유사성을 파악하거나, 새로운 증후군을 확인하여 사례 정의를 개선하고자 할 때, 전형적 질병의 진행과정을 명확하게 하거나 추후 연구를 위한 가설을 개발하고자 할 때 수행한다. 이때 사례의 정의가 중요한데 관심 질병을 선택하고 연구를 통해 새롭고 관심이 있는 것이 무엇인지 결정하고 적절하게 이용 가능한 사례들에 대한 자료를 확인해야 한다. 여기에는 국제 질병 분류나, 병명, 관련된 사람, 장소, 시간 등의 특성이 포함된다. 또한 사례 정의는 질병 발생의 조사에서도 필수적이다.

환자-대조군 연구는 연구하려는 질병이 있는 집단(환자군)과 질병이 없는 집단(대조군)을 선정하여 질병의 발생과 관련된 잠재적 위험요인(potential risk factor)에 대한 두 집단의 과거 노출을 비교하는 연구설계이다. 연구는 한 시점에서 이루어지는데 환자는 반드시 연구 시점 이전에 질병이 발생한 상태여야 하며 환자군을 선정할 때는 몇 가지 가정을 필요로 한다. 연구시점까지 생존한 환자가 위험요인에 노출된 모든 환자군을 대표하며, 자료수집을 통해 노출과 관련된 자료를 수집했을 때 비뚤림의 개입이 없고, 환자군과 대조군이 동일한 준거집단(reference population)에서 추출되어야 한다는 가정을 전제로 한다. 또한 질병을 기준으로 환자군과 대조군을 선정하므로 질병에 대한 정확한 진단 기준을 마련하는 것이 중요하므로 연구자 간의 진단 기준의 차이 가능성을 최소화하기 위해 표준화된 진단 기준을 마련할 필요가 있다. 대조군을 선정할 때, 대조군은 위험요인에 노출될 가능성이 있는 집단으로 위험 요인 외에 다른 모든 요인의 분포가 환자군과 비슷한 집단을 선정한다. 보통 환자군은 소수에 해당되므로 전수를 조사하고, 대조군은 필요한 수만큼 선정한다. 이때 대조군의 선정 방법은 환자군의 특성과 전혀 관련 없는 질병이 없는 사람들을 선정하는 독립표본추출과 환자군의 특성을 고려하여 선정하는 대응추출 두 가지가 있다.

코호트 연구는 연구하고자 하는 질병이 발생하기 전에 연구대상에 대하여 위험요인들을 조사하고 장기간 관찰한 후 이들 중 발생한 질병의 수와 위험요인과의 상관성을 비교위험도(relative risk, RR)로 제시하는 설계이다. 코호트 설정 단계에서는 연구하려는 질병이 이미 있는지 여부를 확인하여 진단된 대상자는 제외해야 하고, 관찰하고자 하는 질병의 발생을 확인하는 방법이 필요하다. 장기간 관찰하므로 관찰 기간 동안 코호트 대상자가 이사를 한다거나 하여 추적 관찰이 불가능한 부분이 커지면 연구의 성공에 결정적인 타격을 줄 수 있다. 코호트 연구 분석 시각 코호트 대상자를 추적한 기간의 합은 발생률을 계산할 때 분모가 되며 단위는 인년(person-year)이라고 한다. 한 사람을 5년 관찰하거나 다섯 사람을 1년 관찰하면 5인년이 된다. 이 방법은 각 코호트 대상자의 추적관찰 기간 차이, 연령 변화 등을 고려할 수 있게 해준다. 그러나 관찰 기간 내 각각 다른 시점에 질병 발생위험이 서로 같다는 가정을 전제로 해야 한다. 코호트 연구는 노출 집단과 비노출 집단으로 구분하여 질병 발생률이나 사망률을 관찰하고 새로운 사례만 관찰하여 노출과 질병 간의 시간 선후 관계를 알 수 있게 해준다.

2 측정 변수 선정

측정이란 연구대상을 서술할 목적으로 변수를 구성하는 속성들을 주의깊게 관찰하는 것이다. 연구자들이 관찰하고자 하는 것은 개념이라는 공통된 속성이 연결되어 표현된 추상적인 이미지가 아니라 구체적으로 측정이 가능한 수준의 현실화된 상태의 모습이어야 한다. 따라서 연구를 수행하기 전에 연구 개념들을 구체화시켜 측정할 수 있는 수준으로 조작화해야 한다. 그렇게 함으로써 연구 개념들 간의 관계 검증이 가능하다.

한 개념을 나타낼 수 있는 구체적 지표는 여러 차원으로 조작화가 가능한데, 연구대상, 범위 간의 구체화 정도, 측정 차원에 대한 인식 정도에 따라 달라진다. 개념의 구체화는 개념이 가지는 속성이나 질을 구체화시키는 과정이라고 할 수 있는데 예를 들어 고용여부라는 변수의 경우 고용, 비고용으로 구성된 변수가 될 수 있다.

1) 무엇을 측정할 것인가?

연구하고자 하는 개념을 구체적으로 조작화하여 계량화함으로써 우리는 연구하고자 하는 개념의 정도를 확인할 수 있게 된다. 즉 관찰하는 모든 현상을 질적 또는 양적 변수로 구체화하는 계량화를 측정이라고 한다. 보건학 연구방법에서는 연구대상이 되는 질병이나 사건의 발생을 수치화 하는 것처럼 측정을 빈도 같은 절대치와 비율(proportion), 비(ratio), 율(rate) 등으로 나타낸다.

보건 연구에서 가장 중요한 것은 대상 인구집단의 보건문제의 규모와 심각성을 확인하는 것이다. 질병 사건이 발생한 수를 세는 것이 가장 간단한 측정방법이 되며 이는 보건 수요 및 공급을 예측하기 위해서 중요하다. 보건학에서 빈도의 측정은 인구집단에서 발생한 질병, 장애, 사망 등의 규모를 측정하는 것이 된다. 예를 들어 40세 이상 남성의 심혈관 질병 사망률을 알아보는 것이 된다. 대표적인 빈도에는 유병률(prevalence)과 발생률(incidence)이 있다. 유병률은 대상 인구집단에서 특정 기간 동안 환자의 수가 얼마나 있는가를 나타내는 지표이다. 유병률은 시점 유병률과 기간 유병률로 구분할 수 있다. 시점 유병률(point prevalence)은 한 시점에서 인구집단 중 한 사람이 환자일 확률을 뜻하며, 기간 유병률(period prevalecnce)은 일정 기간 동안 한 번이라도 환자상태에 있었던 사람의 수를 그 기간 동안 평균인수로 나눈 값을 의미한다.

다음으로 분율, 비, 비율 등의 지표도 측정을 하게 되는데 빈도는 단순히 발생한 건수를 측정하는 것이라면 분율, 비, 비율은 좀더 세분화된 측정 지표이다. 분율(proportion)은 비의 특수한 형태로 분모에 분자가 포함된다. 예를 들어 전체 미혼자 중 남자 미혼자의 비율은 {남자 미혼자/(남자 미혼자+여자 미혼자)}를 들 수 있다. 비(ratio)란 두 개 숫자의 상대적 크기를 비교한 것이다. 분자와 분모가 서로 독립적인 관계로 서로 다른 범주일 때 사용되며 A에 대한 B의 비는 B/A로 계산된다. 예를 들어, 성비, 인구밀도(인구/면적) 등이 비에 해당된다. 율(rate)은 특정기간 동안에 발생된 사건을 그 사건의 위험에 노출된 총 횟수(건수나 사람 수)로 나눈 것을 의미하며, 보통 천분율(‰)로 표현된다. 예를 들어 이혼의 빈도를 나타내는 지표로서 1년 동안 이혼 건수를 그 해 중간시점의 인구(연앙 인구: 7월 1일 기준)로 나누어 천분율로 산출한 조이혼율(crude divorce rate)이 대표적이다.

2) 측정을 위한 연구도구 선정

연구하고자 하는 개념을 측정하기 위해 연구자들은 도구를 사용한다. 이를 측정도구라고 하는데 측정도구는 양적 연구의 기초이자 출발점으로 측정의 수준을 통해 연구의 수준을 정하게 된다. 또한 신뢰할 수 있고 타당한 측정이 수반되어야 연구의 결과가 의미를 가질 수 있다. 측정도구는 기존에 개발된 유용한 측정도구를 사용할 수 있고, 기존의 도구가 없다면 연구자가 자체적으로 개발하여 사용할 수 있다. 도구를 어떻게 선택하느냐에 따라서 같은 데이터라도 전혀 다른 연구결과가 산출될 수 있기 때문에 연구도구를 선정하고 준비하는 것은 굉장히 중요하다.

연구도구를 선정할 때는 타당도와 신뢰도가 높은 도구를 선정해야 정확한 자료수집이 가능하다. 그러기 위해서 측정하고자 하는 개념에 대한 정의를 명확하게 해야 한다. 개념의 정의는 이론적 정의를 다루는 개념적 정의(conceptual definition)와 조작적 정의(operational definition)가 있다. 개념적 정의는 측정하고자 하는 개념의 속성을 밝힌 것으로 개념적 정의가 명확하지 않으면 잘못된 개념을 측정할 수 있다. 조작적 정의는 개념적 정의를 측정이 가능한 변수의 수준으로 구체화된 형태로 표현한 것이다. 실증적인 검증을 위한 연구에서 연구개념은 측정 가능하고 관찰 가능해야 검증이 가능해진다. 과학적 연구에서 추상적인 개념적 세계와 구체적인 경험적 세계를 연결시키는 과정에 조작적 정의가 기능을 하게 되는데 조작적 정의는 연구의 실증적 연구 가능성을 좌우하고 개념적 정의만큼 측정 오류에 결정적인 영향을 미칠 수 있다는 점에서 중요하다.

연구도구는 다양한 수준으로 구분할 수 있다. 연구도구로서 척도는 이론적 수준에 따른 분류, 수집된 자료 활용에 따른 분류, 수집된 자료분석에 따른 분류로 구분할 수 있다. 우선 이론적으로 척도는 명목척도(nominal scale), 서열척도(ordinal scale), 등간척도(interval scale), 비율척도(ratio scale)로 구분된다. 명목척도는 측정대상의 특성을 구분하거나 확인할 목적으로 숫자를 임의로 부여한 것이다. 예를 들어 성별을 구분할 때 남자는 1, 여자는 2 이렇게 구분할 수 있으며 이때 숫자는 양적인 의미가 아닌 단순 구분의 의미를 지닌다. 서열척도는 측정 대상 간의 순서관계를 밝히는 척도이다. 서열척도는 측정하고자 측정 대상 간에 측정하고자 하는 속성을 들어 고저, 장단, 대소 등의 순위를 부여하여 구분해준다. 예를 들어 학력을 구분할 때 1 중졸 이하, 2 고졸, 3 대졸로 구분할 때 이때 순서의 의미는 순위는 뜻하지만 차이의 정도는 알 수 없다. 따라서 서열척도를 사용한 도구로 수집된 자료는 평균이나 표준편차 등의 분석은 불가능하다. 등간척도는 측정하고자 하는 속성의 순위 간 간격이 동일한 척도이다. 이때 등간척도로 측정한 값은 속성의 양적 차이를 나타내주며 해당 속성이 전혀 없는 절대 영점(0)은 없지만, 임의적인 영점은 존재한다. 예를 들어 온도를 들 수 있다. 등간척도를 통해 수집된 자료는 범위, 평균, 표준편차, 상관계수를 분석할 수 있다. 마지막 비율척도는 등간척도가 갖는 특성에 측정값 사이의 비율계산이 가능한 척도이다. 비율계산이 가능한 이유는 비율척도로 측정하는 속성의 경우 절대 영점(0)이 존재하기 때문이다. 예를 들어, 무게는 전혀 무게가 없는 0이 존재하므로 비율계산이 가능하다. 비율척도로 얻어진 자료는 어떠한 통계분석도 가능하다.

연구도구를 선택할 때는 고려해야 할 사항들이 몇 가지가 있다. 연구목적을 달성하기 위해서 분석할 기법과 자료의 획득 가능성을 고려하여 수집할 자료가 불연속 척도(명목척도, 순위척도)인지 연속 척도(등간척도, 비율척도)이어야 하는지 결정해야 한다. 척도의 형태를 선택한 다음에는 도구를 구성해야 하는데 척도점의 수와 기준점을 정해야 한다. 기준점은 각 척도점 별로 평가 속성의 수준을 기술해 놓은 것으로 이 기준에 따라 응답 결과에 상당한 영향을 줄 수 있다. 척도점의 수가 너무 적으면 분석시 응답자의 태도의 정도를 정확히 밝힐 수 없고 분석이 어려워질 수 있다. 한편 척도점의 수가 많으면 조사자가 각 척도에 적합한 설명을 붙이기 어려워 응답자들이 평가하기 어려워할 수 있으나 측정하려는 속성들의 수준을 세분화할 수 있어 분석을 보다 쉽게 해준다는 장점이 있다.

척도점의 수를 정한 뒤에는 각 척도점에 응답에 대한 설명을 기술해야 한다. 중립점을 두는 경우 중립점 좌우에 척도점의 수가 동일하고, 각 척도점 수준이 좌우에 균형을 이루어야 한다. 그런데 중립점을 둔다면 평균에 회귀하는 경향 때문에 응답자들이 별 생각 없이 중립점에 표시하기 쉽다. 또한 중립점을 두지 않으면 응답자들이 어느 한쪽으로 표시를 해야 하는 제한점이 있다. 중립점은 질문 항목의 특성에 따라 달라지는데 해당 질문 항목을 잘 이해하지 못하거나, 응답자가 솔직하게 응답하기를 원하지 않는 경우 문제가 될 수 있다는 것을 고려해야 한다.

이런한 점들을 고려하여 측정을 위한 연구도구의 척도 종류와 척도점을 결정하여 정확한 측정값을 구할 수 있도록 하고, 본조사를 하기 전에 사전 조사를 실시하여 연구도구를 수정 보완하여 본조사를 실시하는 것이 바람직하다.

3 자료수집

1) 자료수집 방법

(1) 질문지법

질문지법은 표준화된 방식으로 응답자의 반응을 알아보기 위한 문항들로 구성된 설문지를 통한 자료수집 방법이다. 질문은 비구조적일수도 있고 구조적일 수도 있다. 비구조적 질문은 응답자들이 자신의 생각이나 의견을 글로 써서 반응을 확인할 수 있는 형태이고, 구조적 질문은 응답자가 주어진 질문에 대한 선택지를 보고 답을 고르는 형태이다. 구조적 질문에서 응답은 통계적 분석을 위하여 복합척도 또는 복합지수로 측정된다. 질문지법은 응답자가 읽고 의미를 이해할 수 있어야 활용이 가능하다.

대부분의 질문지법은 설문지를 이용하여 다수의 사람들에게 우편을 활용하여 응답자들이 자가 작성 후 연구자에게 회신하는 자기 기입식 조사인 경우가 전통적이다. 하지만 우편이나 메일을 통한 질문지법의 경우 응답자들이 조사요청을 무시하는 경향이 있기 때문에 응답률은 상당히 낮은 편이다. 그리고 설문지를 완성하고 회신하기까지 시간이 수 개월 걸릴 수 있다. 그러므로 연구자는 반드시 응답자가 설문을 작성하고 회신하는 지 확인하고 무응답자에게는 설문을 작성하도록 관리해야 한다. 질문지법의 경우 응답자로부터 자세한 응답을 요구할 때는 적합하지 않을 수도 있고 또한 종적 연구에서 장기간 연구를 진행하면 다음 조사 시 응답률이 이전 조사보다 더 저조해질 수 있다. 질문지법에서는 집단조사 설문 방식도 있다. 조사자가 다수의 응답자들과 한 장소에 모여 각 응답자들에게 연구와 질문지에 대한 설명을 제공하고 그 자리에서 바로 설문지를 작성하게 하는 것이다. 응답자들은 다른 사람들과 같은 공간에 있지만 자신의 질문지는 독립적으로 작성하게 된다. 이러한 방식은 높은 응답률을 보장하는데 질문지를 작성하면서 모르는 문항의 경우 질의응답이 가능하고 응답을 완료한 질문지를 바로 점검하여 빠진 문항 등을 보완할 수 있기 때문이다. 이때 다수의 사람들이 모일 수 있는 시간과 장소를 활용하여 단시간 내에 쉽게 응답을 얻을 수 있는 것이 특징이다.

최근의 질문지법은 인터넷 기반 온라인 조사나 웹 조사로도 많이 이뤄진다. 응답자에게 메일을 발송하여 응하는 경우 메일을 통해 설문조사가 이뤄지는 온라인 웹사이트로 바로 연결되어 질문지를 바로 작성할 수 있는 방법이 있고 이렇게 작성된 설문의 경우 관리하기 쉽고 비용도 저렴하며 즉각적으로 온라인 데이터베이스에 기록도 가능하다. 그러나 설문 웹사이트에 패스워드가 없다거나 복수 제출을 하지 못하게 하는 등의 구조적인 설계를 하지 않는다면 응답이 쉽게 바뀔 수 있다. 그리고 응답자가 컴퓨터나 인터넷 접속 환경 등을 구비하고 있어야 온라인 기반의 조사가 가능하므로 이는 표집비뚤림을 발생시킬 수 있다. 실제로 웹 조사는 온라인 상에서 많은 시간을 보내는 젊은 세대들이 상대적으로 주요 대상이 될 가능성이 높으며, 불특정 다수가 접속하게 되는 경우 응답률 또한 낮을 수 있다. 이러한 단점을 보완하기 위하여 우편 조사와 온라인 조사를 병행하는 방식의 듀얼 미디어 조사(dual-media survey)를 선택할 수 있다.

질문지법의 핵심은 설문의 문항을 만들고 구성하는 것이다. 반드시 질문의 내용, 표현, 단어, 서식, 순서 등에 관하여 많은 결정을 해야 하는데 이런 요소들이 질문지 결과에 큰 영향을 줄 수 있다. 응답 서식은 보통 이분화된 응답, 명목 응답, 서열 응답, 구간수준 응답, 연속적 응답으로 위계를 구분할 수 있다. 이분화된 응답은 '참/거짓', '예/아니오'와 같이 응답자가 두 가지 가능한 대안 중 한 가지를 선택하는 것을 의미한다. 명목응답은 두 개 이상의 배열되지 않고 서열화되지 않은 선택 대안을 말하는데 예를 들어 "당신의 종교는 무엇입니까?"라는 질문에 '기독교/불교/천주교/원불교/종교없음/기타' 식의 선택지를 제공하는 경우가 된다. 서열 응답은 서열화된 두 개 이상의 선택지를 응답자에게 제공하는 것으로, 예를 들어 "당신의 교육수준은?"이라는 질문에 '중졸 이하/고졸/대졸/대학원 졸'이라고 선택지를 제시하는 것을 들 수 있다. 구간수준 응답은 리커트 척도나 어의구분 척도 등에서 제시되는 5점 또는 7점 범위의 문항을 응답자에게 제시하는 것을 뜻한다. 마지막 연속적 응답은 응답자의 나이나 경력 같이 영점을 지닌 비율화된 연속 값을 응답자가 선택하여 제시하도록 하는 것을 의미한다. 이러한 경우 일반적으로 응답 칸을 빈칸으로 두고 응답자가 직접 작성하도록 하는 것이 좋다.

문항 내용과 단어 선택은 질문지법에서 응답을 좌우할 수 있는 요소이다. 설문 문항 틀이

[표 6-1] 질문지법의 문항 검토 사항

질문	설명
문항이 명료하고 이해 가능한가?	설문 문항은 단순한 언어로 기술되고 능동의 표현으로 서술하는 것이 좋다. 응답자가 이해하지 못할 수 있는 복잡한 단어나 전문용어는 없어야 한다. 설문의 모든 문항은 비슷한 방식으로 기술되어야 응답자가 읽기 쉽고 이해할 수 있다.
문항이 부정문으로 기술되어 있는가?	"~하지 말아야 한다면, ~~"처럼 부정적으로 기술된 문항은 응답자를 혼란스럽게 할 수 있다. 그러면 부정확한 응답을 초래하게 된다. 특히 이중 부정문은 피해야 한다.
문항이 애매모호한가?	응답자에 따라서 다르게 해석될 수 있는 단어나 표현(예: 어떠한, 단지 등)은 연구자가 정확하게 해석할 수 없는 결과를 만들게 되므로 피해야 한다.
문항이 편향되어 있거나 가치 판단적인 단어를 포함하고 있는가?	편향은 응답자에게 특정한 방식으로 응답을 유도하는 것을 뜻한다. 같은 용어라도 편향된 언어나 어조로 구성된 경우 응답을 특정한 방향으로 왜곡시킬 수 있다. 실제로 편향된 단어를 사전에 가려내기는 어렵지만 최대한 피할 수 있도록 면밀하게 검토해야 한다.
문항이 이중적으로 해석되는가?	이중적으로 해석되는 문항은 다중 답을 지닐 수 있다. 두 가지의 선택지를 한 문장에 질문하는 경우도 이중적으로 해석될 수 있으므로 이럴 때는 문항에 한 가지 의미만 이해되도록 문항을 분리되어야 한다.
문항이 너무 일반적인가?	너무 일반적으로 묻는 문항은 응답자에게 정확한 문항 의도가 전달이 안 되므로 구체적인 행동으로 표현하여 질문을 구성해야 한다. 예를 들어 '회사 규모가 얼마나 큰가?' 보다는 '회사의 연간 수익이 얼마인가?'라는 식으로 질문하여야 한다.
문항이 너무 상세한가?	연구목적과 관련성이 떨어지면서 지나치게 상세한 질문은 피하는 것이 좋다.
문항이 추정하고 있지는 않은가?	응답자가 어떻게 인식 하리라는 추측에 가정하여 문항을 만드는 것은 위험하다. 응답자들이 연구자의 의도와 다르게 인식하는 경우 응답의 결과가 부정확해질 수 있다.
문항이 가상적인가?	문항의 내용이 응답자가 전혀 경험할 수 없는 내용의 것이라면 응답이 매우 임의적일 수 있다. 그러므로 가상적인 질문은 가상적인 답변을 초래하여 이런 결과는 과학적인 추론의 근거로 쓰일 수 없다.
응답자가 질문에 정확하게 대답하기 위한 정보를 가지고 있는가?	연구자들은 응답자들이 질문에 대한 답을 하기 위한 정보들을 가지고 있다고 전제하고 질문을 만든다. 하지만 현실적으로 응답자들이 충분한 정보를 가지고 있지 못할 수 있다. 따라서 이러한 부분들에 대한 검토가 이뤄져야 한다.

응답자가 보기에 불완전하거나 애매모호하면 이 문항에서 얻은 응답은 가치 없는 결과를 초래할 수 있다. 좋은 설문 문항을 만들기 위해서는 설문의 모든 문항들을 [표 6-1]과 같이 설문 문항에 대하여 신중히 검토하여야 한다.

문항에 대한 검토를 마친 후 문항을 배열할 때는 논리적인 흐름을 고려하여 배열한다. 응답자들로부터 높은 응답률을 달성하기 위해서는 문항들을 가장 덜 민감한 것에서 가장 민감한 것 순으로, 사실과 행동에 기반을 둔 것에서 태도에 기반을 둔 것으로, 일반적인 것에서 특정한 것 순으로 흐름을 가지고 배열하는 것이 좋다. 응답자들이 쉽게 기억할 수 있고 당혹스럽지 않은 쉬운 문항으로 시작하는 것이 좋다. 그리고 첫 질문은 절대 개방형 질문으로 시작하지 않는다. 시간의 흐름을 따른다면 최초의 것부터 최후의 것까지 시간 순으로 배열한다. 또한 한 번에 한 가지 주제만 질문한다. 만약 주제가 바뀐다면 전환하는 어구나 문장을 제시해주어 응답자들이 인식하도록 한다. 그리고 필요하다면 인지 질문을 활용한다. "예를 들어 1번 문항에서 '예'라고 답한 경우, 2번으로 이동하시오"라는 식으로 표기한다.

(2) 면접법

면접법은 훈련된 연구자가 연구목적에 맞게 구성된 질문 가이드라인을 활용하여 응답자에게 질문하고 답을 얻는 방식으로 자료수집을 하는 방법이다. 면접법은 연구자(면접관)가 사전에 지침을 마련하여 면접의 대상인 연구참여자에게 준비된 시간과 장소에서 준비한 질문을 하고 그에 대한 응답을 관찰하여 기록하거나 녹음하는 방식으로 진행된다. 연구자는 연구참여자로부터 연구주제와 관련된 이슈에 대하여 확인할 수 있는 기회를 가지게 되며 추가 문항을 질문할 수 있다. 보통 면접법은 적어도 30분에서 1시간 이상 소요되어 질문지법에 비하여 많은 시간과 자원이 요구된다. 또한 연구자가 측정도구로서 역할을 하기 때문에 면접기술을 갖추어야 하며 면접관이 연구참여자의 반응을 관찰하고 결과를 해석하는 과정에서 특정한 방향으로 치우치지 않도록 주의를 기울여야 한다.

가장 일반적인 형태는 개인 면접법 또는 면대면 면접법(face-to-face interview)으로 이는 면접관이 연구참여자에게 직접 질문을 하고 응답을 녹음하고 기록하는 방식이다. 개인 면접법은 연구참여자의 집이나 사무실에서 진행될 수 있으며, 가능한 참여자들이 편안하게 느끼는 장소에서 진행해야 참여자들로부터 정확한 자료를 얻어 응답률을 향상시킬 수 있다.

개인 면접법 뿐 아니라 집단 면접법도 있다. 포커스 그룹 인터뷰(focus group interview)라고도 불리는 집단 면접법은 약 6~10명으로 구성된 참여자 집단을 동일한 장소에서 면접조사하는 것이다. 연구자는 참여자 간의 토론을 진행하고, 모든 참여자가 고르게 발언할 수 있는 기회를 주는 촉진자로서의 역할을 수행한다. 집단 면접법은 다른 응답자가 이야기하는 것을 듣고 자신이 생각지 못한 부분에 대한 아이디어나 응답을 도출할 수 있는 장점이 있다. 하지만 집단 면접법은 소수에 의해 의견이 주도될 수 있고 민감한 주제의 경우 다른 사람들 앞에서 의견을 말하기 꺼려하게 될 수 있음을 고려해야 한다.

전화 면접법도 면접법의 한 형태인데 이는 연구자들이 표준화된 설문문항에 대한 답변을 도출하기 위하여 임의적으로 대상자를 선택하여 전화를 통하여 연락을 하여 조사하는 방법이다. 최근에는 컴퓨터를 이용한 전화조사도 가능하여 학술연구기관이나 정부, 상업 설문에서 활용되고 있다.

면접법에서는 연구자의 역량이 자료의 질을 결정하므로, [표 6-2]에 제시된 역할들을 사전에 교육받고 면접조사를 수행해야 한다.

[표 6-2] 면접관의 역할

구분	내용
면접조사 준비하기	• 면접을 통해 수집된 자료의 질은 면접관의 숙련도에 좌우된다. 따라서 연구자는 면접법의 과정과 방법에 대해 사전 교육을 받아야 하며 연구의 목적과 더불어 자료들이 어떻게 저장되고 활용되는지, 연구자 자신의 비뚤림 요인은 무엇인지 인지하고 있어야 한다. • 공식 조사가 진행되기 전 면접조사에 걸리는 시간까지 파악하도록 리허설을 하는 것이 좋다.
참여자 협조 요청하기	• 면접 참여자의 집에서 개인 면접법을 하는 경우 연구자는 참여자의 스케줄에 맞춰 조사를 진행해야 한다.
참여자에게 동기부여하기	• 참여자는 연구자로부터 자주 면접에 대한 동기를 얻게 된다. 면접관이 적절하게 동기부여를 할 때 참여자는 유용하고 유익한 응답을 제공하기 쉽다. 연구자는 연구에 대한 열정을 보여주고, 연구의 목적과 중요성을 설명해주어야 하며, 면접 시 참여자의 요구에 주의를 기울여야 한다.
응답의 질 검토하기	• 연구자는 참여자로부터 수집한 자료의 질을 판단하는 위치에 있기 때문에 관찰과정에서 참여자의 행동 언어를 통해 응답에 대한 보완을 할 수 있으므로 응답의 질을 검토해야 한다.

면접조사를 시행할 때는 사전에 정확한 질문지, 참여자의 연락처 등을 확인하고 약속시간 이전에 참여자에게 연락을 취하도록 한다. 그리고 면접조사를 시작하면서 자신의 소속을 밝히며 자신을 소개하고, 연구의 목적을 설명한다. 이어서 참여자의 발언이나 참여에 대하여 기밀을 보장한다고 설명해주어야 한다. 연구자는 참여자가 이해할 수 있는 수준의 용어를 사용하고 전문용어의 사용을 피해야 한다. 만약 연구자가 면접 내용을 녹음하기 위해서는 반드시 면접 시작 전에 참여자의 동의를 얻어야 한다. 녹음을 진행할 때는 면접이 진행되는 동

안 참여자의 표정이나 행동, 어조, 주요 단어나 어구 등을 주의깊게 관찰하고 메모를 해야 자료의 질을 높일 수 있다.

면접조사가 진행되는 동안 연구자는 미리 준비된 질문지와 질문 진행 가이드를 작성하여 순서대로 질문을 하는 것이 좋다. 질문의 순서는 변경하지 않는 것이 좋고 가능한 준비한 모든 질문을 다 묻고 응답을 얻도록 한다. 질문의 누락을 방지하기 위해서는 리허설을 하는 것이 좋다. 또한 면접 시에는 참여자의 말을 끊지 않도록 주의해야 한다. 그리고 참여자가 응답을 피상적으로 한 경우 추가 질문을 통하여 정확한 자료를 얻을 수 있도록 해야 한다. 참고할만한 질문기법은 [표 6-3]과 같다.

[표 6-3] 면접법에서 활용하는 질문기법의 예

구분	내용
잠시 침묵하기	참여자가 답변을 할 동안 다음 질문으로 넘어가지 않고 기다리는 것으로 이는 연구자가 좀더 상세한 응답을 기다리고 있다는 것을 인지하게 할 수 있다.
격려하기	참여자가 응답하는 중간에 "그렇군요"와 같이 반응을 촉진하는 어구를 사용하는 것은 참여자로부터 상세한 응답을 이끌어내게 한다. 주의할 것은 연구자는 참여자의 발언에 대하여 동의나 비동의를 표현해서는 안 된다는 것이다.
상세한 말 요청하기	연구자는 "그것에 대하여 좀 더 상세하게 말씀해주시기 바랍니다"와 같이 필요한 추가 정보를 얻기 위하여 요청해야 한다.
반영하기	연구자는 참여자가 한 말을 반복할 수 있는데 이는 참여자가 좀 더 상세하게 말할 수 있도록 해준다.

자료수집이 끝나면 연구자는 참여자에게 감사의 인사를 하고 면접조사를 마무리한다. 그리고 관찰하고 메모한 사항을 활용하여 면접 자료를 필사한 것과 같은 참여자로부터 얻은 자료를 해석하고 분석한다.

(3) 관찰법

관찰법(observation)이란 관심 있는 대상이나 현상에 대해 인간의 감각을 통해 자료를 수집하는 방법이면서 조사자가 연구대상자의 생활공간 속으로 들어가 대상자를 통제하지 않은 상태에서 연구대상자의 행동을 관찰하는 자료조사 방법으로 질적 연구설계에서 주로 활용된다. 관찰법은 연구 초기에 탐색적인 목적으로 자주 활용된다. 질문지법이나 면접법 등 다른 자료수집 방법과 함께 병행하기도 하는데 아동처럼 의사소통이나 질문지를 통한 정확한 자료수집이 어려운 대상자에게 유용하다. 관찰법으로 연구를 수행할 때는 관찰한 것을 체계적으로 기록하는 것이 중요한데 행동을 관찰한 결과는 객관적으로 기술되기 보다는 주관적 해석이 가해질 가능성이 많기 때문에 주관적 해석의 위험을 최소화하기 위해 어떤 행동을 어떻게 수집하고 분류할 것인지 미리 계획하고, 사전에 훈련을 하여 관찰하는 것이 중요하다. 그리고 관찰한 결과의 타당도와 신뢰도를 확인해야 한다.

관찰법은 자연스러운 상황에서 현상을 있는 그대로 심층적으로 파악할 수 있으며 언어적 표현과 실제 간의 차이를 확인할 수 있는 장점이 있다. 단 연구대상자가 관찰자의 존재를 인지하는 경우 행동에 영향을 받게 되며 관찰한 행동의 수량화, 부호화, 범주화가 어렵다는 단점이 있다. 또한 원하는 현상이 발생할 때까지 기다려야 할 수 있어 연구의 기간이 긴 경우 많은 시간과 비용이 소요되며 다수의 연구대상을 관찰하기는 어려워 대상자의 수가 적을 때 관찰이 용이하고, 대상자가 소수인 경우 조사결과의 일반화에 제한이 따른다.

관찰법은 관찰자의 참여정도에 따라 참여관찰, 준참여관찰, 비참여관찰로 구분된다. 참여관찰은 관찰자가 신분의 노출 없이 관찰하려는 연구 대상집단의 구성원으로 함께 생활하면서 관찰하는 방법이다. 준참여관찰은 관찰자가 신분을 밝히고 자연스럽게 어울리며 관찰하는 방법이며 비참여관찰은 관찰 대상자와 상호작용 없이 제3자의 입장에서 관찰하는 방법이다. 또한 관찰법은 관찰과정의 구조화 정도에 따라 구조화된 관찰과 비구조화된 관찰로 구분된다. 구조화된 관찰은 관찰 내용의 방법, 시기, 시간 등이 사전에 분명하게 결정되어 있고 체크리스트의 형태를 사용하여 관찰 내용을 계량적으로 분석이 가능한 방법이다. 비구조화된 관찰은 관찰내용, 방법, 시간, 시기를 명확하게 규정하지 않고 관찰하는 방법이다.

(4) 내용분석법

내용분석법(contents analysis)이란 이미 존재하는 문서(책, 신문, 편지, 일기, 자서전 등), 기록 등의 내용을 일정한 분석틀에 따라 체계적으로 분석하여 간접적으로 현상을 파악하거나 가설을 검증하기 위해 사용되는 자료수집 방법이다. 주로 문헌 등의 대량의 자료분석을 통해 일반화된 지식을 얻기 위해 적용한다. 시공간의 제약으로 연구대상에게 직접 접근이 어려운 경우 연구자와 연구대상자 간의 상호작용이 응답에 영향을 미칠 가능성이 높은 경우에도 활용된다.

내용분석은 지나간 현상에 대한 소급조사가 가능하고, 접근이 어려운 인물·사건에 대한 연구가 가능하다는 장점이 있다. 더불어 이미 존재하는 자료를 분석하므로 시간과 비용을 절약할 수 있고 연구자의 개입으로 인한 대상자의 반응에 대한 우려가 없다. 그러나 수집 가능한 자료만을 분석하게 되므로 기록이 없거나 수집이 불가능한 자료가 중요한 경우에는 정확한 결과를 얻을 수 없게 된다. 그리고 내용분석 자체는 잘 되었더라도 기록된 자료 자체가 타당하지 못하면 타당도의 문제가 발생하는 단점이 있다. 내용분석법은 [표 6-4]와 같은 단계로 구분된다.

[표 6-4] 내용분석법의 단계

구분	내용
연구문제의 형성	문헌을 연구해야 하는 주제이거나 다른 자료수집 방법보다 문헌연구법이 더 적절하거나 효율적인 연구문제로 선정한다.
모집단의 선정	연구문제의 탐색에 필요하고 적합한 문헌 기록의 종류와 범위를 확정하여 모집단을 규정한다.
표본추출	기본적인 표본조사의 원리와 절차를 적용한다. 단, 문헌자료를 대상으로 표본추출을 할 때 층화집락을 병용한 다단계 표본추출을 할 수 있다. 예를 들어 신문기사를 분석할 때 시간단위를 수개월 또는 수년으로 한정하여 신문, 기사, 문장, 행, 단어 단위로 표본단위를 정한다.
내용의 범주화	내용의 범주 설정은 연구의 질적 수준을 좌우한다. 그러므로 범주 규정에서 가장 주의할 점은 그 범주들이 연구목적과 연구주제를 타당하게 반영하고, 범주끼리는 상호배타적이고 상호독립적이어야 한다. 또한 내용들은 포괄적이어야 한다. 연구내용을 범주화하는 방법에는 연역벽과 귀납법 두 가지가 있다.
분석단위 선정	내용분석의 단위는 분석 또는 부호화되는 단위로 기록단위와 맥락(context) 단위로 나뉠 수 있다.
자료분석	내용분석법은 문헌연구로 표본조사가 잘못 시행되었다 하더라도 기존 자료를 다시 들여다봄으로써 실수를 보완할 수 있다. 이는 비용과 시간을 줄여준다. 그러나 기록에 남지 않은 것은 직접 찾아 밝혀내는 일차적 자료수집이 불가능하다. 그리고 가장 어려운 점은 분류된 범주들의 타당성을 확보하는 일과 수량화하여 분석하는 일이다.

2) 자료수집 계획

자료수집 계획은 유용하고 신뢰성 있는 자료를 시간과 비용의 낭비 없이 수집하기 위한 과정을 의미한다. 잘 수립된 자료수집 계획은 타당한 정보를 포함한 자료를 수집할 수 있도록 도우며 자료수집 과정에서 흔히 발생할 수 있는 오류를 예방해준다. 그리고 유용한 자료수집에 실패하여 반복적으로 자료를 수집함으로써 발생하게 되는 시간과 비용을 절약해준다.

흔히 연구자는 질문지, 체크리스트, 면담, 관찰, 사진, 동영상 등의 자료를 수집하게 된다. 자료수집에 대한 계획 수립은 제일 먼저 연구 질문에서 시작된다. 연구목적을 달성하기 위하여 파악해야 하는 자료가 무엇인지, 필요한 정보를 제공하는 자료의 유형, 자료수집 도구 등을 검토한다.

이어서 정확한 자료를 수집하기 위해 자료수집 도구가 타당도와 신뢰도가 있는지 검토한다. 효과적인 결과 측정을 위해서는 타당도와 신뢰도가 반드시 수반되어야 한다. 선정된 자료수집 도구가 생산될 정보를 정확하게 측정할 수 있는 수단인지 검토한다. 예를 들어 흔히 조사연구 도구로 사용되는 질문지는 대다수의 사람들에게 비교적 적은 비용을 들여 자료를 수집할 수 있는 장점이 있지만 우편이나 이메일로 자료수집을 하는 경우 응답률이 매우 낮아지고 수집된 자료 또한 타당도가 낮아질 수 있다. 특히 질문지의 질문이 이중 해석을 할 수도 있는 질문이라면 역시 타당한 자료가 수집되지 못한다. 신뢰도를 확보하기 위해서는 수집되는 자료가 일관성 있게 측정될 수 있는지 점검한다. 특히 자료수집 도구에 비뚤림이 있는 경우 신뢰도가 일차적으로 위협받게 되므로 이러한 위험을 낮추기 위하여 반복해서 조사를 하거나 도구를 수정보완해야 한다. 그리고 가능한 타당하고 신뢰도 있는 자료를 수집하기 위하여 자료수집 시기와 방법을 정한다. 일회성으로 측정할 것인지, 연속적으로 측정한다면 시간차를 두고 언제 측정할 것인지 등을 고려해야 한다. 예를 들어 위험요인과 질병 발생에 대하여 연구를 한다면 질병이 발생할 가능성을 고려하여 측정시기를 선정해야 할 것이다. 그리고 비교군을 둔다면 비교군은 언제, 어떻게 측정할 것인지도 정한다.

자료수집 계획을 수립할 때는 고려해야 하는 지침들이 있는데 [표 6-5]에 제시된 질문들을 통하여 자료수집 계획을 점검하며 계획을 구체화시키는 것이 바람직하다.

[표 6-5] 자료수집 계획 수립 지침

1. 다음의 핵심 질문에 대하여 답을 하면서 자료수집 계획을 세우기 시작한다.
   ① 이 자료를 수집하는 목적은 무엇인가?
   ② 자료수집 후에 자료를 제시하기 위해 사용하게 될 자료분석 도구는 무엇인가?
   ③ 필요한 자료의 유형은 무엇인가?
   ④ 자료를 얻을 수 있는 장소는 어디인가?
   ⑤ 자료를 제공하는 사람은 누구인가?
   ⑥ 대상자들로부터 오류 가능성과 노력을 최소화하여 자료를 수집할 수 있는 방법은 무엇인가?
   ⑦ 추후 필요할 수 있는 부가적인 자료는 무엇인가?

2. 자료수집 계획을 구체화하면서 다음을 고려한다. ① 누가 자료를 수집할 것인가? ② 어떤 자료를 수집할 것인가? ③ 언제 자료를 수집할 것인가? ④ 어디에서 자료를 수집할 것인가? ⑤ 어떻게 자료를 수집할 것인가? ⑥ 연구질문을 해결하기 위하여 자료 출처가 적합한가?
3. 자료수집을 위한 권고사항을 검토한다. ① 다양한 자료출처(data sources)를 사용한다. ② 기존에 있는 자료부터 수집한다. ③ 주기적으로 자료를 수집한다. ④ 필요시 기술적인 도움을 받는다.
4. 자료수집 계획을 세울 때 자료를 수집할 소수의 대상에게 미리 사전 조사(pilot study)를 시행한다. 사전 조사를 통하여 자료수집 계획을 보완한다.
5. 자료를 수집함으로써 얻어지는 이익 대비 자료수집의 비용을 고려한다.
6. 자료수집원에게 정확하게 자료를 수집하는 방법을 교육하고 연습하게 한다.
7. 자료수집 시 잘못된 점을 확인하고 기록해둔다.
8. 자료의 정확성과 완전성을 위해 자료를 수집하면서 자료를 검토한다. 오류는 빨리 수정한다.

3) 연구기간

대부분의 연구제안서와 프로토콜들은 계획된 연구 프로젝트에 구체적인 계획을 포함해야 한다. 이 때는 다음과 같이 접근하는 것이 도움이 된다.

① 연구계획부터 결과 보급까지의 모든 단계에 대한 목록을 작성한다.
② 각 단계에 대한 시작과 종료 시점을 보여주는 타임라인을 작성한다.
③ 프로젝트를 시간내 완성하는 과정에서 지연되는 것들을 확인하도록 최종 마감시간을 설정한다.

어떤 단계가 얼마나 오랜 기간 소요되는지 예측하는 것이 어렵기 때문에 계획은 어느 정도 융통성이 있어야 한다. 예를 들어, 임상시험심사위원회(IRB) 연구 진행 승인 또는 연구비 지원 기관 자금 지원 및 지출 대기 시간은 한 달 이상 걸릴 수 있다. 그리고 자료수집이 기대했던 것보다 훨씬 오래 걸릴 수도 있다. 자료 입력에 더 많은 시간이 소요될 수도 있고 연구보고서를 완성시키는데 공동 연구자들이 특정부분을 맡아 진행하다 보면 보고서 작성시간이 지연될 수도 있다. 이런 문제는 특히 책임연구자의 영향력이 약할 때 발생할 수 있다. 예를 들어 학생 연구자는 지도교수가 피드백을 천천히 했을 때 더 빠른 응답 요청을 하기 어려울 것이다. 이런 식으로 최종 마감시간을 놓치는 것은 공동 연구자가 경직된 계획이나 높은 완성도를 요구할 때 심각한 문제가 될 수 있다.

연구 프로젝트들은 모든 연구팀원들이 개인의 역할과 책임에 대하여 동일한 이해를 가지고 있을 때 가장 자연스럽게 진행된다. 프로토콜은 모든 작업의 완료시간, 격려와 완성을 위해 사용될 수 있는 인센티브나 기념품 등을 포함해야 한다. 때때로 실현 가능한 업무의 지연, 프로토콜 해석이나 할당된 업무 속성에 대한 의견 불일치, 불편한 상황 등의 분쟁을 해결하기 위해 선임연구자가 임명되기도 한다.

일반적으로 대학교, 병원과 기타 기관들은 책임 연구자(primary investigator, PI)로 활동할 사람이 필요한데 연구책임자는 다음의 내용을 확인해야 한다.

① 프로토콜을 준수했는가.

② 부작용들이 즉각적으로 기관 연구윤리위원회에 보고되었는가.

③ 예산이 적절하게 관리되고 있는가.

대부분의 경우 연구책임자가 프로젝트에서 가장 큰 역할을 해야하는 사람이지만 많은 기관에서는 선임 근무자를 연구책임자로 임명하기를 요구한다. 예를 들어 대학교에서 실제 프로젝트를 수행하는 사람이 학생이더라도 연구프로젝트의 책임자를 교수로 요구할 수 있다.

4) 자금원과 예산

연구 프로젝트를 진행할 때 대부분은 재정적 지원이 필요하다. 재정적 지원의 출처는 외부 자금원이 될 수 있는데 일반적인 자금원은 학교나 고용주로부터 비롯된 내부 연구비(internal grants)와 민간재단, 회사, 정부로부터의 외부 연구비(external grants)이다.

연구제안서는 후원 단체의 목적과 자금 수준에 맞춰 조정되어야 한다. 일부 기관들은 매우 특정한 질병이나 인구집단에 초점을 둔 연구만을 지원한다. 다른 기관들은 영역이 좀더 일반적일 수 있다. 상금에 초점을 둔 몇몇 학생들의 연구 자금은 기껏해야 수십만원이지만 정부기관으로부터 지원을 받는 연구자들의 연구 자금은 수억원이 된다.

연구비를 지원하는 기관은 잘 정의되고 유의한 연구문제에 답을 줄 수 있고 연구 예산을 적절하게 집행할 수 없는 연구 프로젝트에 자금을 지원한다. 예산은 전체 금액과 특정 분야에 고르게 연구 프로젝트의 모든 필수 비용들을 포함하여야 한다. 작은 규모의 연구비를 신청하는 학생이나 실습생들은 여비와 복사비 같은 아주 기본적인 직접 경비만 신청하기를 원할 수 있다. 대규모의 경우는 연구팀원에 대한 급여, 상담원 인건비, 장비와 물품 구입 경비, 통신 또는 시설 사용에 대한 관리 비용, 연구참여자에 대한 답례비 등이 포함된다.

자금원을 고려하여 연구비의 상한을 정해야 하는데 연구비를 받으면 연구자들은 연구비로 어떠한 부분이 집행이 가능한지 또는 또 확보될 수 있는 자금원이 있는지를 연구비 신청서에 구체적으로 기술해야 한다. 연구제안서를 작성할 때 연구자는 절대적이고 최소한의 필요 지원금을 확보하고, 적절한 연구비가 확보되지 않으면 포기할 준비를 해야 한다.

5) 예비연구

예비연구(pilot study)는 진행하고자 하는 본 연구의 사전 연구이다. 예비연구는 연구주제에 대한 자료를 미리 수집하여 본 연구의 가설을 명확하게 할 목적으로 시행하거나 작성된 설문지를 미리 테스트하여 예상하지 못했던 오류를 찾아내 수정함으로써 설문도구의 타당도와 신뢰도를 검증하는 목적으로 시행한다. 예비연구는 본 연구보다 변수들을 더 적게 포함하거나 연구절차를 간소화시켜서 적용할 수 있다. 예비연구는 우리가 놓칠 수 있는 본 연구에서 추가할 사항이나 중요한 사항을 발견하여 연구절차의 개선을 도와줄 수 있다.

예비연구는 예비조사와 사전조사로 구분할 수 있는데, 예비조사는 연구하고자 하는 핵심적 요소나 문제가 무엇인지 명확하지 않을 때 설문지 작성 전에 실시하는 자료수집 방법이며, 사전조사는 설문지 초안을 작성하여 그 설문지를 통해 자료수집이 가능한지 알아보기 위해 설문지의 내용, 어구의 구성, 배열 등을 적은 표본을 대상으로 본조사와 거의 유사하게 실시하는 것이다. 따라서 예비조사는 설문지 작성전에, 사전조사의 경우 설문지 작성 후 본조사 전에 실시한다. 따라서 예비조사는 비구조적인 상태에서의 조사가 될 수 있어 탐색조사, 문헌조사, 전문가조사 등으로 실시되며, 사전조사는 이미 구조화된 설문지를 기반으로 본조사와 동일하게 표본의 수만 줄여서 조사하게 되는 구조적인 조사라 할 수 있다.

6) 연구자(면접관) 훈련

연구, 특히 질적 방법이 포함되는 연구의 경우 면접 과정은 모든 연구참여자들에게 동일하게 적용되어야 한다. 이러한 일치성(uniformity)은 모든 연구자들이 표준화된 면접절차 도구를 제공받고 훈련될 때 달성하기 쉬워진다. 모든 연구자들은 역할에 따른 구체적인 훈련을 받아야 하며, 면접기술을 연습할 기회를 가져야 한다. 표준화된 면접관(연구자)을 위한 안내서에는 연구목적, 자세한 면접 실행 계획, 주석이 달린 면접 원고 등이 포함되며 다음의 내용을 다루어야 한다.

① 단계별 면접과정을 설명한다.
② 질문을 어떻게 하고 응답을 어떻게 기록할지 명시한다.
③ 연구자들이 사용할 필요가 있는 즉각적인 질문과 추가 질문을 정의한다.
④ 면접 간 발생할 수 있는 문제점들을 미리 만들어둔 점검표를 제공한다.

이러한 정보들이 연구 프로토콜에 포함되어야 하는데 일반적으로 연구자들은 한 번 이상의 훈련에 참여한 후에 자신들의 역할에 대해 더 많이 준비되었다고 느낀다. 협력자들은 다음의 내용들로 훈련을 시작한다.

① 연구 프로젝트의 목적을 설명하는 것
② 면접관 안내서에 쓰여 있는 절차를 엄격하게 수행하는 것의 중요성을 강조하는 것
③ 연구참여자들과 공유한 모든 정보의 비밀보장을 유지하는 것의 절대적인 필요성을 명확히 하는 것

대부분의 훈련은 면접 과정을 이해하고 실행하는데 초점이 맞추어진다. 모든 연구자들이 각 질문에에서 무엇을 물어야 하는지, 개방형이 아닌 질문에 대한 가능한 답을 어떻게 표시하는지를 이해할 수 있도록 질문지가 상세히 검토되어야 한다. 연구자들은 연구참여자들의 응답을 어떻게 기록하는지 정확하게 이해하도록 서류로 응답하는 양식과 컴퓨터의 도움을 받는 자료 입력 프로그램 모두 자세히 검토해야 한다. 연구자 각각은 처음부터 끝까지 사전 동의 과정을 포함한 여러 번의 모의 면접 기회를 가져야 한다. 명확한 안내와 여러 번의 연습을 통해 숙련되고 신뢰도 높은 면접관이 될 수 있다.

제7장

연구 수행

1 연구 집행

연구의 설계에 따른 계획과 예비검사까지 성공적으로 완료되면, 연구자는 본격적으로 연구를 집행한다. 이 과정에서 수집된 데이터는 연구자가 설계한 연구방법에 따라 양적 혹은 질적 자료가 된다.

연구설계에 따라 연구자는 다음의 5단계 집행과정을 거치게 된다. 첫째, 연구대상자를 선정하고, 둘째, 그들의 특성에 대한 기초조사를 실시하고, 셋째, 연구대상자를 둘 혹은 그 이상의 집단으로 확률 할당하고, 넷째, 조작을 가하면서 계속 관찰하고, 다섯째, 결과변수를 직접 측정하거나 설문지 등을 통한 자료수집을 한다.

1) 연구대상자 선정(assembling the study population)

연구자는 실험의 시작 또는 자료수집에 앞서 연구에 적합한 연구대상 집단(population)을 정의하고 표본추출방법(sampling)을 결정하여야 한다. 이때 다음과 같은 기준을 고려해야 한다.

첫째, 연구대상자의 선정기준(inclusion criteria)은 연구가설을 검정하는데 적합하도록 설정하여야 한다. 만약 모집단이 정의되었다면 연구결과를 일반화할 수 있을 것이다. 그러나 선정 기준이 광범위하면 다양한 특성을 가진 개체(unit)들이 섞여 서로 다른 결과를 초래할 위험이 커진다.

둘째, 배제 기준(exclusion criteria)을 정해야 한다. 예를 들어 고혈압 질병 예방 실험 시에는 장시간의 추구 관찰이 필요하므로 연구 시작 시점에 이미 중증의 고혈압 환자는 배제하는 것이 좋다. 또한 약물 등의 중재를 가하는 실험 시 금기사항에 해당하는 대상자나 지침을 따르기 어려운 상태(알코올중독자, 정신질환자 등)의 대상자도 배제해야 한다.

셋째, 적절한 표본 수를 결정하고 표본 추출 방법을 수립하여야 한다. 과거에 시행된 많은 연구들이 표본수가 작아 효과를 제대로 측정하지 못하거나 그 결과를 일반화 하는데 어려움이 있었다. 따라서 연구계획 단계부터 가장 중요하게 다루어야 할 부분 중의 하나가 표본 수 결정이다.

2) 기초조사

표본 작업이 끝나면 다음 단계로 대상자의 특성과 연구하려는 문제의 유무를 조사해야 한다. 기초조사 자료는 첫째, 확률 할당된 집단들이 서로 비슷한 특성을 가졌는지 비교할 때 이용될 수 있으며, 둘째, 연구 시작 전에 정확한 측정을 어렵게 하는 문제를 가진 대상자를 제외시키는데 이용된다. 셋째, 연구하려는 문제에 영향을 줄 수 있는 변수들을 조사함으로써 우연(chance)에 의해서 두 집단 간에 생길 수 있는 변수들의 분포 차이를 분석단계에서 통제해줄 수 있으며, 때로는 별도의 연구가설을 검증하는데 이용되기도 한다.

3) 확률 할당

기초조사를 끝내면 연구자는 각기 다른 조작을 가할 둘 혹은 그 이상의 집단으로 연구대상자를 확률적으로 나누어야 한다. 이중 가장 간단한 형태는 연구대상자를 두 집단으로 나누어 한 집단에는 조작을 가하고 다른 집단은 비교집단으로 하는 방법이다. 확률 할당이란 연구대상자 각각이 각 집단에 배정될 확률이 똑같은 상황 하에 할당하는 방법이다. 집단을 나눌 때에 확률 할당을 하는 이유는 혼란 변수(confounding variable)들의 집단별 분포를 동일하게 하는데 있다.

확률 할당은 혼란 작용을 최소화하기 위한 방법이지만 확률 할당을 했더라도 변수들의 집단별 분포가 완전히 같아지는 것은 아니고, 확률적인 변동(chance variation)은 남아 있으므로 이것은 분석 시에 통계적 방법으로 통제해야 한다.

확률 할당 과정에서도 비뚤림(bias)이 없도록 주의하여야 한다.

할당하는 방법으로는 개인할당법(individual allocation), 집단할당법(frequency allocation, crowd allocation, stratified allocation), 무할당(no allocation) 등이 있다. 개인할당법은 개인의 생일이나, 기타 개별 표식번호 등에 의해 실험군과 대조군을 나누는 방법이다. 집단할당법은 비슷한 두 개의 집단이나 지역사회 혹은 특성이 같은 집단을 뽑아서 각각 실험군과 대조군으로 선정하는 방법이다. 층화할당법은 대상집단을 연령이나 성 등으로 일단 구분한 후 각 층에서 무작위로 실험군과 대조군을 할당하는 방법이다.

대부분 실험군과 대조군의 표본 수의 비를 1:1 혹은 1:n으로 할당한다.

무할당이란 윤리적인 문제 때문에 실험군과 대조군으로 나뉠 수가 없어 단지 실험 전의 과거 자료와 비교·검토하는 경우에 해당된다. 예를 들어 풍진에 노출된 산모에서 면역 혈청의 효과를 보는 것과 같은 실험은 실험군만 있지 대조군을 둘 수는 없다.

4) 조작 및 관찰

실험연구에서는 연구대상자의 확률 할당이 끝나고 나면 실험군에 해당하는 연구대상자에게 조작을 가한다. 가장 간단한 형태는 두 집단 간에 서로 다른 조작을 시행한 후 그 결과를 비교하는 것이다. 이때 한 집단은 새로운 치료법을 적용한 실험집단(experimental group)이 되고, 다른 한 집단은 아무런 치료를 하지 않거나 종래의 치료법을 적용한 비교집단(control group)이 된다.

임상실험이나 이와 유사한 실험에서는 어떤 자극에도 민감한 반응을 나타내는 환자가 연구대상자이므로 조작을 수행하는 과정 중 연구대상자는 물론 이들과 접촉하는 어떤 연구 인력 또는 연구대상자 개개인이 실험집단에 속하는지 비교집단에 속하는지 모르게 하여야 한다. 만약 연구대상자나 연구 종사자가 연구대상자 개개인이 어떤 집단에 속하는지 안다면 연구대상자는 자신이 실험집단이냐 혹은 비교집단이냐에 따라 추구기간 동안의 행태(behavior)가 달라질 수 있다.

실험자나 피실험자의 심리적 편향(psychological bias)이 실험결과에 영향을 주지 않게 하기 위하여 참여자는 사람들이 할당 구분을 모르게 하는 실험을 맹검법(blind method)이라고 하며, 특히 실험자와 피실험자가 모두 할당 구분을 모를 경우를 이중맹검법(double blind method)이라고 한다.

이중맹검법이 적절히 적용되려면 연구대상자나 연구 종사자가 각 연구대상자가 어느 집단에 속하는지 몰라야 하므로, 실험군에 투여하는 약품과 모양, 크기, 색 등이 똑같은 위약

(placebo)을 대조군에 투여하여야 한다. 그러나 연구기간동안 내내 맹검법을 충실히 적용하는 것은 매우 어려운 일이며, 연구의 성격에 따라 처음부터 맹검법을 적용할 수 없는 경우도 있다.

5) 결과변수의 측정 및 자료수집

연구자는 연구가설을 검증하는데 적합한 결과변수(outcome variable)를 선정하고 실험 전 혹은 실험 후 결과변수를 측정하여야 한다. 이 과정에서 연구 개념은 먼저 관찰 가능하고, 측정 가능한 현상으로 조작화되고 그런 다음 조작적 정의에 따라 적절한 자료수집 방법이 선택되어야 한다. 자료수집 방법이 적절하지 못하면 연구결과를 신뢰할 수 없게 되므로 연구자는 적절한 자료수집 방법을 선택하는 데 많은 노력을 기울여야 한다.

연구자는 실험 결과의 측정이나 자료를 수집하는 동안 일관성과 통제를 유지하여 연구의 신뢰도와 타당성을 유지하도록 발생한 문제를 해결해야 한다.

만약 한명 이상의 자료 수집자를 사용한다면, 자료수집 과정 중 수집자 간 일관성(측정자간 신뢰도, interrater reliability) 유지가 매우 중요하다. 보통 연구의 계획단계부터 수집자의 사전 교육과 훈련을 통하여 일관성을 유지하기 위한 노력을 하는데, 자료수집이 끝난 후에도 수집자들은 자료수집 과정에서 자료 수집자간의 일관성을 확인하고 유지하기 위해 반드시 평가해야 한다. 평가를 위해 연구도구를 적용하는 과정을 찍은 녹화 또는 녹음테이프를 신뢰도 측정에 사용할 수도 있다.

연구의 통제는 연구결과에 영향을 미치는 외생적 요인을 최소화하기 위해 연구설계 시부터 계획되어야 한다. 또한 예측하지 못했던 연구결과에 영향을 미칠 수 있는 요인에 대한 관찰도 지속적으로 이루어져야 한다. 자료수집 동안 규명된 통제요인과 이를 어떻게 통제하고, 해결하였는지, 이는 자료분석 및 해석 시에 어떤 영향을 미쳤는지를 평가하여 보고함으로써 후속 연구자들도 이를 통제하고 유사한 문제 발생 시 해결할 수 있도록 해야 한다.

2 연구결과 분석

1) 분석을 위한 자료준비

(1) 수집 자료의 편집

수집된 자료의 편집은 자료를 정비하여 사용할 수 있도록 준비하는 과정으로서 자료의 탈락을 줄이기 위해 자료수집 직후에 편집하는 것이 가장 좋다. 수집된 자료는 완전한가, 누락된 것은 없는가, 기록된 글을 읽을 수 있는가를 살펴보고 중요한 부분이 누락된 경우 자료에 포함시킬 것인가 제외시킬 것인가를 결정해야 한다. 이때 누락된 부분을 채울 수 있는 것인지, 사후에 보완하는 것이 연구결과에 영향을 미치지는 않는지를 고려한다. 면접을 통한 자료수집을 한 후에는 그 자리에서 바로 응답 내용을 점검하는 것이 좋다. 면접동안 약식으로 기록하거나 난필로 대강 쓴 것을 나중에 보충하려면 기억도 흐려지고 대상자에게 다시 연락하기가 어려울 수 있기 때문이다. 철저한 점검을 통하여 완전한 자료들만을 가지고 자료 분석을 위한 준비로 들어간다.

(2) 코딩

코딩(coding)은 원자료(raw data)를 컴퓨터를 이용한 분석에 적합한 기호로 전환하는 과정이다. 통계분석을 위한 컴퓨터 프로그램은 문자가 아닌 숫자로 기호화한 것을 사용한다. 즉, 컴퓨터 분석을 위한 코딩은 단어나 구를 숫자로 전환하는 것을 의미한다.

① 코딩북 작성

코딩북(coding book)이란 연구자가 수집할 자료들의 목록표로서 변수의 이름, 약칭, 기호, 가능한 값의 범위 등을 포함한다. 연구자는 자료수집 후 코딩을 어떻게 할 것인가를 정하여 목록을 작성하고 이에 맞추어 수집된 자료 모두를 코딩한다. 한 명 이상의 요원이 자료를 코딩할 경우에는 코딩 규칙을 문서화하고 지침을 따르도록 훈련하는 것이 꼭 필요하며, 사후에 점검을 해보아야 한다. 코딩의 신뢰도 검사에서 요원 간 90% 이상의 일치를 보여야 한다.

응답자가 다중 선택을 할 수 있는 경우에는 각각의 반응을 별개의 변수로 취급해야 하고, 변수가 연속 측정 자료인 경우 코딩하지 말고 자료 파일에 그대로 입력하는 것이 바람직하다. 이는 자료분석 시 필요하면 컴퓨터 프로그램에서 자료를 재분류하여 이산 변수로 변환할 수 있기 때문이다.

② 결손값의 코딩

응답자가 어떤 항목을 빠뜨렸거나 면접 시 대답하기를 거부하거나 관찰자가 관찰하지 못한 경우 그 자료가 결손이라는 것을 인지하는 것은 매우 중요하므로 결손값(missing data)도 코딩해 주어야 한다. 결손값은 자료의 '0'이나 빈칸과는 구별이 되어야 하므로 코딩을 다르게 한다. 미응답 자료의 코드는 응답 자료에서 사용하지 않은 번호로 정해 놓아야 한다. 보통은 변수의 값에 해당될 가능성이 적은 '9'나 '99' 등을 사용한다.

(3) 자료입력

자료가 코딩되면 컴퓨터 분석을 위해 자료를 컴퓨터에 입력한다. 이때 사용하는 프로그램은 워드프로세서, 엑셀 혹은 데이터베이스 프로그램, 통계 프로그램을 사용할 수 있다. 워드프로세스는 변수 값의 분리를 위한 추가적 작업의 번거로움이 있으므로, 엑셀 파일에 코딩 후 통계프로그램에 입력하는 방법이 권장된다.

(4) 자료의 오류 검토

자료는 수집 과정 뿐 아니라 입력 과정에서도 정확히 이루어져야만 정확한 결과를 얻을 수 있다. 아무리 자료수집이 잘 되었다 하더라도 입력 과정에서 오류가 발생하면 노력한 것만큼의 결과를 얻을 수 없을 것이다.

연구자는 자료파일이 만들어진 후 자료의 입력 오류(data input error), 부호 오류(coding error), 원 자료 오류(raw data error) 등을 고치기 위해 자료파일을 편집해야 한다. 자료의 양이 방대할 때는 하나하나 모두 대조해 볼 수는 없으므로 원 자료를 무작위로 뽑아 입력된 자료파일과 비교하여 차이가 없는지 확인하거나 입력된 자료파일에서 모든 변수 값의 빈도분석을 해보기도 한다. 자료입력은 코딩에서 컴퓨터 입력에 이르기까지 가능한 오류를 줄이기 위하여 노력할 필요가 있으며 이것이 정확한 연구결과를 얻는 최선의 방법이다.

(5) 자료의 축소와 변경

자료분석을 위한 자료 정리의 또 다른 단계는 자료의 축소와 변경이다. 자료 축소는 자료의 분석과 저장 과정에서 변수의 수를 줄이는 것을 말한다. 자료 축소는 자료를 정리한 후 작은 단위로 옮기는 과정으로 컴퓨터 내에서 간단한 프로그램으로 변환시키는 척도화나 부호화 과정을 포함한다.

자료변경은 원 자료를 다른 형태로 바꾸는 것으로 예를 들면 건강상태를 측정하기 위해 두 가지 척도를 사용하였는데 한 척도는 높은 점수가 건강상태가 양호한 것이고 또 다른 척도는 낮은 점수가 건강상태가 양호한 것을 나타내는 경우 두 척도를 비교하려면 한 척도의 점수를 다시 부호화하여 두 척도 모두 높은 점수가 양호한 건강상태를 나타내도록 변환시킨 후 비교한다.

자료를 축소하거나 변경할 경우 정확도를 검사하는 것이 바른 해석을 위해 중요하다. 자료축소, 혹은 자료 변경 후에 자료입력상태를 도수분포표로 만들어서 다음과 같은 사항을 검토한다.

첫째, 새로운 변수의 값이 이론적으로 가능한 최소값과 최대값 범위에 있는지 확인한 후 오류가 발견되면 수정한다.

둘째, 분포의 모양을 확인한다. 정규분포에 가까운지 어느 한편으로 치우쳐있는지? 거의 대부분이 같은 대답을 했는지? 등을 파악하여 대표치로는 평균, 중위수, 최빈수, 기하평균 중 어떤 것을 선택할 것인가 등을 결정할 수 있다.

셋째, 도수분포표로서 변수의 값을 재조정한다. 적당한 비율이 될 수 있도록 몇 개의 부호(code)를 묶어서 다른 부호를 부여하는 재부호화(recoding 혹은 grouping) 작업과 두 개 이상의 변수를 한 개의 변수로 조합하는 작업, 기존에 입력된 변수들의 값들로 다시 계산하여 새로운 변수를 만드는 과정, 점수화 하는 과정 등을 하게 된다.

넷째, 분석대상 수를 재조정하는데 사용한다. 각 변수들의 무응답이나 비해당이 얼마나 되는가? 이 경우 분석 대상에서 제외할 것인가를 결정하고 신뢰성이 결여된 자료를 제거할 것인지 조정할 것인지를 결정하여 조사된 사례 수에서 분석하기 곤란한 경우를 제외하고 나머지 신뢰성이 높은 자료만을 분석대상으로 하는 것이 타당하다.

2) 자료분석

자료를 수집한 후에는 수집된 자료를 분석해야 한다. 분석하고자 하는 내용은 이미 통계자료를 수집하기 전에 연구목적에 따라 정해져 있다. 그러나 분석에 들어가기에 앞서 구체적인 분석 계획을 작성하여야 연구목적에 맞는 결과를 효율적으로 얻을 수 있다.

자료를 분석하는 방법은 연구목적, 변수, 척도 등에 따라 다르게 적용될 수 있다. 최근 보

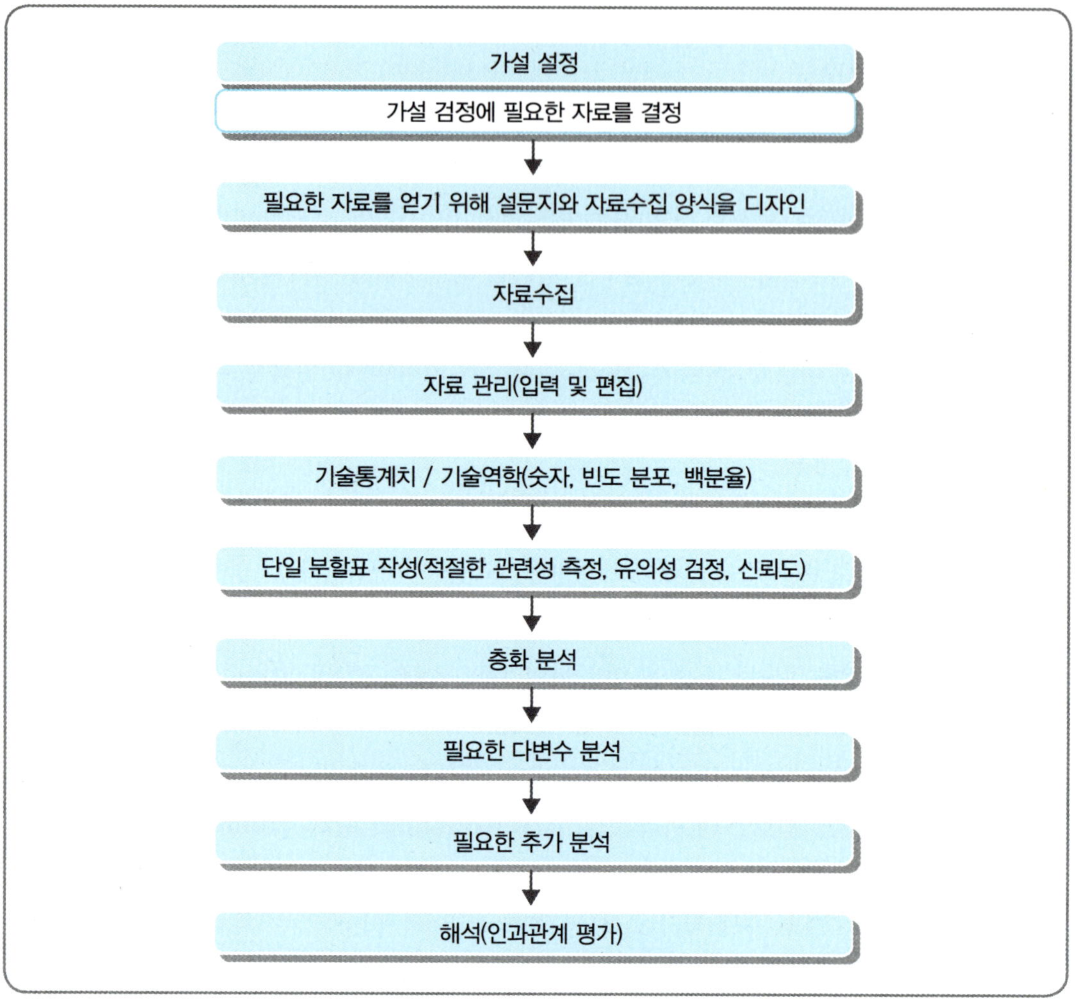

[그림 7-1] 자료의 분석 단계

건의료 분야에서는 SPSS(Statistical Package for Social Science), SAS(Statistical Analysis System) 등의 프로그램을 많이 사용하고 있다. 이들 프로그램은 신뢰도 검증에서 시작해 서술통계(도수분포표, 중심경향값 등) 및 두 모집단 이상의 추론 검정(t 검정, 분산분석 등), 상관성 검정(Pearson's correlation 등), 영향관계와 변수에 대한 설명력을 확인하기 위한 회귀 분석(regression) 등 다양하고 기본적인 추론통계의 검증방법을 제공한다.

만일 확인적 요인분석이나 측정오차를 제거한 잠재변수를 이용하여 통계검증을 하고 싶다면 구조방정식 모형분석을 하기 위해 개발된 Lisrel, AMOS, EQS, Mplus 등의 통계 프로그램을 사용한다.

자료의 구조가 단층구조가 아니라 다층구조라면, 다수준 분석(multilevel analysis)을 해야 한다. 이 경우 SAS나 SPSS에서도 분석은 가능하나 복잡한 수식을 직접 전개하여 대입하거나 프로그래밍 해야 하는 번거로움이 있으므로 좀 더 최적화된 프로그램인 HLM(Hierachical Linear Model), STATA 등의 통계 프로그램을 사용하면 보다 쉽게 분석할 수 있다.

연구자는 연구목적에 따라 이용하기 쉽고, 구하기 쉬우며 정확한 통계 결과를 제시해줄 수 있는 통계프로그램을 선택하면 된다. 구체적인 자료분석 통계기법은 제5편 자료분석에서 다루고 있다.

3 연구결과 해석

연구결과의 해석이란 연구결과 자료의 통계적 수치를 실제적이며 개념적 의미로 바꾸어 주는 과정이다. 즉 연구문제, 연구목적, 선행연구결과들과 관련 있는 이론, 연구가설, 연구방법, 표본의 특성 등과 연관시켜 통계분석 결과에 의미를 부여하는 총집결지라고 볼 수 있다. 통계분석 결과를 해석함으로써 연구결과는 의미를 가지게 되며, 더 나아가서 이 결과를 어떻게 현실에 적용할 것인가도 알게 된다. 통계분석 결과를 해석할 때는 통계결과와 연구문제, 연구목적, 이론적 기틀, 연구가설, 연구방법 등과 연관지어 생각해야 하고 관련 있는 선행연구결과와 비교해석 한다. 연구결과의 유형은 예측했던 가설이 지지받는 경우, 예측했던 가설이 지지받지 못하는 경우, 예측하지 않은 결과가 나타나는 경우, 어떤 결과는 예측한 것과 같으나 다른 결과는 예측했던 것과 같지 않은 혼합된 결과를 나타내는 경우로 나누어 볼 수 있다. 연구결과의 타당성을 높이고 설명력을 높이기 위해서는 연구결과에 따라 주의를 기울여 신중히 해석하여야 한다.

1) 예측한 가설이 지지된 경우

가설이 지지되었다는 것은 연구결과가 유의수준에서 지지받았다는 것으로, 귀무가설이 기각되었다는 것을 의미한다. 이런 경우, 연구자로서 결과를 해석하기가 가장 쉽다. 그러나 비록 이렇게 이상적인 결과가 나타났다 하더라도 연구자는 이 결과를 해석할 때 신중해야 한다. 가설검증이란 확률에 기초를 둔 통계검증법이다. 따라서 귀무가설이 기각되었다는 증거가 있다 할지라도, 우연에 의해 이런 결과를 가져올 수도 있으므로 귀무가설이 진실일 확률을 무시해서는 안 된다. 즉, 제1종 오류의 결과로 이렇게 예상한 대로 결과가 나타날 수도 있다는 것이다. 연구과정은 증명의 과정이라기보다는 경험적 증거를 모으는 과정이라고 보아야 한다. 그러므로 이 모아진 경험적 자료를 기초로 하여 예측한 논리를 직접 증명된 것으로 곧바로 연결시켜 해석하는 것은 오류를 낳을 수 있다. 따라서 비록 예측했던 대로 가설이 지지되었다(예상한 가설이 지지되지 않은 경우도 역시 같음) 할지라도 다른 가능성도 고려해 보아야 한다.

2) 예측한 가설이 지지받지 못하는 경우

가설이 지지받지 못하는 것만큼 연구자를 당혹스럽게 만드는 일은 아마 없을 것이다. 그렇다고 결과를 얻은 후 가설을 바꾸어서는 안 된다는 것은 말할 필요도 없겠다. 연구자가 그런 상황에 처하게 되면 당혹스럽겠지만, 가설이 지지받지 못한 이유를 찾아 제시하여 다음 연구자가 이러한 오류를 낳지 않도록 하여야겠다. 예측한 가설이 통계적 유의수준에서 지지를 받지 못할 때 결과의 해석 시 매우 주의해야 한다. 이렇게 지지를 받지 못하는 경우는 대체로 두 가지가 있다. 즉, 가설에서 예측한 관계가 현실에서는 존재하지 않기 때문에 귀무가설이 진실인 경우와 귀무가설이 거짓임에도 불구하고 진실인 것으로 나타난 제2종 오류의 결과로 볼 수 있다. 이렇게 제2종 오류의 결과로 예측한 가설이 지지받지 못하였을 경우 원인을 찾아 해 석해야 한다. 영가설이 거짓임에도 통계적으로는 영가설이 지지되는 제2종 오류의 가능한 원인으로는 가설을 이끌어내는 과정이 체계적이고 논리적이지 못하여 이론적인 관계가 너무 약하거나 혹은 잘못 전개되었을 때, 개념의 이론적 정의와 조작적 정의가 일치하지 않는다던지, 개념과 측정도구가 맞지 않을 때이다. 그 밖의 이유로는 연구설계가 연구목적에 맞지 않는다든지, 외생변수가 통제되지 못하였다든지, 표본 선정이 잘못되었다든지, 표본수가 부족하다든지 또는 부적절한 통계기법을 사용하였다든지 등을 들 수 있다. 이러한 경우에는 가능한 원인이 무엇이었나 살펴보고 결과를 해석하거나 외생변수의 영향을 통계적으로 제거하여 설명력을 높이는 시도를 해볼 수 있다. 지지받지 못한 가설을 해석할 때 지지받지 못하였다고 해서 예측이 잘못되었다고 단순하게 해석하기보다는 어떤 변수 혹은 어떤 면에서 오류가 생겨 이런 결과를 가져왔는지를 살펴보아 해석해야 한다.

3) 예측하지 않은 것이 지지받는 경우

예측하지 않은 것이 통계적으로 지지받는 경우는 연구 방법상의 문제라기보다는 논리적 사고의 결여 혹은 이론상의 오류에서 기인되는 경우가 대부분이다. 그러므로 연구자가 이렇게 예측하지 않은 결과를 해석할 때는 이미 이루어진 다른 연구결과와도 비교하여야 하고, 이 결과를 설명하는 다른 이론도 찾아보아야 하며, 설계, 자료수집, 분석 시 문제점은 없었는가를 살펴보아야 한다. 그 후 이렇게 예측하지 않은 결과가 나타난 것에 대한 임시적인 해석을 하면서 연구 소비자에게 다음 연구에서 이 결과와 관련시켜 가설을 반복하여 검증해 볼 필요가 있음을 제언해야 한다.

4) 연구결과가 혼합되어 나타난 경우

연구결과 중 어떤 가설은 예측한 대로 통계적으로 지지를 받고, 다른 가설은 통계적으로 지지를 받지 못하는 경우가 나타날 수 있다. 또한 한 종속변수를 측정하는 여러 개의 측정

사례기반 SBAR 의사소통 교육프로그램이 간호대학생의 비판적 사고성향, 의사소통 자기효능감, 의사소통능력에 미치는 효과

가설 1

'사례기반 SBAR 의사소통 교육프로그램을 제공받은 후, 간호대학생의 비판적 사고 성향은 제공받기 전에 비해 높아질 것이다.'를 검정한 결과, 비판적 사고성향은 교육 전 3.61±.34점에서 교육 후 3.69±.37점으로 점수가 높아졌으며, 통계적으로 유의한 차이를 보여(t=−2.734, p=.007) 가설 1은 지지되었다.

가설 2

'사례기반 SBAR 의사소통 교육프로그램을 제공받은 후, 간호대학생의 의사소통 자기효능감은 제공받기 전에 비해 높아질 것이다.'를 검정한 결과, 의사소통 자기효능감은 교육 전 5.62±.74점에서 교육 후 5.74±.76점으로 점수가 높아졌으나 통계적으로 유의한 차이를 보이지 않아(t=−1.639, p=.104) 가설 2는 기각되었다.

의사소통 자기효능감은 교육 전 5.62점, 교육 후 5.74점으로 상승하였으나 통계적으로 유의한 차이가 없었다. 이는 3학년 간호 학생을 대상으로 한 [3]의 연구에서 강의식 교육 후보다 임상 사례기반 역할극 교육 후 유의하게 향상되었으며, [14], [20]과 간호사를 대상으로 한 [28]의 연구에서도 시뮬레이션을 적용한 실험군의 자기효능감이 향상되어 본 연구와는 상반된 결과였다. 그러나 본 연구에서 교육 전보다 교육 후 의사소통 자기효능감이 향상된 것은 간호 대학생들 대상으로 의사소통 훈련 프로그램, 집단 활동, 팀 기반 학습 등이 의사소통 자기효능감에 긍정적인 영향을 주었다고 해석할 수 있다. 의사소통 자기효능감은 자신이 의도한 의사소통을 하는데 필요한 행위

를 조직하고 실행해 나가는 자기 능력에 대한 신념 및 확신을 평가하는 것[23]으로 본 연구에서의 대상자가 임상 실습 전 2학년 학생으로 사례에 대한 임상 지식과 기술에 대한 자신감이 부족으로 인한 결과인 것으로 생각된다. 따라서 의사소통 자기효능감을 향상하기 위해서는 강의식 교육보다는 학생 스스로가 문제에 대한 해결책을 찾고 임상 상황을 체험할 수 있는 시나리오를 활용한 교육이 효과가 있었음을 알 수 있었다. 그러므로 다양한 임상 상황에 노출하면서 의사소통교육을 지속적으로 반복해서 학습한다면 상급학년이 되면서 지식과 기술에 대한 자신감이 형성되고 임상 상황에 대한 자신감을 가지고 적절하게 대처할 수 있게 된다면 의사소통 자기효능감도 향상할 수 있을 것으로 생각된다.

출처: 박수진, 최효신. (2018). 사례기반 SBAR 의사소통 교육프로그램이 간호대학생의 비판적 사고성향, 의사소통 자기효능감, 의사소통능력에 미치는 효과. 한국산학기술학회 논문지, 19(11), 426-434.

방법 중 어떤 측정 방법으로 측정하였을 경우에는 예측한 대로 통계적으로 지지를 받으나, 다른 측정 방법으로 측정 시 통계적으로 지지를 받지 못하는 경우가 있다.

연구결과가 혼합되어 나타난 경우 관심 있는 개념을 좀 더 명확하게 하기 위하여 이론 내에서 재개념화의 필요성은 없었는지, 개념을 설명하는 이론을 수정할 필요성은 없는지, 측정도구의 타당도나 신뢰도에는 문제가 없는 지를 살펴보아야 한다. 즉, 이론적 논리나 다른 대안적 이론은 없었는가를 살피고 방법론적인 문제점은 없었는가를 점검하여야 한다.

제 3 편

보건연구방법의 선택

제8장

체계적 문헌고찰과 메타분석

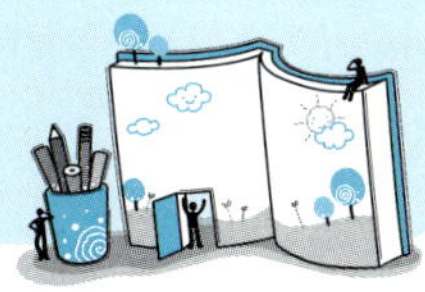

체계적 문헌고찰(systematic review)이란 체계적인 방법론을 사용하여 기존에 수행된 일차 연구들에 대한 종합적인 문헌분석방법으로, 특정 연구주제와 관련된 모든 출판물에 대한 주의 깊은 분석을 통한 요약이라고 할 수 있다. 메타분석(meta analysis)은 체계적으로 확인된 논문들의 결과에 대한 요약 통계량을 생성한다.

1 개 요

체계적 문헌고찰과 메타분석을 포함하여 모든 고찰문헌의 분류를 보면 [그림 8-1]과 같다. 그림에서 파악되듯이 메타분석은 체계적 문헌고찰 후 한단계 더 나아가 개별 연구결과들을 결합한 값을 산출하는 분석방법을 의미한다.

체계적 문헌고찰(systematic review)의 장점은 다음과 같다.

① 방대한 기존 문헌 정보를 과학적으로 정리한다.

② 일차연구들의 결과들이 서로 일관성을 보이는지 확인할 수 있다.

③ 현존하는 모든 상황을 객관적으로 고려한 결과에 대해 비뚤림을 최소화한 정보로 제공할 수 있다.

④ 체계적 문헌고찰을 포함한 메타분석을 사용하여 개별적인 일차연구 분석 결과에서 나오지 못한 검정력을 확보할 수 있다.

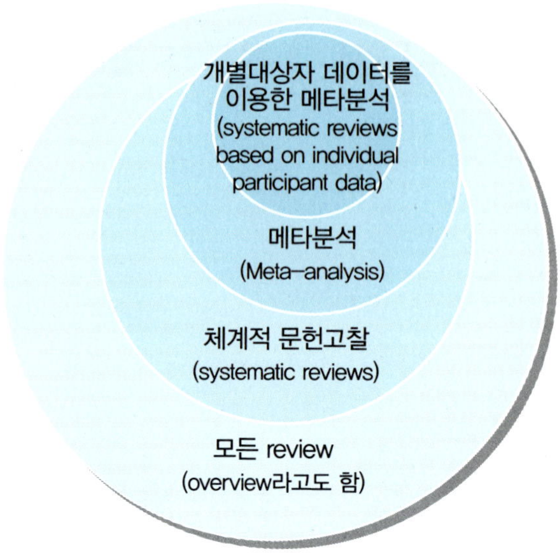

[그림 8-1] 고찰(review)의 분류

또한 체계적 문헌고찰 과정은 다음의 내용들을 필요로 한다.

① 적절하게 좁은 연구문제의 확인

② 잘 정의된 조사 전략의 선택

③ 논문들이 사전에 정의한 자격 기준을 충족하는지 결정하기 위한 모든 잠재적 관련 논문들의 선별

④ 자격 조건을 갖춘 모든 논물들로부터 관련된 정보의 추출

⑤ 논문들의 결과들에 대한 요약

[그림 8-2]는 체계적 문헌고찰 과정을 요약하고 있다. 일부 상황에서는 포함된 연구들로부터 자료를 통합하여 요약 통계량을 만드는 것이 적절하다. 이 과정을 "메타분석(meta analysis)"이라고 부른다. 이 과정이 반드시 필요한 것은 아니다.

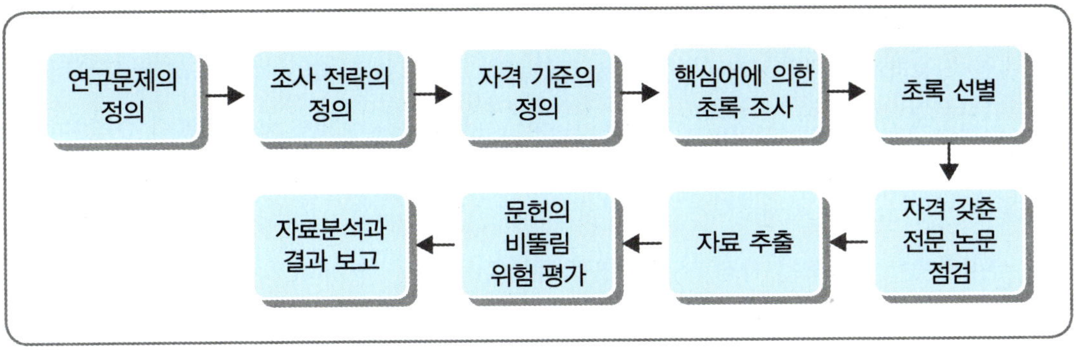

[그림 8-2] 체계적 문헌고찰 과정

2 조사 전략

잘 정의된 연구문제를 확인한 후에, 체계적 문헌고찰 또는 메타분석에서 다음으로 중요한 단계는 적절한 조사 용어와 조사 제한 기준을 선택하는 것이다. 예를 들어, 체계적 문헌고찰은 포함된 논문들이 다음의 내용을 충족해야 한다.

① 확실한 특정 MeSH 용어를 갖는 MEDLINE에 색인되어 있는 논문
② 영어로 작성된 논문
③ 1995년 이후 출판된 논문
④ 환자-대조군 연구설계나 코호트 연구설계를 사용한 논문
⑤ 표본크기가 최소한 20명 이상인 논문

또는 체계적 문헌고찰은 공동 저자나 동료들이 번역에 도움을 줄 수 있다는 가정 하에서 어떤 언어로 어떤 연도에 출판되었던 간에 동일한 집합의 핵심어를 갖는 두 개 이상의 데이터베이스를 포함하여야 한다. 그러나 자격을 갖춘 논문은 무작위임상시험(RCT)으로 제한될 수도 있다.

또한 체계적 문헌고찰은 주제에 대하여 출판된 전체 문헌을 완전하게 포함시키기 위하여 포함된 논문에서 인용된 모든 논문들을 찾을 수도 있다. 때때로 이 과정을 '눈덩이(snow balling)'라고 부른다. 이 방법의 목적은 비뚤림이 없는 완전한 관련 논문 목록을 만들기 위함이다.

조사 용어의 적절성을 점검하기 위하여 연구문제와 관련 있다고 알려진 몇 개의 논문들을

확인한다. 조사 용어가 이런 논문들을 모두 포함하고 있는지 판단하며, 조사가 하나 이상의 참고문헌을 놓치게 된다면 조사 전략을 수정할 필요가 있다. 그러나 이러한 과정이 선호하지 않는 논문들을 배제하는데 사용되어서는 안 된다. 왜냐하면 체계적 문헌고찰의 가치를 떨어뜨리는 포함 비뚤림의 원인이 될 수 있기 때문이다.

자격을 갖춘 논문들을 확인하기 위한 체계(system)는 항상 가까이 두고 활용해야 한다. 초록 데이터베이스는 모든 자격 기준을 충족하는 논문들에 대하여 체계적으로 조사된다. 주제의 범위가 적절하다면 핵심어 조사와 제한된 요인들은 자격에 대해 선별된 초록이나 논문의 수를 합리적인 수준으로 줄일 수 있다. 논문의 수는 보통 100개 이하가 된다. 일부는 더 많은 수의 논문들을 필요로 하지만, 대부분의 체계적 문헌고찰은 선별 후에 약 10~25개의 논문들을 포함한다. 최종 자격을 결정하기 위하여 이렇게 선별된 논문들 각각에 대하여 전문(full text)을 읽어야 한다. 이상적으로는 각 논문이 두 명의 독립적인 검토자에 의해 평가되어야 한다. [그림 8-3]에서 이 과정을 요약하고 있다. 각 단계에서 확인하고 선별하고 적격성을 검토하고 원고에 포함할 논문의 수는 연구보고서에 포함되어야 한다.

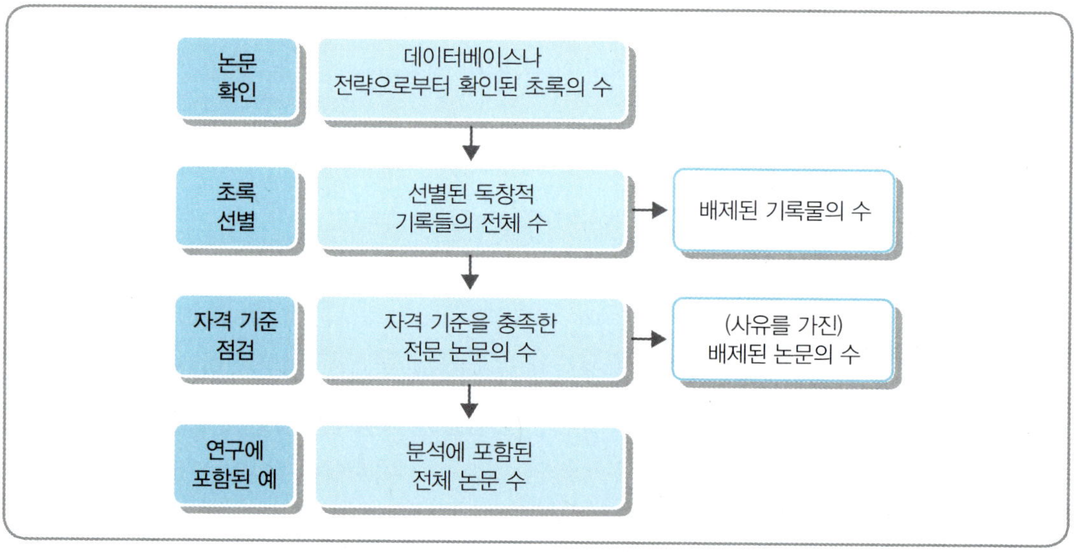

[그림 8-3] 체계적 조사 전략과 보고를 위한 수

[그림 8-4]는 문헌 선택 흐름도를 PRISMA flow chart로 표현한 것이다.

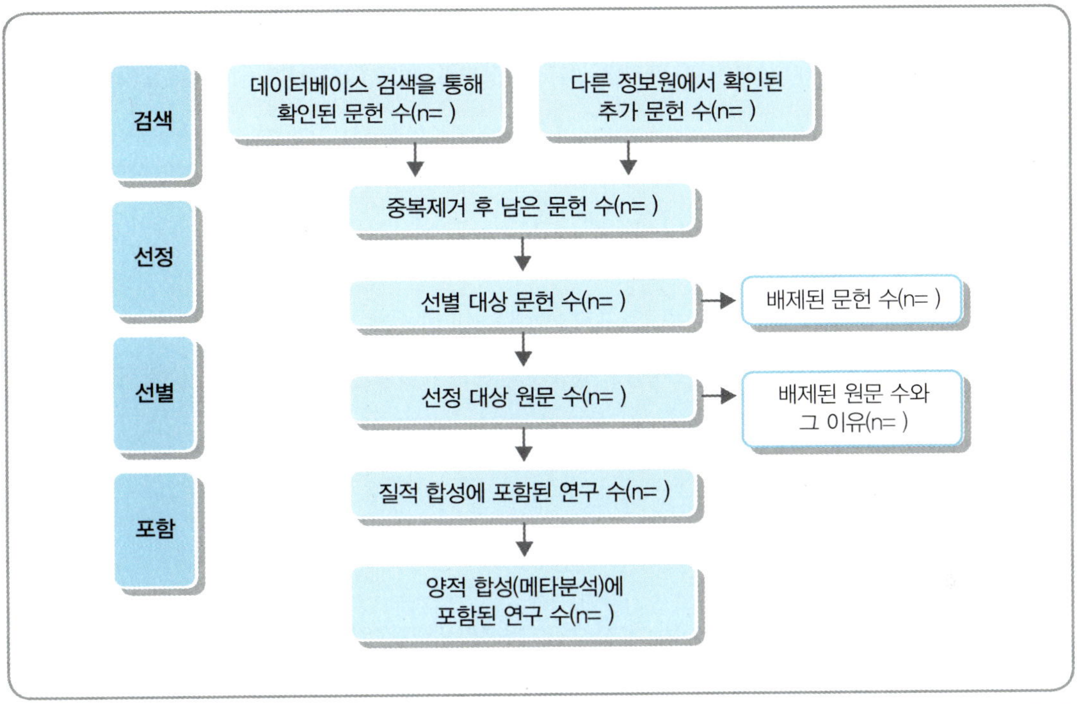

[그림 8-4] PRISMA flow chart

3 자료추출

자료추출은 '사전에(a priori)' 정의된 형식을 이용하여 자료를 추출하는 과정이다. 이 과정은 문헌의 선정과정과 같이 최소 두 명의 연구자가 독립적으로 수행하여 같은 문헌에서 추출한 값에 대한 일치도와 정확도를 높여야 한다. 방법론 전문가와 해당분야 임상전문가가 짝을 이루어 상호보완적으로 자료추출을 하는 것이 이상적이다. 때로는 한 연구자가 추출을 하고 다른 연구자가 검토하는 방식으로 진행되기도 한다. 연구자에 따라 자료추출 과정에서 문헌 분류, 비뚤림 위험평가를 동시에 수행하기도 한다.

본격적인 자료추출 전에 예비추출(pilot test)을 5~10편 정도의 문헌을 대상으로 실시하는 것을 추천하며, 그 결과를 바탕으로 자료추출형식(data extraction form)을 최종화한다. 예비추출을 실시할 문헌은 다양한 종류의 연구디자인, 최근 문헌과 오래된 문헌 등 다양한 경우에 대해서 실시하여 자료추출 시 발생할 수 있는 여러 상황들에 대해 미리 대비하여 최종 자료추출 형식을 최종화한다.

이때 모든 결과지표의 값을 추출하는 것 보다는 연구목적에 맞는 주요 결과지표 값을 추출하는 것이 중요하며, 이를 선정할 때에는 해당 분야의 임상전문가와 충분한 상의를 거쳐야 한다.

1) 자료추출표

모든 적격 논문들이 확인되면, 이 논문들의 내용이 다음과 같은 기술적 특성(descriptive characteristics)의 목록을 만들기 위해 자료추출표(data extraction tables)에서 추출되어야 한다.

① 연구장소(the study location)
② 연구연도(the study year)
③ 연구설계(the study design)
④ 연구모집단(study population)과 표본크기(sample size)
⑤ 흥미로운 핵심 결과
⑥ 연구의 강점과 제한점

자료추출표는 연구문제와 관련된 관찰치를 쉽게 수집하고 비교할 수 있도록 고려되어야 한다. 체계적 문헌고찰의 결과들을 해석할 때, 관심이 있는 항목에 대해 통계적으로 유의한 결과들을 찾을 수 없는 연구들은 유의한 연관성을 찾는데 가치가 있을 수 있다. 연구자는 통계적으로 유의한 결과물들($p < .05$)과 통계적으로 유의하지 않은 결과물들($p \geq .05$) 모두를 기록하고 보고하여야 한다. 예를 들어, 보고서는 "노출 A와 질병 B 사이의 연관성에 대한 40개의 출판된 연구 중에 5개가 A에 노출된 사람들 중 질병 B의 비율이 증가되었고, 나머지 35개의 연구들은 연관성을 보이지 않았다"라고 기술할 수 있다. 이는 보고서가 단순하게 "5개의 연구가 A에 노출된 사람들 중에서 질병 B의 증가된 위험을 발견하였다"라고 말하는 것보다 문헌에 대한 좀 더 자세한 서술일 것이다. 뒤의 문장은 노출 A가 질병 B와 연관되어 있다는 것에 대한 합의에 대해 부적절하게 표현하고 있다. 보건의료 문헌에서 체계적 문헌고찰의 중요한 기여 중의 하나는 합의의 영역과 추후 연구가 필요한 불일치 영역을 확인할 수 있는 능력이다.

체계적 문헌고찰의 보고서들은 결과물들에 있어 가능한 출판 비뚤림의 영향에 대하여 설명할 필요가 있다. 출판 비뚤림(publication bias)은 통계적으로 유의한 결과를 보이는 논문들이 통계적으로 유의하지 않은 결과가 나온 논문들보다 출판될 가능성이 높을 때 발생한다. 동일한 노출과 동일한 질병 사이의 연관성을 찾기 위한 10개의 연구가 있다면, 노출이 위험하다는 것을 발견한 하나의 논문이 유의한 연관성을 보이지 않은 나머지 9개의 연구보다 출판될 가능성이 더 높을 것이다. 나머지 9개의 논문이 출판되었다고 하더라도 이들 연구에서 일부 다른 통계적으로 유의한 측면들이 강조될 것이고 노출과 질병 사이의 연관성은 대단하게 생각되지 않을 것이다. 출판 비뚤림이 일어났다는 것을 보이는 것은 가능하지 않을 수 있다. 그러나 합의를 하는 것은 단지 제한된 수의 연구들이 출판되고 결과들이 혼합되었을 때 보수적으로 해석해야 한다.

연구정보
- 연구번호(편의를 위해 연구자가 각 연구에 부여한 번호)
- 연구자 번호(편의를 위해 각 연구자에게 부여된 번호)
- 서지정보 및 교신저자 연락처

선정(Eligibility)
- 연구의 선정여부
- 배제사유

방법(Methods)
- 연구설계
- 연구 수행기간

  무작위배정 비교임상시험인 경우 아래사항도 추가함
  - 무작위 배정순서 생성
  - 배정순서 은폐
  - 눈가림
  - 비뚤림을 평가할 수 있는 다른 요인들

연구대상(Participants)
- 총 참여 대상 수
- 중재가 적용되는 임상현장 상태(setting)
  예) 1차, 2차, 3차 의료기관 여부
- 진단기준
- 나이
- 성별
- (연구시기)
- (동반질병)
- (사회 · 인구학적 특성)
- (인종)

중재(Interventions)
- 중재 집단의 수

  중재군과 비교중재군 각각에 대한 다음 정보
- 중재방법
- 중재방법의 특성(동일(반복)시행이 가능한 지 중재방법인지 여부)
- (중재의 강도(Integrity))

(중재)결과(Outcomes)
- (중재)결과 및 시점: 자료수집 시기, 보고시기

  관심(중재)결과 각각에 대한 다음 사항:
  - (중재)결과의 정의(진단 기준 포함)
  - 측정단위(가능한 경우)
  - 점수화 되는 결과(scale)의 경우: 상한치, 하한치, 높은 점수가 나은 것인지 낮은 점수가 나은 것인지 여부

결과(Results)
- 각 중재군에 배정된 참여자 수

  관심(중재)결과 각각에 대한 다음 사항:
  - 연구 규모(Sample size)
  - 결측된(Missing) 참여자 정보
  - 각 중재군에 대한 요약 자료
    예) 이분형 자료의 경우 2×2 table, 연속형 자료의 경우 평균과 표준편차
  - (효과추정치 및 신뢰구간, p값, 유의한지 유의하지 않은지 기입, p값이 없거나 추출 가능한 통계정보가 없는 경우 그 사실 또한 기입)
  - (하위그룹 분석)

[그림 8-5] 자료추출 시 고려 항목들

2) 자료추출에 포함되면 좋은 항목

자료추출에 포함되면 좋은 항목은 연구정보(저자, 출판년도), 연구방법(연구설계, 수행기간 등), 연구대상(총 대상 수, 진단기준, 나이/성별/중증도/동반질병 등 대상의 특징 등), 중재군(대상 수, 중재방법, 중재방법의 특성, 중재의 강도, 동반약물 병용여부 등), 비교군(대상 수 등), 중재결과(정의, 단위, 자료수집 시기 등), 연구결과(효과측정치, 신뢰구간, 결측치 등), 기타사항(회사의 재정지원 여부 등) 등이다. [그림 8-5]는 Cochrane handbook에서 추출한 항목들을 정리한 것이다.

자료추출 내용을 바탕으로 연구특성표와 결과제시표를 작성한다. 정량적인 분석(메타분석)을 할 경우에는 엑셀이나 분석 소프트웨어에 자료를 입력해야 하기 때문에 연구자에 따라 자료추출을 할 때에 연구특성표와 결과제시표를 처음부터 별도로 작성하고, 결과제시표는 엑셀에 직접 기입하기도 한다.

자료추출은 문헌들에서 제시하고 있는 자료들을 추출하는 과정이므로 편향되지 않고 재현성 있게 진행되어야 한다. 특히 메타분석을 위해 자료를 추출할 때는 통계적인 이해와 결과지표에 대한 이해, 해당분야에 대한 임상적 이해 등이 필요하고 주관적인 판단을 필요로 하는 경우도 있으므로 숙련된 방법론자와 임상전문가에 의해 수행되는 것이 중요하다.

자료를 추출할 때 각 연구에서 보고하는 연구결과 형태가 다를 수 있으므로 메타분석을 위해서는 통일된 형식으로 자료를 변환할 필요가 있다. 예를 들면 어떤 연구에서는 95% 신뢰구간을 제시하였는데 다른 연구에서는 표준편차나 표준오차를 제시한 경우가 있다. 메타분석을 위해서는 모두 같은 형식으로 자료가 정리가 되어야 하기 때문에 일관성 있는 형태로 자료추출을 하는 것이 중요하며 이 단계에서 실수가 빈번히 발생하기 때문에 주의를 기울일 필요가 있다.

3) 결과지표에 대한 자료 종류

결과지표에 대한 효과측정치 등의 요약통계량을 추출할 때는 결과지표의 자료종류를 잘 파악하고 이에 알맞은 형태로 자료추출을 실시하는 것이 중요하다. 결과지표의 자료종류는 크게 이분형 자료(dichotomous data), 연속형 자료(continuous data), 생존형 자료(survival data), 순위 자료(ordinal data), 계수형 자료(count data) 등이 있는데 대부분 이분형 또는 연속형 자료의 형태를 띤다.

(1) 이분형 자료

이분형 자료인 경우 효과측정치는 상대위험도(risk ratio 또는 relative risk), 오즈비(odds ratio), 위험차(risk difference), number needed to treat(NNT) 등이 있는데 대부분 상대위험도 또는 오즈비를 사용하고 있다. 이분형 자료의 메타분석을 위해서는 중재군과 비교군의 사건이 일어난 환자 수와 일어나지 않은 환자 수, 즉 연구 당 총 네 개의 값이 추출되어야 한다. 만일 환자 수가 아닌 중재법의 효과측정치로만 자료가 제시된 경우는 효과측정치와 로그변환된 효과측정치에 대한 표준오차, 즉 총 연구 당 두 개의 값이 추출되어야 한다.

모든 연구들에서 이렇게 일관성 있게 자료를 제시하고 있지 않으므로 통계적인 지식을 이용하여 자료의 변환이 필요하며 본고에서는 구체적인 공식들을 제시하기에 지면의 제한이 있기 때문에 구체적인 공식들은 NECA 체계적 문헌고찰 매뉴얼 Part 2. 메타분석을 참조하기 바란다.

(2) 연속형 자료

연속형 자료인 경우 효과측정치는 평균차(mean difference) 또는 표준화된 평균차(standardized mean difference)가 있다. 메타분석을 위해서는 중재군과 비교군의 평균, 표준편차, 환자 수에 대한 자료가 필요하다. 이때 각 군의 연구종료 시점에 나타난 최종값에 대한 평균과 표준편차를 사용할지, 기저(baseline)값에서 최종값 사이의 변화량에 대한 평균과 표준편차를 사용할지는 연구자가 결정하여 일관성 있게 자료를 추출하면 된다. 최종값 또는 변화량 중 어느 값을 사용해야 하는지에 대해서는 몇 개의 방법론적인 연구는 진행되었으나 명확한 지침은 없는 실정이다. 변화량 값을 사용한 경우 메타분석 결과가 기저치와 최종값 간의 상관관계에 영향을 많이 받는 것으로 나타났다. 코크란 핸드북에 의하면 최종값을 사용하는 것을 권유하고 있다.

메타분석을 위한 자료추출은 생각보다 시간이 다소 소요되며 대부분의 경우 자료변환을 통해 일정한 형식을 갖추는 과정을 거치게 되므로 다양한 통계학적인 지식이 필요하다. 이를 위해서는 자료변환에 대한 기본적인 통계적 지식을 갖추는 것이 필요한 한편, 다양한 경우에 대해서 방법론 문헌을 검색하고 찾아서 이해하고 적용할 수 있는 능력이 필요하다.

[그림 8-6]에서 연구특성과 연구결과를 중심으로 추출한 자료정리의 예를 보여주고 있다.

※ 자료추출예시 (연구 특성 표: 연구특성을 중심으로)

작성자	Ref. No	First author	year	연구 설계	연구 국가	중재군	비교군	중재 군수	중재군 평균 나이	중재군 중앙값 나이	대조 군수	대조군 평균 나이	F/U (mo)	out comes list	결과 변수 정의	합병증 목록	질평가 결과	비고
1	13	Tra bulsi	2008	2	미국	RARP	LRP (Transperitoneal)	50	57.7		190	59.1 자료 추출과자료 변환	NR	Op time EBL Conversion(Open) final surgical pathology post operative complications	NR	NR	질평가 sheet 참조	

NR: Not Reported;
RARP: robotically assisted laparoscopic radical prostatectomy;
LRP: Laparoscopic radical prostatectomy;
Op time: Operation time;
EBL: Estimated Blood Loss
작성자: 1(A), 2(B), 3(C), 4(D)
연구설계: 1: RCT, 2: NRT, 3: 전향적 코호트, 4: 후향적 코호트, 5: 비동시적/과거대조군

※ 자료추출예시 (결과지표 값 추출표: 연구결과를 중심으로)

작성자	Ref. No	Outcomes	Mean (Robot) in minutes	SD(Robot)	Total (Robot)	Mean (control) in minutes	SD(Control)	Total (Control)	p-value (between groups)	비고
2	8	total op time	277	14	50	264	28	50	NS	
2	8	surgical time	202	38	50	236	12	50	NS	
3	12		199.6	36.6	71	257.3	94.3	85		

NS: Not Significant

[그림 8-6] 자료추출 예시

4 문헌의 질 평가

문헌검색 및 선정 과정을 통해 잠재적으로 포함 가능성이 확인된 연구에 대해서는 다음 기준에 따라 질평가를 수행해야 한다.

① 선정기준에 적합한가

② 보고된 내용은 적합한가

③ 수행된 연구의 질은 적절한가

④ 선정된 연구로부터 추출하게 될 정보에 따르는 비뚤림은 어느 정도인가

최종적으로 문헌을 선정할 것인지 제외할 것인지에 대한 판별은 명확하고 적절한 가이드라인을 사용해서 평가해야 한다. 가이드라인은 기존의 수십 종의 평가도구들 중에서 연구설계에 적절한 도구를 선택하여 사용할 수 있는데, 대표적인 예로 RCT에 대한 질 평가도구는 Cochrane group의 "Risk of bias"(표 8-1)와 비무작위 연구에 대한 질 평가 도구로는 RoBANS(Risk of Bias Assessment tool for Non-randomized Study, 표 8-2)를 들 수 있다.

[표 8-1] Cochrane group의 Risk of bias 도구

항목	선택		
무작위 배정순서 생성	□ 낮음	□ 높음	□ 불확실
배정순서 은폐(Allocation concealment)	□ 낮음	□ 높음	□ 불확실
참여자, 연구자에 대한 눈가림	□ 낮음	□ 높음	□ 불확실
결과 평가에 대한 눈가림	□ 낮음	□ 높음	□ 불확실
불완전한 결과자료	□ 낮음	□ 높음	□ 불확실
선택적 결과 보고	□ 낮음	□ 높음	□ 불확실
타당성을 위협하는 다른 잠재성	□ 낮음	□ 높음	□ 불확실

[표 8-2] RoBANS 도구

영역	설명	비뚤림 위험	판단근거 (논문에서 그대로 인용함)
대상군 선정	부적절한 대상군 선정으로 인해 발생한 선택 비뚤림	□ 낮음 □ 높음 □ 불확실	
교란변수	교란변수 확인과 고려가 부적절하여 발생한 선택 비뚤림	□ 낮음 □ 높음 □ 불확실	
중재(노출) 측정	부적절한 중재(노출) 측정으로 인해 발생한 실행 비뚤림	□ 낮음 □ 높음 □ 불확실	
결과 평가 눈가림	부적절한 결과 평가 눈가림으로 인해 발생한 결과 확인 비뚤림	□ 낮음 □ 높음 □ 불확실	
불완전한 결과 자료	불완전한 자료를 부적절하게 다루어 발생한 탈락 비뚤림	□ 낮음 □ 높음 □ 불확실	
선택 결과 보고	선택적 결과 보고 때문에 발생한 보고 비뚤림	□ 낮음 □ 높음 □ 불확실	

이를 토대로 비뚤림의 위험 정도를 그래프로 그려볼 수 있다(그림 8-7).

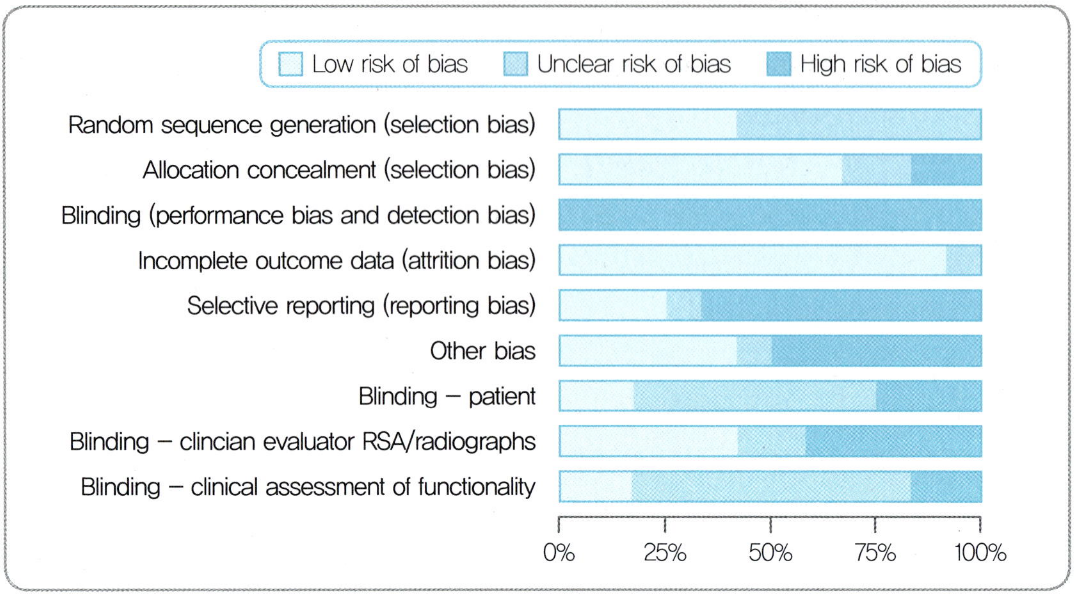

[그림 8-7] Risk of bias graphs

5 메타분석

메타분석은 체계적 문헌고찰 수행 과정에서 2개 이상의 개별 연구들의 요약 추정치를 합성하는데, 해당 실험처치의 통합된 가중평균 요약 추정치를 정략적으로 산출하여 임상적 효과성을 평가하기 위해 사용하는 통계적 기법을 활용한다. 메타분석을 수행하기 위해서는 인구집단, 실험처치(중재), 결과변수가 충분히 동질한 경우에 수행하는 것이 바람직하며, 체계적 문헌고찰에서 필수적으로 수행하는 것은 아니다.

1) 메타분석의 필요성

메타분석을 수행하는 목적은 첫째, 효과 크기 및 그 불확실성을 정량화하기 위해서라고 할 수 있다. 어떤 기술의 치료 효과를 한 마디로 얘기해주고자 할 때 여러 결과들은 표본 변동 등 단일하게 접근할 수 없으므로 메타분석을 통해 불확실성을 검증하면서 효과크기를 단일한 값의 정량화된 수치로 언급할 수 있게 된다.

둘째, 메타분석은 정확성과 검정력을 높이기 때문에 일차연구들이 확보할 수 없었던 검정력과 정확성을 증대시킬 수 있다. 셋째, 메타분석을 통해 연구들간의 이질성을 검토하여 결과의 일관성(일반화 가능성)을 평가할 수 있다.

넷째, 메타분석을 통해 일차 연구들에서 제시하지 않는 문제에 답할 수 있게 된다. 이는 연구들마다 고려한 요인이 다를 수 있고 다른 목적으로 시행되더라도 단일 결과변수를 언급하는 결과들의 결합을 통해 일차연구들에서 간과했던 중요한 다른 결과변수에 대한 효과 추정치를 산출할 수 있게 된다. 다섯째, 연구들마다 결과를 달리 보고할 경우 이에 대한 단일의 결과를 산출하기 위해서 시행할 수 있으며 새로운 가설을 생성할 수도 있다.

메타분석(meta analysis)은 하나의 요약 통계량(summary statistics)을 생성하기 위하여 체계적 문헌고찰을 하는 동안에 확인된 여러 논문들의 결과들을 통합한다. 비슷한 연구들의 유사한 통계량에 대해서만 통합할 수 있다. 예를 들어, 효율의 요약 통계량은 동일한 활동성 개입, 동일한 형태의 대조군과 유사한 모집단을 갖는 질높은 여러 무작위화 통제 시험(RCT)들로부터 추정될 수 있다. 그러나 다른 연구설계나 유사하지 않은 모집단을 사용한 연구들로부터의 결과들은 통합될 수 없다. 보정되지 않은 여러 개의 조 비차비(crude odds ratio)를 통합하는 것은 적절할 수 있지만, 조 비차비의 혼합 또는 연령 보정 비차비(age-adjusted odds ratio)를 통합하는 것은 적절하지 않다.

2) 메타분석의 선택

메타분석은 하나 이상의 일차 연구결과가 존재할 때 수행가능 하며, 일차 연구들의 일반적인 특성이 다르지만 이들이 효과 추정치에 미치는 영향이 크지 않을 경우 수행가능하다. 아울러 결과변수 및 효과추정치 측정의 방법이 비슷해야 하며 자료들이 이용 가능할 정도의 정보로 보고되어 추출 가능할 때 실제적으로 메타분석이나 체계적 문헌고찰에서 분석에 이용될 수 있다.

메타분석을 수행하면 안 될 때를 크게 두 가지로 표현한다.

(1) 'Garbage in – Garbage out'

메타분석은 사용되는 정보가 바르고 좋아야 좋은 결과를 산출할 수 있다. 메타분석과 체계적 문헌고찰을 통한 결과는 사용되는 일차연구 수준 만큼이라는 말이 있다. 이 의미는 사용되는 일차연구가 좋아야 메타분석을 통해 산출되는 결과값도 좋을 수 있다는 의미이다.

앞서 언급하였듯이 메타분석은 검정력과 정확성이 증가되는 특성을 가지는 통계 방법이므로 사용재료에 상관없이 통합함으로써 비뚤어진 일차연구에 비해 신뢰구간이 더 좁은 결과 추정치가 산출되는 점을 명심해야 한다. 즉, 위와 상황은 개별연구들이 심각한 비뚤림을 가지고 있을 때 나타날 수 있다.

(2) 'Mixing apples with oranges'

체계적 문헌고찰과 메타분석은 일차 연구를 사용하여 이차적인 분석을 통해 새로운 결과를 도출하는 연구방법이기 때문에 사용되는 재료가 비교적 일관적이고 비슷할 경우 이들이 나타낸 결과들을 합성함으로써 단일의 믿을 만한 효과를 추정하는 것이 바람직하다. 따라서 개별연구들이 임상적으로 너무 특성이 다를 경우나 합성할 수 없는 자료들을 강제적으로 합성할 경우 아무런 답변도 줄 수 없는 결과를 낳게 될 수도 있음을 주의해야 한다.

자료를 통합하기 전에 연구자는 연구결과들을 비교할 수 있다는 것을 보여주어야 한다. 동질적 연구들(homogeneous studies)은 요약 통계량으로 결합될 수 있다. 그러나 조심해야 할 것은 연구들이 이질적인(heterogeneous) 경우에도 사용될 수 있다는 것이다. 연구들 사이의 측정에서 변동의 양은 동질성에 대한 Q 통계량이나 다른 적절한 통계량을 이용하여 조사할 수 있다.

요약 통계량이 연구들 사이의 변동에 대하여 적절하다고 나타나면, 다음 단계는 효과크기(effect size)의 통합된 추정치를 생성하기 위하여 사용될 수 있는 모형을 선택하는 것이다. 효과크기는 요약 비차비, 요약 발생률비, 효능, 상관계수와 평균의 차이와 같은 측정의 추정치이다. 두 가지 중요한 선택이 있는데, 고정효과 모형과 임의효과 모형이 그것이다.

① 고정효과모형(fixed effect model)은 연구들이 아주 동질적일 때(만텔-한젤 보정 비차비 Mantel-haenzel adjusted odds ratio와 같은) 통합 추정치를 생성할 때 사용할 수 있다.

② 임의효과모형(random effect model)은 이질성에 대한 검정(test of heterogeneity)이 포함된 논문들이 유사하지 않다는 것을 보여줄 때 필요하다.

요약 측도의 점 추정치(point estimate)는 두 형태의 모형에 대하여 비슷할 것이다. 그러나 임의효과모형이 요약 통계량에 대한 더 넓은 95% 신뢰구간을 가질 것이다. 왜냐하면 임의효과모형은 포함된 연구들 사이의 변동을 보정하기 때문이다.

한 번 모형이 선택되면, 특정 컴퓨터 소프트웨어 프로그램을 통합 통계량의 값과 신뢰구간을 추정하기 위하여 사용할 수 있다. 가중치에 대한 다른 방법이 사용될 수도 있지만, 일반적으로는 통합 추정치에 대한 각 연구의 기여는 포함된 연구들의 표본크기를 기반으로 가중된다. 메타분석기법에 대한 단계별 안내는 Cochrane Collaboration과 다른 자료 집단으로부터 이용할 수 있다.

기여한 연구들과 요약 측도(summary measure)는 숲 도표(forest plot)를 사용하여 묘사된다(그림 8-8). 숲 도표는 일반적으로 다음의 내용들을 갖는다.

① 수평 축에 효과 크기를 나타낸다.

② 수직선은 비차비가 1인 것과 같이 효과가 없다는 것을 나타내는 효과크기를 보여준다.

③ 효과크기에 대한 점 추정치를 나타내기 위한 사각형이나 다른 표시를 사용한 포함된 각 논문들로부터 정보에 대한 행과 95% 신뢰구간을 보여주기 위한 수평선을 사용한다.

④ 메타분석에서 각 연구가 어떻게 가중화되었는가를 보여주기 위한 변화하는 크기의 점 추정치에 대한 표식들(markers). 작은 표식은 작은 수의 표본크기를 가진 연구를, 큰 표식은 많은 수의 표본크기를 갖는 연구를 나타낸다.

⑤ 요약 측도의 표현은 가끔 다이아몬드 모양을 사용한다.

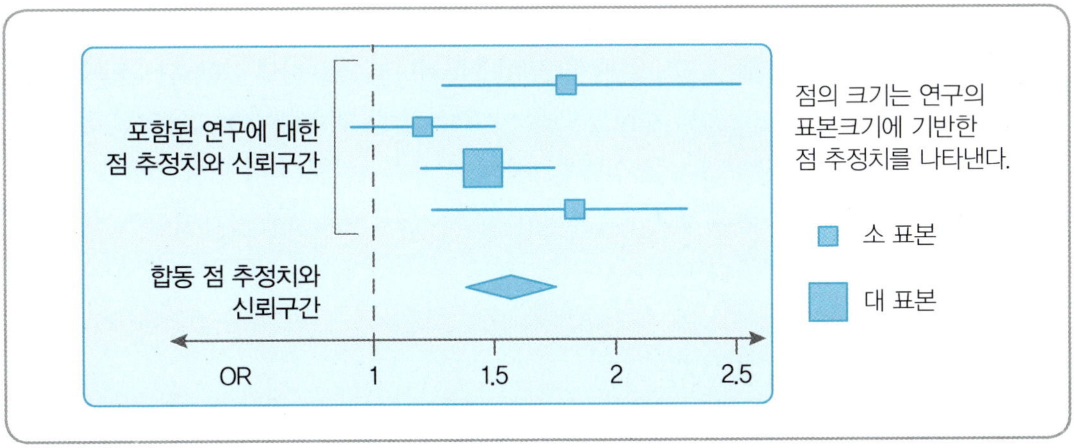

[그림 8-8] 숲 도표의 예

메타분석의 타당성을 위협하는 두 가지 중요한 점이 있다. 포함된 연구들의 낮은 질과 출판 비뚤림, 체계적 문헌고찰 과정 동안 사용된 선정 기준은 타당성이 의심스러운 연구들을 배제시킬 수 있다는 것이다.

출판 비뚤림의 가능성은 통계적으로 유의하고 좋은 결과를 보고하는 연구들의 우선적인 출판에서 비롯되는데 깔대기 도표(funnel plot)를 이용하여 조사할 수 있다. 포함된 논문 각

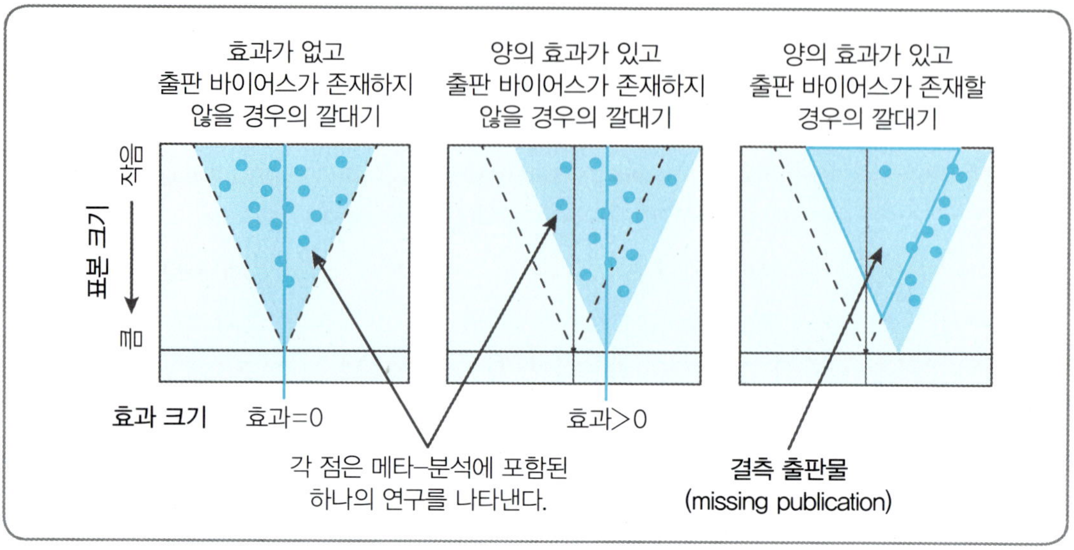

[그림 8-9] 깔대기 도표의 예

각에 대한 점은 x축에 효과크기(effect size)를, y축에 표본크기(sample size)를 보여주는 깔대기 도표에 그려진다(그림 8-9). 출판 비뚤림이 일어나지 않는다면, 포함된 연구들에 대한 점들은 콘 모양(cone shape)의 형태를 가질 것이다. 출판 비뚤림이 통계적으로 유의하지 않은 결과들을 갖는 출판물의 수를 줄인다면, 콘의 한 부분은 결측되어 있을 것이다. 이러한 상황에서는 통합 추정치는 실제 효과크기를 과추정(over estimate)할 것이다.

6 메타분석의 세부절차

체계적 문헌고찰 수행 과정 중 분석단계에 해당하는 메타분석을 수행할 때 실질적으로 고려하거나 시행하게 되는 세부적인 절차는 다음과 같다(그림 8-10).

1) 자료형태에 따른 요약 통계량 유형을 검토하고 어떤 요약 통계량으로 산출할지를 사전에 결정한다. 결과변수의 자료는 이분형 자료, 연속형 자료, 순서형 자료 및 생존형 자료들로 구분될 수 있으며 이들과 관련된 요약통계량 유형을 세부적으로 검토하여 사전에 어떤 요약 통계량(예: OR, RR, MD 등)으로 결과들을 산출할지를 정하도록 한다.

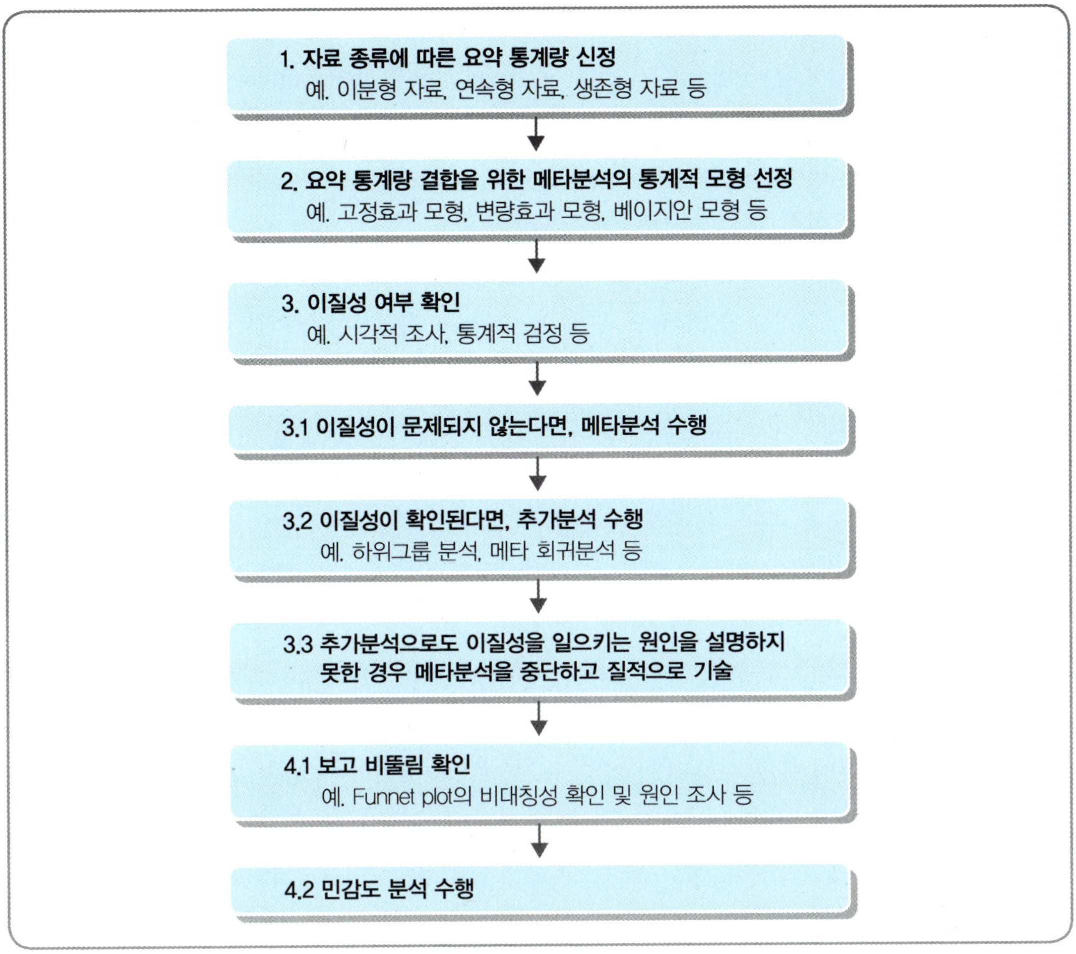

[그림 8-10] 메타분석의 절차

2) 통계 모형을 결정한다. 고정효과모형으로 메타분석을 시행하여 평균 효과 추정치를 산출할지 랜덤효과모형으로 일반화 가능성을 고려한 효과 추정치를 검토할지를 정한다. 물론 통계적 이질성이 나타날 경우, 랜덤효과모형을 적용하게 되며 사전에 그럴 예정임을 정하면 된다.

3) 이질성을 검토한다. 자료형태 및 요약 통계량, 모형을 선정하여 분석을 수행한 후 산출된 결과에 대한 통계적 이질성을 검토해야 한다. 대표적인 방법으로는 숲 도표에 포함된 일차 연구들의 신뢰구간의 겹침 정도 등을 시각적으로 평가하는 방법과 통계적 검정 및 이질성 측정치를 고려하는 방법으로 시행된다. 통계적 검정에는 카이제곱 검정

이 일반적인 방법으로 사용되며, 이때의 Q-검정은 포함되는 문헌의 양이 적어 대체적으로 검정력이 낮은 점을 감안하여 $p<.10$을 통계적 유의수준으로 사용할 것이 권고된다. 통계량은 효과 추정치에서의 변이성에 대해 퍼센트로 표현되는 이질성에 대한 통계량으로 보통 50% 이상일 때 실제적인 이질성이 있는 것으로 해석한다.

4) 이질성 문제가 크지 않을 때 메타분석은 수행할 수 있다.
5) 이질성이 확인될 경우, 원인을 파악해야 한다. 이질성의 원인을 탐색하는 방법은 하위군 분석, 메타-회귀분석, 민감도 분석 등이다. 하위군 분석의 경우 사전에 효과 추정치에 영향을 미칠만한 요인들을 선정한 후 탐색해야 연구 수행에서의 비뚤림 위험을 최소화할 수 있다.
6) 이질성의 원인을 설명하지 못한 경우 일반적으로 메타분석은 권고되지 않으며 질적으로 검토하게 된다. 다만, 통계적 이질성이 나타나더라도 다른(일반화 가능성 및 탐색적인) 목적으로 효과 추정치 산출을 요구할 경우, 반드시 연구간 이질성을 전제로 하는 랜덤효과모형으로 수행되어야 한다.
7) 메타분석에서는 효과 추정치 산출과 함께 funnel plot을 통한 보고 비뚤림(reporting bias)의 영향을 확인할 수 있으며 결과에 미치는 다양한 영향을 탐색하면서 연구결과의 신뢰성을 검토하기 위하여 민감도 분석을 수행한다. 일반적으로 질평가 결과를 접목하여 연구의 질이 연구결과에 미치는 영향이 어떠한지 등을 검토한다.

7 메타분석의 통계절차

메타분석의 통계 모형에는 고정효과모형(fixed effect model)과 랜덤효과모형(random effect model)이 대표적이다.

1) 고정효과모형

고정효과모형은 각각의 연구에서 가정한 실제 효과크기가 고정되어 있을 것이라고 가정하는 모형이다. 각각의 연구는 같은 모집단에서 얻어졌다는 동질성을 가정하며, 각 연구결과가 서로 조금씩 상이한 것은 표본추출에서 생기는 표본간의 변동 때문이라고 생각하는 것이다. 모든 연구들에서 추정하는 이 'single true effect'를 산출하기 위해 적용되는 가장 일반적

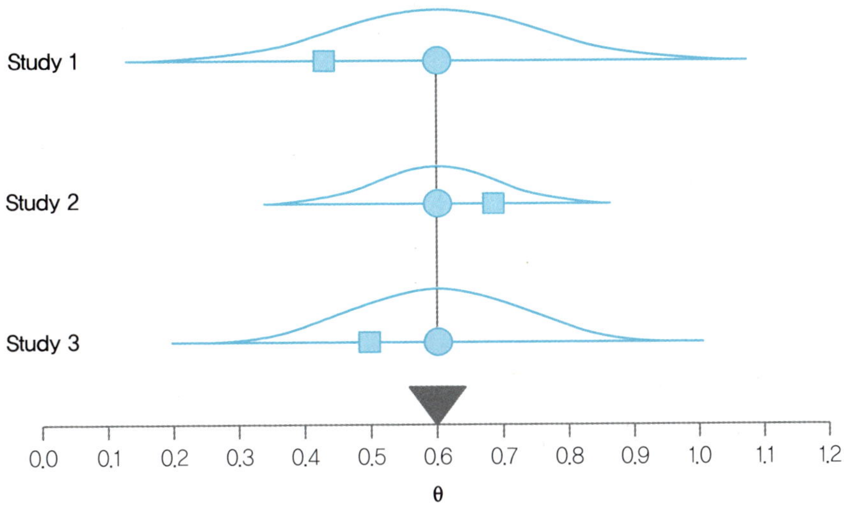

[그림 8-11] 고정효과모형에서 각 연구의 효과 분포

으로 사용되는 모형이다. 랜덤효과모형은 각 연구가 가정하고 있는 실제 효과 크기가 고정되어 있지는 않다(다르다)고 가정하는 모형으로 우리는 이때 효과들은 어떤 분포(일반적으로 정규분포)를 따르는 것으로 추정한다(그림 8-11).

2) 랜덤효과모형

랜덤효과모형은 각 연구가 가정하고 있는 실제 효과크기가 고정되어 있지 않다는 것을 전제한 변량효과모형이라고도 한다. 각 연구가 가정하는 실제 효과크기는 각 연구별로 상이할 수 있으며, 개별 연구가 가정하는 실제 효과크기들 또한 특정 변동을 갖는 분산에서 얻어지는 값으로써, 이 분포의 중심값이 되는 평균이 곧 "통합효과추정치"라고 가정하는 것이다(그림 8-12). 따라서 랜덤효과모형으로 수행된 메타분석의 효과추정치는 치료효과 분포의 평균을 추정한 것이며 다른 대상자들에 이 추론을 일반화하고자 할 때 권장할 수 있는 모형이다. 위에서 언급되었듯이 이 모형은 설명되지 않은 연구들간 이질성의 영향도 포함되어 연구내 변동과 연구간 변동 모두에 대한 보정된 가중치가 사용되는 특징을 가지며, 일반적으로 신뢰구간이 고정효과모형보다 더 넓게 나타나 보수적인 접근법으로 간주된다.

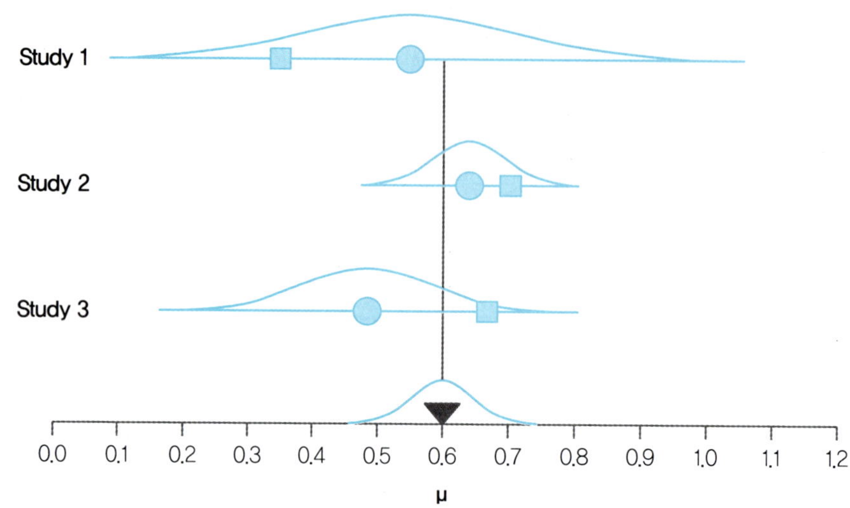

[그림 8-12] 랜덤효과모형에서 각 연구의 효과 분포

3) 숲 도표(forest plot)

아래 Forest plot은 RevMan 프로그램을 통해 나타나는 고정효과모형의 이분형 결과변수에 대한 메타분석 결과이다. Forest plot에는 각 개별연구의 결과들 및 이들이 가지는 각각의 가중치와 함께 통합 결과가 제시되며 이질성 검정에 대한 상세 결과도 제시된다.

4) 이분형 결과변수에 대한 메타분석

이분형 결과변수에는 사망/생존, 통증있음/통증없음과 같이 이분적으로 구분되어 보고되는 자료형태를 의미한다. 일반적으로 필요한 자료는 각 치료군별 전체 대상자 수(N)와 사건 발생 대상자 수(n)이다. 다만, generic inverse variance method를 사용할 때 더 많은 연구 수가 포함될 경우 각 연구에서의 효과 측정치(OR, RR 등)의 로그 변환값과 이 값의 표준오차(standard error, SE)나 측정치의 95% 신뢰구간 혹은 P-value를 활용할 수 있다.

이분형 결과변수의 요약 통계량에는 OR(odds ratio), RR(relative risk, risk ratio), RD (risk difference) 등이 있다. 유일하게 강력히 권고할 만한 추정치는 없으며 일반적으로

Study or Subgroup	Experimental Events	Experimental Total	Control Events	Control Total	Weight	Risk Ratio IV, Fixed, 95% CI	Year
Locke 1952	10	22	10	22	3.8%	1.00 (0.52, 1.91)	1952
Seiberth 1994	26	62	25	65	8.8%	1.09 (0.71, 1.67)	1994
Kennedy 1997	7	24	8	26	2.2%	0.95 (0.41, 2.22)	1997
Lopes 1997	28	75	28	24		Not estimable	1997
Reynoids 1998	130	188	121	173	85.2%	0.99 (0.86, 1.13)	1998
Total (95% CI)		371		310	100.0%	1.00 (0.88, 1.13)	
Total events	201		192				

Heterogeneity. $Chi^2 = 0.20$, $df = 3$ ($p = 0.98$), $I^2 = 0\%$

Test for overall effect $Z = 0.05$ ($P = 0.96$)

→ Further details of meta-analysis Identification of heterogeneity

Weights of each study

Estimates of pooled effect size

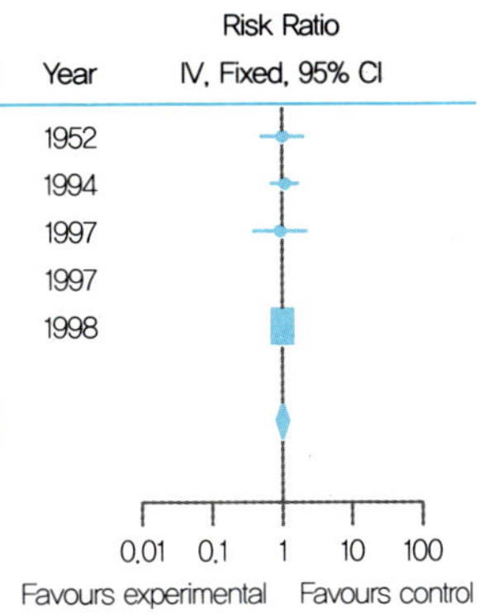

[그림 8-13] Forest plot using RevMan program

OR, RR로 메타분석을 수행할 것을 권하며 결과를 임상적으로 더 의미 있는 측정치(예, number needed to treat, NNT)로 전환하여 해석할 것을 권한다(그림 8-14).

Study	Vitamin E		Placebo		RR
	Event (E1)	Total (N1)	Event (E2)	Total (N2)	
GISSI 1999	83	5660	95	5664	0.87
HOPE 2000	209	4761	180	4780	1.17
ATBC 2000	509	14238	548	14281	0.93
PPP 2001	22	2231	18	2264	1.24
WHS 2005	241	19937	246	19939	0.98
WACS 2007	137	4083	151	4088	0.91
PHS II 2008	237	7315	227	7326	1.05

Binary outcome의 요약통계량

- *Risk Ratio or Relative Risk (RR) = (E1/N1)/(E2/N2)*
- Odds Ratio (OR) = (E1×(N2−E2))/(E2×(N1−E1))
- Risk Difference (RD) = (E1/N1)−(E2/N2)

[그림 8-14] 이분형 결과변수인 경우 통계량 산출의 예

5) 연속형 결과변수에 대한 메타분석

연속형 결과변수는 체중, 키, 검사 수치 등의 연속형 값으로 제시되는 자료를 의미한다. 가끔은 척도로 표현되는 측정값들도 해당된다(예, quality of life, visual analogue scales 등). 연속형 자료들이 나타내는 통계량은 위치를 요약하기 위하여 평균(mean), 중앙값(median), 최소/최빈값(mode), 분위수(quantiles) 등으로 표현되며, 분포를 요약하기 위하여 표준편차(standard deviation, SD), 범위(range), 사분위간 범위(interquantile range) 등으로 기술된다. 연속형 자료의 메타분석은 현재 평균값과 표준편차를 이용하는 분석이 대표적이므로 자료의 치우침(skewed)에 따라 보고된 다양한 통계량들에 주의하여 수행하고 검토할 필요가 있다.

연속형 결과변수의 효과 추정치는 모든 연구에서의 자료가 동일한 척도로 보고된 경우 평균의 차이(mean difference, MD)를 구하며, 연구에서 각기 다른 척도를 사용하였을 때는 표준화된 평균의 차이(standardized mean difference, SMD=MD/Pooled SD)로 표현한다. 메타분석이 필요한 자료는 일반적으로 각 군의 결과 측정에 참여한 대상자 수(N), 측정

Study	Vitamin E			Placebo			MD
	Total	Mean (M1)	SD	Total	Mean (M2)	SD	
GISSI 1999	19	4.84	0.65	19	5.20	0.36	−0.36
HOPE 2000	30	4.50	0.61	30	4.63	0.37	−0.13
ATBC 2000	18	4.26	0.52	28	4.57	0.62	−0.31
PPP 2001	94	2.40	1.39	96	2.71	1.28	−0.31
WHS 2005	341	4.56	0.59	334	4.61	0.65	−0.05
WACS 2007	71	1.42	0.78	69	1.60	0.70	−0.18
PHS II 2008	20	5.06	0.31	21	5.47	0.42	−0.41
SPACE 2000	45	5.42	0.71	44	5.30	0.74	0.12

Continuous outcome의 요약통계량

- *Mean Difference (MD) = M1–M2*
- Standardized Deviation (SD)

[그림 8-15] 연속형 결과변수인 경우 통계량 산출의 예

변수의 평균값, 표준편차이며, 평균, 표준편차를 보고하지 않고 MD, SMD와 같은 효과 추정치만 보고된 경우, generic inverse variance 방법을 사용할 수 있으며 이때는 MD, SMD의 표준오차(SE)나 95% 신뢰구간 및 P-value 값이 활용될 수 있으므로 자료추출시엔 일차연구에서 보고하는 모든 측정치들을 추출하는 것이 유용하다(그림 8-15).

연속형 결과변수의 메타분석에서는 endpoint 결과값 이외 변화값(change score)을 사용할 수 있다. 연속형 결과변수에 대한 자료추출을 시행해 보면, 일부 문헌에서는 최종값을 어떤 문헌에서는 변화값만을 보고하는 등의 결과값의 자료 형태뿐 아니라 그 시기도 다양하다. 우선, 변화값들이 그 값의 표준편차를 보고하고 있다면 메타분석에 사용할 수 있지만, 대부분의 문헌에서 변화값의 SD를 보고하지는 않고 있다. 따라서 코크란 핸드북 등에서는 일반적으로 최종값으로 메타분석하는 것을 권하고 있으며 다만, 변화값과 최종값이 동일한 변수를 추정하는 값일 경우, 통합할 수 있다고는 언급하고 있다.

연속형 결과변수의 해석은 어느 정도의 평균 차이가 임상적으로 중요한 차이(clinically important difference)인지를 알아야 하지만, 실제 이 차이가 규명된 임상 영역은 드문 것이 현실이다. 따라서 아래와 같이 통계적인 측면의 해석은 가능하지만, 임상적인 의미에 바탕을 둔 해석이 뒷받침 되어야 함을 명심해야 한다.

제9장

코호트 연구

1 개 요

코호트(cohort)는 고대 로마용어로 동일한 특성을 갖는 집단을 뜻하는 용어로 전투에 참가한 군인집단에 사용된 것에서 유래되었다. 1944년 Oxford 영어사전에 인구학적 환경을 서술하면서 처음으로 사용되었으며 시간을 따라 추적 관찰되는 유사한 특성을 갖는 사람들의 집단을 의미한다.

보건의료 연구는 여러 가지 형태의 코호트에 기반을 둔 연구방법을 사용한다. 코호트 연구는 질병의 위험요인 규명을 위해 가장 결정적인 연구방법으로 노출(causal exposure)에 따라 인구집단을 분류하는 것에서 시작된다. 코호트 연구는 인구집단을 정의할 때 관찰하고자 하는 질병의 위험요인에 노출된 집단과 노출되지 않은 집단으로 구분하여 그 위험요인 여부에 따른 질병 발생의 차이를 계속적으로 추적 관찰하여 노출된 집단과 노출되지 않은 집단의 질병발생률 또는 사망률을 비교 분석하는 연구설계이다(그림 9-1). 그러므로 모든 코호트 연구는 측정 시점이 적어도 둘 이상이어야 한다. 주로 특정 직업이나 특정 지역에서의 만성질병 같은 질병과 관련된 환경요인 노출을 조사하게 된다. 환자대조군 연구와 다른 점은 코호트 연구는 대상자를 위험요인 노출 여부에 따라 분류하고, 환자대조군 연구는 대상자를 질병 유무에 따라 분류한다는 것이다.

코호트 연구는 정보가 개인들로부터 여러 시점에서 수집되기 때문에, 연구자들은 새롭게 질병이 발생하기 전에 연구대상자들이 어떤 노출을 가지고 있었는가에 대하여 확실하게 알 필요가 있다. 정보는 잠재적으로 원인이 되는 노출을 확인하여야 한다. 코호트 연구는 질병

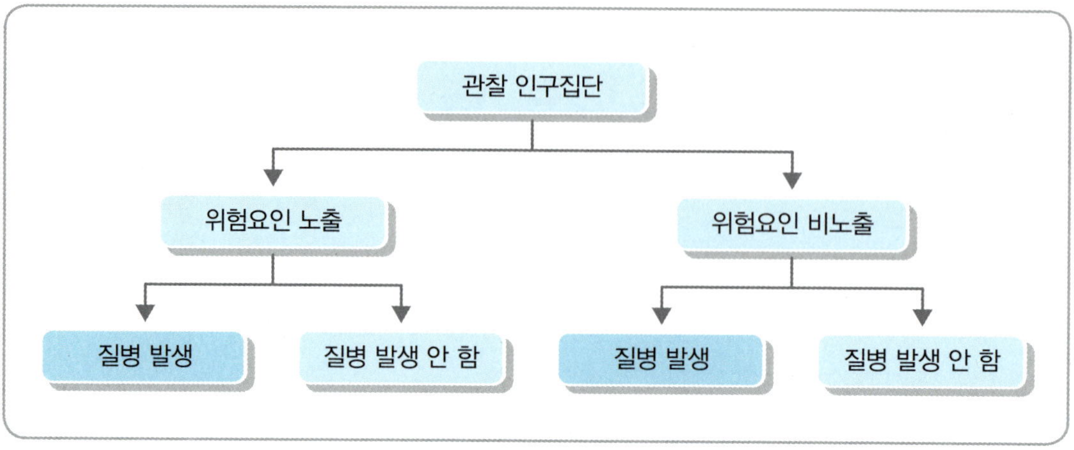

[그림 9-1] 코호트 연구의 틀

발생과 추이를 볼 수 있고 연구결과를 다양하게 얻을 수 있지만 막대한 비용과 시간, 인력이 필요하여 희귀한 질병이나 장기간 추적관찰을 해야 하는 질병 연구 시에는 부적합할 수 있다.

코호트 연구의 주요 장점은 다음과 같다. 첫째, 위험요인 노출여부와 노출 정도의 측정이 질병이 발생하기 전에 시작되어 질병 발생과의 연관성 분석에서 비뚤림이 예방되며, 하나의 위험요인 노출에 대하여 다수의 질병 결과 관찰이 가능하다. 둘째, 결과변수인 질병 발생을 노출 군과 비노출 군에서 직접 비교가 가능하고 노출이 드문 위험요인 연구도 대상집단을 잘 선택하면 연구할 수 있다. 한편, 코호트 연구의 단점은 다음과 같다. 첫째, 장기간의 시간과 큰 비용이 필요하며, 시간의 흐름에 따라 위험요인 노출 정도와 질병 진단기준이 변할 수 있어 대상자 분류에 영향을 줄 수 있다. 둘째, 대상자가 위험요인 노출 여부를 미리 알고 있으면 결과 확인에 영향을 줄 수 있고 추적관찰이 누락되어 선택 비뚤림이 발생할 수 있다.

2 코호트 연구의 형태

코호트 연구는 흔히 후향적 코호트(retrospective cohort), 전향적 코호트(prospective cohort), 장기관찰 코호트(longitudinal cohort)로 구분된다(그림 9–2). 후향적 코호트 연구와 전향적 코호트 연구는 모두 노출 상태에 기초하여 연구대상자들을 모집하는데 후향적 코호트 연구는 이미 존재하는 과거 자료를 활용하며, 전향적 코호트 연구는 연구시작 시점에서 앞으로 발생하는 자료를 활용한다. 이런 측면에서 환자대조군 연구는 이미 위험요인 노출, 질병이 발생한 상태에서의 자료를 활용하므로 후향적이라는 것이 코호트 연구와 또 다른 점이다.

연구대상자들의 한 집단은 특정 위험요인에 대한 노출이 되었다고 여겨지는 사람들이다. 두 번째 집단은 노출되지 않았다고 알려진 사람들이다. 노출이 흔하지 않을 때 노출 상태를 기반으로 한 연구대상자의 모집은 후향적 연구와 전향적 코호트 연구가 가장 최선의 연구방법이 될 수 있다.

두 형태의 연구에서 비교하는 두 집단의 대상자들은 노출 상태를 제외한 모든 점에서 유사한 특성을 가지고 있어야 한다. 예를 들어, 코호트 연구는 화학 약품에 노출된 산업체 근로자와 화학 약품을 사용하지 않은 농장 근로자를 비교할 수도 있다. 그러나 공장 근로자와 사무실 직원을 비교하는 것은 적절하지 않을 수 있다.

코호트 연구는 같은 초등학교에서 혈중 중금속 수준이 높은 집단과 낮은 집단의 어린이들의 건강상태를 비교할 수 있다. 그러나 혈중 납에 노출된 학생과 노출되지 않은 학생이 서로 다른 초등학교의 학생이라면, 코호트 연구는 혈중 납 수준의 영향을 조사하는데 유용하지 않다. 관찰된 건강상태의 차이가 납에 대한 노출이라기보다는 사회경제적 상태의 차이에 기인할 수 있기 때문이다. 후향적 코호트 연구와 전향적 코호트 연구의 가장 큰 차이는 기준 측정(baseline measurement)을 언제 했는가이다.

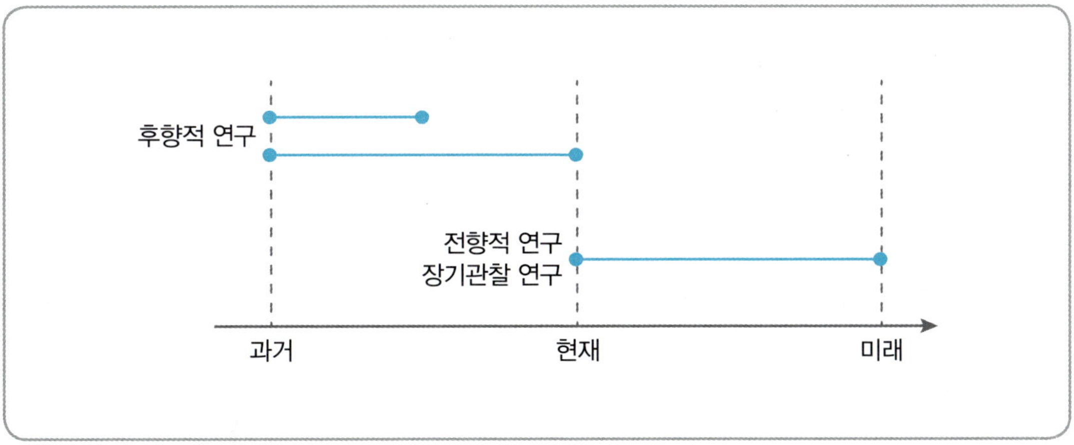

[그림 9-2] 코호트 연구별 추적 관찰 시점

1) 후향적 코호트 연구

후향적 코호트 연구는 과거의 특정 시점에서 수집된 문서화된 기초 정보를 사용한다. 후향적 코호트 연구는 출생 기록, 학교 기록, 진료 파일, 직업 자료 또는 수십 년 전 다른 자료원에서 기초 정보를 얻는데 수집 자료인 과거의 기록들이 잘 되어 있어야 정확한 자료수집이 가능하므로 병원 기록 등에 주로 한정되어 실시된다. 후향적 코호트 연구는 이미 작성된 자료를 분석함으로써 노출이 질병을 발생시킬 때까지 기다려야 하는 기간을 상당히 감소시킬 수 있다.

후향적 코호트 연구 자료 수집시 연구자들은 기초 기록을 추후 기록이나 동일한 대상에게서 현재 시점에 얻을 수 있는 직접 정보와 짝을 짓는다. 예를 들어, 후향적 코호트 연구는 동일한 수의 두 성인 집단을 찾아낼 수 있다. 특정 연도에 특정 병원에서 저체중으로 태어난 사람들과 동일 연고지 동일 병원에서 정상 체중으로 태어난 사람들이나 유사하게는 특정 지역에서 근무 여부를 알 수 있는 군복무 기록이 있는 장병이 군대에서 제대한 후 사망한 원인을 찾아낼 수도 있다.

2) 전향적 코호트 연구

전향적 코호트 연구는 앞서 언급한 것처럼 후향적 코호트 연구와는 시간의 방향이 다르다. 전향적 연구는 현재 시점에서의 노출과 결과에 대한 기초 자료를 수집하고 코호트를 미래 어떤 시점까지 추적 관찰한다. 모든 코호트 연구는 질병 발생을 조사하는 것이기 때문에 후향적 연구와 전향적 연구 모두 연구시작 시점에서 관심이 있는 결과는 어떤 코호트 구성원에서도 발견되지 않았다는 증거를 보일 수 있어야 한다. 전향적 코호트 연구의 장점은 관심 위험요인 노출에 대하여 가장 최신 자료를 수집할 수 있어 노출 여부 분류 과정의 비뚤림이 최소화된다는 것이고 단점은 노출 시점부터 질병 발생이나 사망 같은 결과를 관찰하기까지 장기간(수 년~수십 년)이 소요된다는 것이다.

3) 장기관찰 코호트 연구

장기관찰 코호트 연구는 개인들의 집단을 시간에 따라 추적 관찰하지만 노출 상태에 기초하여 사람들을 모집하지는 않는다. 대신에 연구대상자는 잘 정의된 연구가능 모집단 중에서 모집된다. 장기관찰 코호트 연구는 한 마을의 모든 주민, 특정 전문 조직을 대표할 수 있는 표본, 또는 한 대학에서 모집된 학생들의 코호트를 추적 관찰할 수 있다.

각 연구대상자들은 여러 가지 노출과 질병에 대하여 연구시작 시점에서 평가된다. 관심이 있는 하나 이상의 결과에 대한 발생률(incidence rate)을 알아보기 위하여 시간이 경과하면서 추적 관찰한다. 장기관찰 연구는 모든 연구대상자들이 동시에 연구를 시작하고 이후에는 어떤 사람도 연구에 참여할 수 없는 고정 모집단(fixed population)에서 진행할 수도 있다. 대안적으로, 장기관찰 연구는 연구대상자가 수시로 연구에 참여하는 것이 가능하거나 중도 탈락자 대신에 연구에 참여하는 동적 모집단(dynamic population)에서 할 수도 있다. 동적 모집단에 대한 추적관찰 기간은 고정된 날짜가 아니라 각 연구대상자가 연구에 포함된 날에 기초한다.

시계열 연구(time series studies)와 패널 연구(panel studies)와 같은 여러 가지 다른 형태의 장기관찰 코호트 연구들과 마찬가지로 장기관찰 연구들은 연구대상자들을 시간에 따라 반복적으로 측정한다.

감시 체계(surveillance system)는 연속적인 자료수집을 이용하여 확장된 기간 동안 모든 모집단을 관찰하는데 사용될 수 있다. 연속적으로 동일한 사람을 포함할 필요는 없다. 이러한 형태의 연구들은 장기관찰 코호트 연구방법 보다는 독립적인 단면적 연구를 적용한다.

3 고려사항

후향적 연구의 첫 번째 단계에서는 연구시작 시점에서의 자료를 수집할 수도 있으며 연구대상자와 개별적인 접촉이 불필요할 수도 있다. 개인들과의 접촉을 필요로 하는 후향적 연구에서는 과거 기록을 확인하기 위한 접촉 방법을 개발하여 참여율을 높이는 결과를 도출할 수 있도록 해야 한다.

노출 상태에 기초하여 연구대상자들을 모집하는 전향적 연구의 첫 번째 단계는 이용 가능한 개인의 두 가지 자료원을 확인하는 것이다. 하나는 관심현상에 노출된 사람들이고, 다른 하나는 노출되지 않은 사람들이다. 코호트 연구 시 주의할 점은 연구 시점에 연구대상자로 선정된 사람은 연구하려는 질병이 없어야 하고 그 질병에 대한 감수성이 있어야 한다. 그리고 연구기간 동안 코호트로 선정된 대상자로부터 원하는 자료수집이 가능하고 장기간 추적관찰이 가능해야 한다. 또한 위험요인에 노출되는 집단과 비노출 집단은 기본적으로 특성이 비슷해야 한다.

장기관찰 연구에 대한 첫 번째 단계는 연구가능 모집단을 선정하는 것이다. 기존 자료에 대한 2차 분석을 행하는 것이 목표라면, 첫 번째 단계는 기존 자료원을 확인하는 것이다. 기존 자료에 대한 2차 분석은 두 가지 경우의 연구문제를 조사하는데 가장 비용-효과적인 방법이다. 첫째는 완성되거나 계속 진행 중인 전향적 연구와 장기관찰 연구는 관심이 있는 노출과 질병을 평가한다. 다음으로는 외부 연구자들을 통해 전자 통계 자료 등을 분석할 수 있다.

전향적 연구와 장기관찰 연구를 수행할 때는 얼마나 자주 자료를 수집할 것인가, 연구를 얼마나 오랫동안 지속할 것인가를 결정하여야 한다. 시간에 따라 추적 관찰한 연구에서 연구기간이 종료되기 전에 연구참여자들에 대한 추적관찰 손실을 낮추는 것은 매우 중요하기 때문에 연구자들은 연구대상자의 부담을 최소화하고 참여에 대한 지속적인 관심을 극대화할 수 있는 전략을 세워야 한다. 예를 들어 연구대상자에게 무료 진단 검사와 다른 인센티브를 제공하여 계속적으로 참여하는 비율을 높일 수 있다. 충분한 동기는 질병을 가진 사람들과 가족들에게 질병의 유의한 영향을 상기시키고 계속적인 참여를 통하여 유의미한 건강상태 변화를 알 수 있게 해준다.

연구가능한 모집단이 확정되면 자료수집을 시작해야 한다. 코호트 연구에 대한 조사 도구를 개발할 때 연구시작 시점과 추적관찰 시점에서 모든 연구대상자에 대한 노출과 질병 상태를 정리하는 것이 매우 중요하다. 위험요인에 노출된 연구대상자가 노출되지 않은 연구대상자보다 질병에 대해 보다 세심하게 조사되어질 때 나타나는 정보 비뚤림(information bias)을 예방하기 위하여 동일한 평가를 해야 한다. 보안이 잘 유지되는 체계적인 자료 관리 체계는 연구대상자 정보의 비밀보장을 유지하고 연구시작 시점 자료와 추적관찰 자료를 연계하여 분석할 준비가 되어 있어야 한다.

1) 대상자 선정

코호트 연구에서 대상자는 연구하고자 하는 질병 관련 위험요인에의 노출 빈도에 따라 선정한다. 여기에는 연구문제의 특성, 연구대상자들의 완전하고 정확한 노출 여부, 추적하고자 하는 정보의 완전성 등을 고려해야 한다. 노출의 빈도를 고려 시 특정 직업이 있거나 특정 지역에 거주하는 사람들의 경우 환경요인에 관련된 드문 노출을 조사하는 경우 대상자로 선정할 수 있다. 연구문제의 특성은 일반적인 만성질병에 대한 일반적 위험요인들을 조사하는 경우 또는 지역적, 인구학적으로 한정된 지역의 인구집단을 대상으로 할 때 대상자로 선정할 수 있다. 노출 및 추정하고자 하는 정보의 완전성에 대해서는 의사나 간호사 같은 전문직, 의료보험 가입자, 퇴역군인, 특정 대학 동창생 등을 대상으로 선정할 수 있으며 이런 경우 추적이나 위험요인의 확인이 용이하고, 대상자의 수를 축소시킬 수 있으며 경비를 절감할 수 있다.

대상자 집단을 선정하면 이와 관련해서 위험요인의 노출 여부에 따른 질병발생이나 사망률을 파악하기 위하여 비교집단을 선정해야 한다.

4 분석: 발생률과 위험비

1) 발생률

코호트 연구의 목표는 새로운 질병의 발생을 조사하는 것이다. 발생률은 일정 기간 동안에 모집단에서 새롭게 질병이 발생한 환자의 수를 연구기간 동안 질병 발생의 위험을 가지고 있는 모집단의 전체 사람 수로 나눈 값이다(그림 9-3). 연구기간의 시작점에서 이미 관심이 있는 질병을 가지고 있는 사람들은 새롭게 질병에 걸릴 위험을 가지고 있지 않으므로 분모에서 제외된다. 예를 들어, 모집단이 50명인 집단에서 1년 동안 질병 발생률을 조사하는 코호트 연구에서 연구시작 시점에 3명이 이미 질병을 가지고 있다면 분모는 50명이 아니라 47명이 된다. 그리고 연구기간 중 5명이 질병으로 새롭게 진단되었다면, 발생률은 5/47 또는 1,000명 당 106명일 것이다. 발생률은 종종 '1,000명 당' 또는 '10,000명 당'의 단위 또는 더 쉽게 비교할 수 있는 단위로 변환된다.

몇몇의 코호트 연구들, 특히 동적 모집단을 갖는 코호트 연구와 수년 동안 계속 진행되는

$$\text{발생률} = \frac{\text{일정 기간 동안 발생한 새로운 환자 수}}{\text{질병이 발생할 위험에 노출된 인구} \atop \text{(질병을 가지고 있지 않은)}}$$

[그림 9-3] 발생률

코호트 연구들은 분모로 인년(person-time)을 사용한다(그림 9-4). 인년은 서로 다른 관찰 기간에 조사된 연구모집단에서 서로 다른 사람들을 설명하는 방법이다. 연구시작 시점에서 20명의 사람들이 모집되었다고 하자. 3년 후에 20명의 연구참여자 중에 10명이 여전히 연구에 남아 있고 관심이 있는 질병을 가지고 있다고 진단되지 않았다. 이 10명의 사람들은 3년 후에 30인년을 갖는다고 한다. 연구에서 여섯 사람은 1년 째 진단되고 두 사람은 3년째 진단되었다고 가정하면, 이 여덟 사람은 연구관찰에서 12인년을 갖는다. 그러나 사람들이 질병을 가지고 있다고 진단되고 더 이상 질병을 가질 위험이 없어지면, 발생률을 계산할 때 분모에 인년이 포함되지 않는다. 두 명의 다른 연구참여자가 연구를 그만두었다. 한 명은 2년까지 관찰되었으나 3년째에는 중도 탈락되었다면 이 연구참여자는 2인년을 갖는다. 또 다른 연구 참여자는 1년 후에 사망하여 1인년을 갖는다. 전체적으로 20명의 최초 연구참여자들은 관찰된 45인년에 대해 질병이 발생한 환자는 8명이다. 발생률을 비교하기 위한 발생률비(rate ratio)와 다른 측도를 계산하는 식에서 동일한 단위를 사용하는 한 모든 발생률을 1,000명 당 또는 1,000인년 당으로 측정하는 것은 문제가 되지 않는다.

2) 위험비

발생률을 비교하기 위한 가장 단순한 방법은 코호트의 노출된 구성원과 노출되지 않은 구

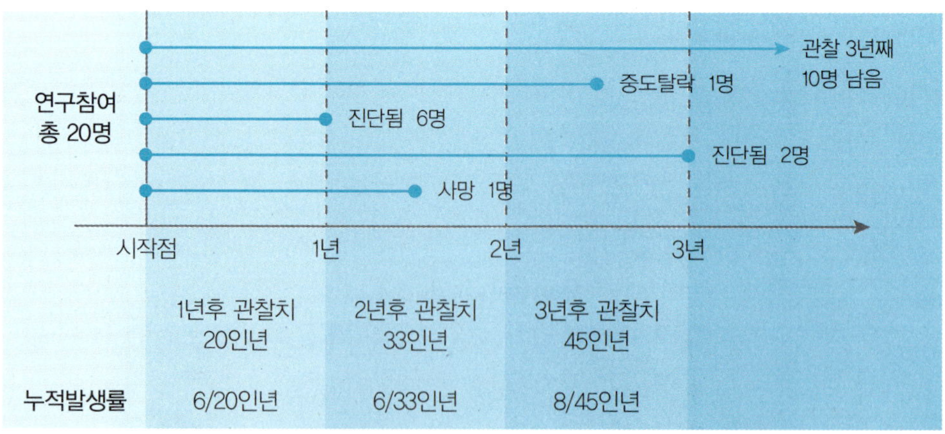

[그림 9-4] 인년 분석

95% 신뢰구간은 발생률비가 통계적으로 유의한가를 나타낸다. 95% 신뢰구간이 발생률비 =1을 포함하고 있다면, 신뢰구간의 하한은 보호적 범위이고 상한은 위험한 범위이다. 노출과 질병 사이에는 통계적 유의성을 가지고 있지 않다. 노출과 질병 사이에 연관성을 입증한 어떤 증거도 가지고 있지 않다가 적절한 결론이다. 95% 신뢰구간 전체가 1보다 작다면, 발생률비는 통계적으로 유의하고 노출은 연구모집단에 대하여 보호요인이 된다. 95% 신뢰구간 전체가 1보다 크다면, 발생률비는 통계적으로 유의하며 노출은 연구모집단에서 질병에 대한 위험요인(risk factor)이 된다.

보호요인 일례에서 '노출된 연구참여자들이 노출되지 않은 연구참여자들보다 질병이 발생할 가능성이 1/2이다'라고 말하는 것이 정확할 것이다. 위험요인 일례로는 '노출된 연구참여자들이 노출되지 않은 연구참여자들보다 질병이 발생할 가능성이 2배이다'라고 기술할 것이다.

통계량 계산 시에 컴퓨터와 인터넷 기반 통계프로그램을 이용할 수 있다. 주요 통계량들로는 노출된 집단의 발생률, 노출되지 않은 집단의 발생률, 기여위험도, 기여위험률, 발생률비, 발생률비에 대한 95% 신뢰구간이다.

예를 들어, 상대위험도가 0.724이고 95% 신뢰구간이(0.551, 0.951)이라면 전체 95% 신뢰구간이 1보다 작기 때문에 노출이 질병 발생을 예방하는데 기여한다고 볼 수 있다. 또 다른 경우, 상대위험도가 1.493이고 신뢰구간은(1.082, 2.060)이라면 전체 95% 신뢰구간이 1보다 크기 때문에 노출이 질병발생의 위험요인으로 고려될 수 있다.

실제로 [그림 9-6]의 흡연과 위암 발생률에 대한 코호트 연구의 결과 표에서 흡연기간에 따른 발생률의 경우 10년 미만인 경우 상대위험도가 1.36이고 95% 신뢰구간이 (0.51-3.47)이라면 전체 95% 신뢰구간이 1을 포함하므로 노출이 질병 발생과 관련성이 없다고 해석할 수 있다.

제10장

상관성 연구

1 개 요

상관성 연구(correlational study)는 두 개 이상의 집단 특성 사이의 연관성을 찾기 위하여 모집단–수준의 자료를 사용하는 관찰 연구이다. 상관성은 변수들 간의 관계를 의미하며 상관성 연구는 다른 용어로 생태학적 연구(ecological study) 또는 집단 연구(aggregate study)로도 불리기도 한다. 상관성 연구의 목적은 어떤 위험요인이 질병과의 관련성이 알려져 있지 않았을 때 연구 변수들이 관련이 있는 것을 밝혀내기 위함이다. 예를 들어 집단 수준의 측정에는 암 발생률, 평균 고혈압 수준, 특정 지역의 평균 햇빛 노출 등이 있는데 질병 발생률은 서로 다른 수준의 노출 집단들을 비교하여 측정하므로 상관성 연구에서는 비교집단이 있게 된다.

상관성 연구는 변수들이 서로 상호작용을 한다는 것을 전제로 하여 한 가지 변수가 변하면 다른 변수도 변하게 된다. 여기에 관계의 방향성에 따라 상관성 연구의 변수들 간의 관계는 한 변수가 증가하면 다른 변수도 증가하는 양적 상관관계 또는 정적 상관관계, 또 다른 하나는 한 변수가 증가하면 다른 변수는 감소하는 음적 상관관계 또는 부적 상관관계로 구분된다.

수집된 자료는 관찰로 수집 가능한 자료이므로 설문조사, 기록, 사례연구, 프로그램 평가 등 대부분의 자료들이 상관성 연구를 위해 사용될 수 있다. 상관성 연구의 핵심은 비교할 수 있는 정보를 포함한 자료들을 확인하여 관련성을 검증하는 것이다. 상관성 연구는 주로 보건 전략이 개발될 때 인구집단의 건강상태를 감시하기 위해, 국가 간 비교 같은 대규모 집단들을 비교하기 위해, 위험요인이 인구집단에 미치는 효과나 인구집단 수준의 위험요인 노출과 질병 간의 관계를 파악하기 위해, 또는 조사 중인 질병이 드물어서 분석을 수행하기 위해 집단의 자료가 필요할 때 활용된다.

관련성 검증을 위해 각 집단을 비교하거나 한 집단 내에서 시기별로 비교를 하는데 다른 연구방법에 비하여 상대적으로 쉽고 빠르게 진행할 수 있다. 모든 관심 변수들에 대한 정보는 장소와 시간에 따라 집단화될 수 있는 적정 수의 모집단에 적용될 수 있어야 한다. 예를 들어, 장소에 기초한 모집단은 EU에 속해 있는 모든 나라, 미국의 50개 주, 또는 서울시에서 임의로 추출한 인구조사 표준지역(census tracts) 등으로 구성되어야 한다. 시간에 따라 모집단은 하나 이상의 장소에 기초한 모집단으로부터 과거 수십 년의 역사적 자료(historical data)까지 사용할 수 있다.

2 상관성 연구자료

1) 연구자료의 특성

대부분의 연구에서 조사되는 모집단의 특성은 위험요인의 노출(exposure), 결과(outcome) 또는 질병(disease)이 되는데 예를 들어 유병률, 발병률이 해당된다. 상관성 연구에서 사용되는 대부분의 노출과 결과는 각 모집단에서 특정한 특성을 갖고 있는 비율 또는 모집단에서의 변수에 대한 평균값과 같이 자료를 종합한 형태이다. 측정값은 집계 측정값(aggregate measures), 환경 측정값(environmental measures), 전체 측정값(global measure)이 있는데 집계 측정값은 예를 들어 평균 치아 개수나 충치 없는 어린이 비율이 될 수 있고, 환경 측정값은 주어진 연도에 비가 온 날의 수 또는 8월의 낮 시간 동안의 평균 자외선 복사지수(ultraviloet radiation level) 등이 될 수 있다. 전체 측정값은 인구 밀도를 예로 들 수 있다. 환경 측정값은 전체 모집단에 대하여 아주 일관성 있게 측정될 수 있다.

생태학적 자료에 대한 통계 분석 전에 자료는 엑셀 시트에 입력되어야 한다. 각 모집단은 엑셀 시트의 각 행에 배정되어진다. 노출과 질병은 각 열에 배정된다. 자료는 각 열의 칸에 채워진다. 그리고 정확한 모집단에 대하여 자료를 정렬한다.

분석은 자료가 한 시점에서 비교 가능할 경우에만 타당도가 있다. 여러 개의 자료들이 사용되거나 자료가 긴 시간 동안 수집되었다면, 노출과 질병에 대한 정의가 모집단에 따라 다를 수 있다. 일부 모집단에서는 다른 모집단과 비교되어야 할 노출과 질병이 일관성 있게 낮게 측정되거나 과진단(over diagnosed) 되기도 한다. 잠재적 비교가능성의 부족 때문에 연구자들은 생태학적 상관성을 아주 보수적으로 해석해야 한다.

3 고려사항: 연령보정

때로는 비교해야 할 모집단들이 아주 다른 연령 구조를 가지고 있을 수 있다. 예를 들어, 하나 이상의 모집단들이 다른 모집단보다 아주 어리거나 많은 나이를 갖고 있을 수 있다. 그렇다면 모집단들 간의 명확한 비교를 위하여 연령보정(age adjustment)이 필요하다. 직접 연령보정(direct age adjustment)을 위해서는 각 모집단에서의 연령 집단에 따른 노출과 질병의 비율을 알아야 한다. 노출과 질병의 비율은 표준화 모집단(standardized population)에 적용되고, 연령이 보정된 요약 모집단 비율이 비교하고자 하는 모든 모집단에 대하여 계산되어진다. 간접 연령보정(Indirect age adjustment)은 연령 분포(age distribution)는 알지만, 노출과 질병에 대한 연령-특수 비율(age-specific rates)은 알지 못하는 모집단을 비교할 때 사용될 수 있다. 연령보정은 ANCOVA를 활용하여 연령을 공변수로 처리하여 적용한다.

4 분석: 상관성

1) 산점도

산점도(scatter plot)는 상관성을 설명하기 위하여 사용된다. 각 점은 연구에서 한 모집단을 나타낸다. 노출은 X축에 표시하고, 결과 또는 질병은 Y축에 표시한다.

① 모든 점들은 직선에 가깝게 위치하고 있을 때, 상관성은 아주 강하다.

② 점들이 정확하게 선형은 아니지만 경향에 대한 직선을 그릴 수 있을 때, 상관성은 보통 또는 중간이다.

③ 점들이 임의적으로 위치하고 있으며 명백한 직선을 그릴 수 없을 때, 상관성은 약하거나 존재하지 않는다.

④ 높은 수준의 노출이 높은 수준의 질병 비율과 연관되어 있다면, 직선의 기울기는 양의 값을 갖는다.

⑤ 높은 수준의 노출이 낮은 수준의 질병 비율과 연관되어 있다면, 직선의 기울기는 음의 값을 갖는다.

연속형 변수와 수를 직선에 표시할 수 있는 응답 값을 갖는 변수에 대해서는 피어슨 상관계수(Pearson correlation coefficient' r)를 이용하여 상관성을 계산할 수 있다. 응답값에 대해 순위를 할당하거나 순서화된 범주를 갖는 변수에 대해서는 스피어만 순위 상관계수(Spearman rank-order correlation coefficient)를 이용한다. 두 검정 방법 모두에 대하여, r은 −1~1 사이의 값을 갖는다. $r=-1$은 모든 점들이 음의 기울기를 갖는 직선 위에 정확하게 위치하고 있는 경우이다. $r=1$은 모든 점들이 양의 기울기를 갖는 직선 위에 정확하게 위치하고 있는 경우이다. $r=0$인 경우 노출과 결과 사이에는 아무런 연관성도 가지고 있지 않다.

두 개 이상의 변수들 사이의 연관성은 r^2로 보고될 수 있다. r^2은 연관성의 방향을 나타내지 않고 상관성이 얼마나 강한가를 보여준다. r^2은 0부터 1사이의 값을 갖는다. 상관성이 없다면 r^2은 0이다.

때때로 세 개 이상의 변수들을 비교하거나 목표가 다른 변수의 영향을 통제하거나 보정한 상태에서의 두 변수 사이의 관계를 알아보기도 한다. 이러한 경우에 연관성을 평가하기 위하여 선형회귀모형이 사용된다.

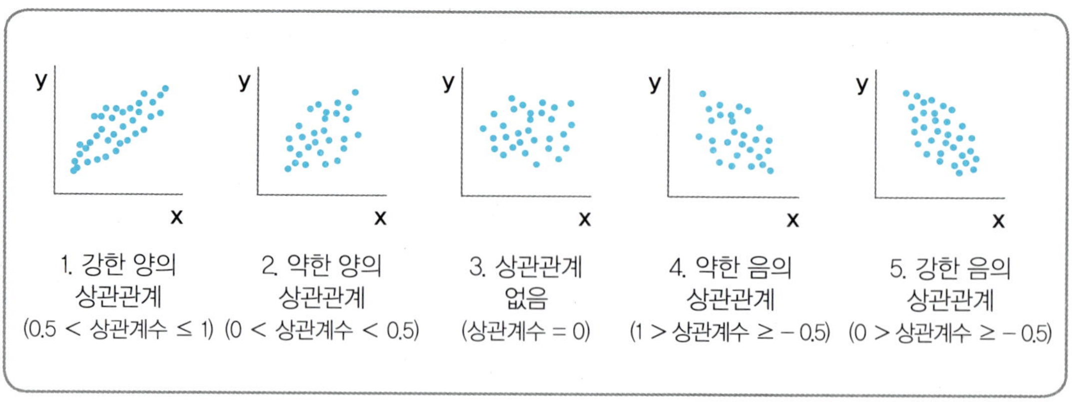

[그림 10-1] 산점도

상관성의 측도는 내적상관성에 대한 검정과는 차이가 있다. 내적상관성에 대한 검정은 조사도구의 일부인 두 개 이상의 관련된 변수들이 동일한 값에 대한 다양한 측면을 어떻게 측정하는가를 조사한다. 예를 들면, Cronbach's α와 KR-20(Kuder-Richadson Formula 20)은 설문지의 문항들 사이의 내적일치도의 측도이다. 내적상관성의 검정은 조사도구의 신뢰도를 조사하며, 두 개 이상의 독립변수들 사이의 상관성 검정과 동일하지 않다. 생태학적 연구에서는 내적상관성이 아니라 상관성으로 평가되어진다.

5 생태학적 오류 피하기

상관성 연구는 개인을 비교하는 것이 아니라 집단을 비교한다. 분석에는 개인-수준의 자료는 포함되지 않으며, 단지 모집단-수준의 자료만이 포함된다. 모집단-수준의 연관성을 개인에게 잘못 귀속시키는 것을 생태학적 오류(ecological fallacy)라고 부른다. 이러한 오류는 피해야만 한다. 어떤 것에 대한 노출 비율이 높은 모집단이 노출 비율이 낮은 모집단보다 질환의 비율이 높다고 하더라도, 모집단에서 높은 수준의 노출을 갖는 개인이 반드시 질병을 갖는 것은 아니다. 모집단에서 개인의 경험은 모집단의 평균으로부터 유의하게 차이가 있을 수 있다. 예를 들면, 평균 체질량지수(BMI)가 높은 지역의 개인은 비만할 것이라거나 평균 체질량지수가 낮은 지역에 속해 있는 개인은 비만하지 않을 것이라고 가정하는 것은 옳지 않다. 그러나 모집단에서 경향을 확인하고 개인에게 관심이 있는 특성들 사이의 관련성을 검정하기 위한 개인-수준 연구의 가설을 정립하기 위하여 이러한 관찰치를 이용하는 것은 적절하다. 상관성 연구는 연관성에 대한 가설을 정립하기 위한 유용한 시작점이지만 질병에 대한 위험요인을 최종적으로 확인할 수는 없다.

제11장

사례군 연구

1 개 요

사례 연구(case report) 또는 사례 보고는 한 환자의 드문 의학적 현상을 기술하는 연구를 말하는데 사례군 연구(case series) 또는 사례군 보고는 일정기간을 두고 특정 질병을 갖는 환자들의 특성을 기술하는 연구를 의미한다. 사례군 연구는 비교집단이 없이 중재나 질병의 결과에 대하여 사례 집단을 관찰하여 수행하게 되는데 연구자가 적절한 임상 사례 자료에 접근할 수 있을 때, 특정 사례들을 기술하는 것이 중요할 때 수행하며 특히 새로운 질병이나 그 원인을 발견하는 첫 단서가 되는 경우가 많다.

사례군 연구는 다음의 경우에 유용할 수 있다.

① 동일한 질병의 징후와 증후군을 갖는 집단의 특성과 유사성을 기술하고자 할 때

② 새로운 증후군을 확인하고 사례정의(case definition)를 정제하고자 할 때

③ 전형적인 질병의 진행과정을 명확하게 하고자 할 때

④ 추후 연구를 위한 가설을 개발할 때

사례군 연구는 두세 명의 사례 대상자부터 수백, 수천 명을 대상으로 할 수 있다. 사례군 연구와 코호트 연구 간의 중요한 구분은 코호트 연구는 전향적으로 유사한 특징을 가지고 있는 대상자들을 질병의 위험요인에 노출된 집단과 노출되지 않은 집단으로 구분하여 시간의 흐름에 따라 집단별 질병 발생에 대하여 추적 관찰하는 것이라면, 사례군 연구는 해당 환자들만 관찰하면 되기 때문에 비교집단이 필요 없고 단점으로는 비교집단이 없으므로 질병 또는 질병의 과정에서 도출할 수 있는 결론이 제한적이라는 것이다. 예를 들어, 사례군 연구

는 치료방법 A가 특정 질병에 효과가 있느냐에 대한 답이라고 할 수 있다.

2 사례 정의

사례 연구를 수행하는 연구자는 관심이 있는 하나의 질병을 선택하고 연구에서 새롭고 관심이 있는 것이 무엇인지 결정하고 적절하게 이용 가능한 사례들에 대한 자료를 확인하여야 한다. 다음 단계는 포함 기준과 배제 기준을 판독할 수 있는 명확한 사례 정의를 하는 것이다. 연구대상자들은 ICD 코드(국제질병분류, International Classification of Disease)에 기초한 진단을 사용하는 병원으로 선정할 수 있다. 그렇다면 ICD 번호는 사례정의의 한 부분일 수 있다. 그러나 코드 자체만으로 포함 기준과 배제 기준 모두를 정하기는 충분하지 않다. 좀 더 포괄적 사례정의는 병명 기술과 관련된 사람, 장소, 시간의 특성이 포함되는데 흔히 나이, 성별, 월수입, 보험 상태, 신체적 문제, 병기, 질병 기간 등이 포함된다. 또한 사례 정의는 연구방법이 유행(epidemic)을 조사하는데 사용되지 않더라도 질병 발생의 조사에서는 필수적이다.

[표 11-1] 사례 정의의 요소와 종류

사례 정의의 필요요소
• 질병 종류에 따른 임상적 진단기준 설정 • 시간적 특성(time), 공간적 특성(place), 인적 특성(person)에 대한 제한 필요
사례의 종류
• 확진자: 검사실 검사상 원인균이 동정된 사람 • 의증 환자: 검사실 검사가 진행 중이거나 검사결과상 원인균이 동정되지 않았으나 임상양상이 사례정의에 부합되고, 역학적(시간, 공간, 인적) 특성이 확진자와 연관성이 있는 사람

3 고려사항

1) 연구자료

사례군 연구는 설문지나 질적 기법을 사용하여 사례의 경험에 대하여 사례 면접 자료를 기본으로 한다. 자료는 연구대상자들의 진료기록을 검토함으로써 보충하고 확정할 수 있다. 대안적으로 사례연구는 단지 환자의 진료 차트를 검토하여 얻은 2차 자료에 기초할 수도 있다.

진료기록이 자료수집 과정의 한 부분으로 정해졌다면, 진료기록에서 정보를 추출하는 것을 안내할 수 있는 설문지를 만드는 것이 도움이 될 수 있다. 환자 차트에 의존하는 것에 대한 제한점 중 한 가지는 진료기록이 조사 시점에서 임상과 관련된 정보만을 포함하고 있다는 것이다. 환자파일에서의 진료 정보는 연구목적으로 기록된 것이 아니므로, 기록들은 연구자들이 알고 싶은 모든 정보를 포함하지 않는다. 그 결과로서, 증후군이나 병력에 대한 특정 내용의 결여가 반드시 노출되지 않았다는 것을 의미하지 않는다. 단지 기록되지 않았을 뿐이다. 연구 프로젝트의 분석과 해석단계에서 연구자는 결측 정보(missing information)의 양과 형태에 대하여 주의깊게 고려해야 한다.

사례군 연구는 특정 요구사항이 있다. 모든 사례군 연구는 연구윤리위원회의 승인 뿐 아니라 연구대상자들의 사전 동의(informed consent)와 기존 의무기록의 조심스러운 사용을 필요로 한다. 사례군 연구를 하는 연구자들은 연구대상자들의 신분을 보호하는데 특별한 주의를 기울여야 한다. 이 점은 질병이나 절차가 상대적으로 드문 경우와 지역사회 규모가 연구대상자들을 지인들이 알아챌 수 있을 만큼 협소한 경우에 중요하다. 대부분의 상황에서는 모든 신분에 대한 정보는 출판 전에 삭제되어야 한다. 예를 들어, 영상물은 연구대상자들의 신분을 밝힐 수 있는 어떤 확인된 흔적도 포함해서는 안 된다.

4 분 석

대부분의 사례군 연구들은 단순한 셈이나 빈도 이상의 값을 요구하지 않는다. 그러나 일부의 연구는 이환률이나 사망률과 같이 잘 정의된 측도를 사용하는 것이 유익할 수 있다. 예를 들어 치명률(case fatality rate)은 특정 질병을 가진 사람 중 사망한 사람의 비율이다. 이 값은 일반 모집단에서 특정 기간 동안 어떤 조건으로 사망한 사람의 비율인 조사망률(crude mortality rate)과는 다르다. 또한 모집단에 속한 사람 중에서 특정 원인으로 사망한 사람으로 인해 감소한 모집단 수의 비율을 나타내는 비례 사망률(proportionate mortality rate)과도 다르다. 사례 모집단 내 부모집단들을 비교할 때 또는 동일한 개별 연구참여자들에 대하여 사전 사후 측정을 비교할 때 비교통계 검정이 가능할 수 있다.

많은 사례군 연구가 시차를 가지고 있지는 않지만, 일부 사례군 연구는 환자들을 수일, 수

개월 또는 수년 동안 추적관찰한다. 이런 형태의 연구방법에서는 모든 연구참여자들이 질병 상태에 대하여 확정되었을 때 코호트 연구가 된다.

제12장

단면적 연구

1 개 요

단면적 연구(cross-sectional surveys)는 질병과 의심되는 원인요인에 대하여 한 시점 또는 짧은 기간에 원인요인과 결과로 고려되는 질병을 갖고 있는 집단과 원인요인, 질병을 별개로 가진 집단 또는 두 가지 조건 모두 갖고 있지 않은 집단을 각 집단 내 빈도를 비교하는 연구방법이다. 단면적 연구는 모집단을 대표할 수 있는 표본에 대하여 어느 한 시점에 연구 대상집단에서 질병을 가진 사람들의 비율을 파악할 수 있기 때문에 유병률 연구(prevalence study)라고도 불리운다. 단, 유병률은 연구 대상집단에서 일정 기간 새로 질병에 걸린 사람들의 비율인 코호트 연구의 발생률과는 다르다.

풀어 설명하면, 단면적 연구는 모집단에서 연구 대상집단을 추출하고 연구 대상집단 내에서 의심되는 특정 질병 위험요인의 노출이나 질병 등 연구하고자 하는 변수의 분포, 비율을 관찰하고 원인 요인과 결과 두 변수의 관련성을 분석하여 인과관계를 추론하는 연구방법이다.

단면적 연구는 대상집단 내에서 관찰되는 변수들과 변수들의 분포양상을 설명하고자 하는 목적에 적합하며 다음과 같은 경우에 사용된다.

① 지역사회를 기술할 때

② 모집단의 요구를 평가할 때

③ 프로그램을 평가할 때

④ 장기관찰 연구 시작 전 기초 자료를 수집할 때

단면적 연구의 구조는 추적관찰 기간이 없고 모든 변수들을 한 시점에서 관찰하고 측정한다는 것을 제외하면 코호트 연구와 구조가 비슷하다. 일반적으로 단면적 연구는 대상자 선정, 노출수준의 측정, 질병발생의 측정, 혼동변수 통제와 결과 분석 순으로 진행된다.

2 대표모집단

1) 모집단 선정

단면적 연구는 가장 간단한 연구설계로 단면적 연구의 첫 번째 단계는 연구대상의 선정이다. 만약 위험 요인으로 여겨지는 변수의 노출 상태를 확인할 수 있으면 노출 상태에 따라 연구대상을 선정한다. 예를 들어 한 지역에서 고혈압 유병률을 파악하려 할 때 지역의 거주민을 편의추출하여 유병률을 확인한다. 연구대상이 위험요인에 노출되었는지 미리 알 수 없는 경우가 많으므로 보통 일정 지역에서 가구 단위 같은 특정 단위의 연구대상을 선정하는 방식을 적용한다. 예를 들어 한 지역에서 호흡기 질병과의 대기오염 간의 관계를 조사한다면 해당 지역의 가구들을 편의추출하고 다음 특정 연령층으로 대상자들을 선정하는 식이다. 단면적 연구에서 매우 중요한 필요조건은 연구대상자들이 모집단을 대표할 수 있는 타당도를 가지고 있어야 한다는 것이다. 연구자들은 조사를 완성하기 위해 단순히 친구, 축구 경기를 보러온 팬이나 정형외과병원에 온 사람들을 대상으로 선정할 수 없으며, 만약 이러한 조사로부터 얻은 결과라면 그 결과는 모든 사람으로 일반화해서는 안 된다. 만약 연구의 목적이 광범위한 지역의 특성을 반영하는 것이라면 연구의 표본추출 전략은 다양한 도시를 대상으로 모집단을 선정해야 한다.

3 노출수준 측정

단면적 연구는 수백 명 이상의 사람들을 대상으로 설문지, 검사실 검사, 신체검진 등의 방법을 통해 위험요인을 조사한다. 조사 시 중요한 것은 언제부터 얼마나 오래 위험요인에 노출되었는지를 파악하는 것이다. 호흡기 질병과 대기오염의 관계를 조사한다면 대상자가 거주하는 지역의 대기오염물질의 양을 조사하게 되는데 현재의 대기오염 상태가 호흡기질병이 발생한 시기의 대기오염 상태와는 별개이기 때문에 연구대상의 과거 거주지에 대한 조사를 반드시 포함해야 하며 그러한 방식으로 과거 대기오염에 노출된 상태를 어느 정도 예측할 수 있게 된다. 또한 연구대상자가 과거에 거주한 지역의 과거 대기오염 상태도 조사해야 한다. 만약 기록이 없다거나 대상자 본인이 기억을 명확하게 하지 못하는 경우 노출수준의 정확한 파악이 제한된다. 그리고 위험요인과 질병 사이의 연관성이 드러나더라도 인과성을 파악하는 것은 불가능한데 이는 질병의 결과로 위험요인이 변할 수도 있고 다른 영향요인들에 의해 두 변수가 변할 가능성이 많기 때문이다. 또한 과거 노출수준을 알 수 없는 경우가 많다는 것이 단면적 연구의 제한점이기도 하다. 그러므로 단면적 연구를 적용할 때는 질병의 결과로 변하지 않는 변수들을 대상으로 하는 것이 바람직하다.

4 변수 측정

단면적 연구는 흔히 질병 상태를 결과 변수로 측정한다. 질병 상태는 가능한 처음 증상이 나타난 시기를 조사해야 한다. 그러나 그 시기를 기억 못하거나 심지어는 자신이 해당 질병을 갖고 있는지도 모르는 경우가 있으므로 질병상태를 정확하게 파악하는 것은 어렵다. 또한 증상이 악화와 호전을 반복하는 질병의 경우 단면적 연구에서 파악되는 현 시점의 상태로 질병 유무를 결정할 수 없으므로 현재 증상이 없는 연구대상자에게도 과거 유사한 증상을 경험했는지 반드시 확인해야 한다. 그렇게 하면 연구자가 대상자의 질병 상태를 정확히 결정할 수는 없지만 결과 분석할 때 과거 경험을 고려할 수 있다. 그러므로 가능하다면 연구하는 질병에 대하여 타당도가 검증된 진단기준의 표준안을 미리 마련해야 한다. 표준 진단기준은 다양한 지역의 유병률을 비교할 수 있게 해준다.

5 분석: 유병률

단면적 연구는 한 시점에서 잘 정의된 모집단의 다양한 인구학적 특성, 노출 경력과 질병 상태의 유행을 측정한다. 단면적 연구의 결과를 보고하는 가장 일반적인 방법은 단순하게 유병률을 보고하는 것이다. 유병률은 조사 시점에서 주어진 속성을 갖는 모집단의 비율이다. 비교 가능한 유병률 측도(measure of morbidity), 유병률비(prevalence ratios, PRs)를 사용할 수도 있다. 유병률비는 노출된 인구집단에서 발병한 인구집단의 비를 의미하며 두 모집단에서의 유병률의 비를 계산하여 두 모집단에서의 특성에 대한 유병률을 비교한다.

단면적 연구는 시차를 가지고 있지 않기 때문에, 인과성(causality)을 평가하는데 사용할 수는 없다. 단면적 연구는 노출이 질병과 '연관된(associated)' 또는 '관련된(related)'이라고 말할 수는 있지만, 원인요인과 결과변수를 동시에 관찰하기 때문에 자료 수집 시 변수들이 연구대상의 응답에 영향을 미칠 수 있으므로 노출이 질병의 원인이라는 것을 보여줄 수는 없다.

단면적 연구에서 혼동변수(confounding variable)는 연구결과에 심각한 오류를 가져올 수 있으므로 혼동변수를 통제하는 것이 중요하다. 혼동변수는 연구설계에서 짝짓기(matching)나 통계방법을 통해 통제가 가능하다. 그런데 단면적 연구에서는 짝짓기 방법은 바람직하지 않은데 그 이유는 단면적 연구의 경우 전체 인구집단을 대상으로 하는 경우가 흔하여 자료 수집 시까지 각 개인의 혼동변수에 대한 정보를 얻지 못하는 경우가 많고 위험요인의 노출 수준 역시 연구가 시작되는 시점에 파악할 수 없는 경우가 많아서 짝짓기를 고르게 할 수 없기 때문이다. 그러므로 단면적 연구에서는 통계기법을 활용하여 혼동변수를 주로 통제하게 된다. 연구결과에서 분석하려는 결과 변수가 질병의 유무로 정해지는 경우 다변량 회귀분석(logistic regression)이나 층화분석을 적용할 수 있다. 결과변수가 질병 유무가 아니라 콜레스테롤 같은 연속변수의 형태라면 중회귀분석도 사용 가능하다.

6 단면적 연구의 장단점

단면적 연구의 장점은 다음과 같다. 첫째, 연구 수행에 드는 시간과 경비가 절약된다. 둘째, 연구결과의 일반화가 가능하다. 셋째, 상대위험도의 추정이 가능하다. 넷째, 위험요인이나 관심 질병의 유병률을 얻을 수 있다. 다섯째, 코호트 연구의 첫 단계로 활용할 수 있다.

한편 단면적 연구의 단점은 다음과 같다. 첫째, 관찰하고 있는 두 개의 변수들 간의 시간적 선후관계를 구분하기 어렵다. 둘째, 관찰 변수 간 인과관계를 밝히는 데 어려움이 많다. 셋째, 지역사회에서 유병률이 낮은 질병은 단면연구를 수행하기 어렵다. 넷째, 질병의 이환기간이 짧은 경우 단면적 연구를 수행하기 어렵다. 다섯째, 생존자 선택에 의한 오류가 발생하기 쉽다. 이러한 장단점을 고려하여 단면적 연구에서 환자-대조군 연구에서 원인적 연관성이 높고, 유병률이 비교적 높은 질병이면서 지역사회를 대상으로 코호트 연구에 의한 위험도 측정 및 원인적 연관성을 확정하기 위하여 코호트 연구를 수행하기 전 단계에서 흔히 수행된다.

제13장

환자-대조군 연구

1 개 요

환자-대조군 연구(case-control study)는 연구하고자 하는 질병이 있는 집단과 없는 집단을 선정하여 질병의 발생과 관련되는 것으로 생각되는 잠정적인 위험요인에 대하여 두 집단의 과거 노출 비율을 관찰하는 연구로 분석 역학의 초기단계에 주로 수행되는 연구이다(그림 13-1). 환자-대조군 연구에서 개인 연구참여자들은 질병 상태에 기초한 연구의 포함기준에 따라 선정된다. 관심이 있는 질병을 가진 연구참여자들은 환자군(cases)으로 분류되며, 질병을 갖지 않은 연구참여자들은 대조군(controls)으로 분류된다. 환자군과 대조군 모두 과거 노출에 대한 동일한 질문에 답하게 된다. 환자-대조군 연구는 과거에 대하여 조사함으로써 단기간에 수행이 가능하고 비용이 비교적 적게 들며 단일 질병에 대하여 여러 위험요인을 파악할 수 있는 장점이 있어 관심 질병에 대한 위험요인을 확인하는데 가장 좋은 연구방법이다. 환자-대조군 연구는 질병이 상대적으로 흔하지 않고 일반 모집단 연구에서 환자군이 많지 않은 경우에 특히 좋다. 특별한 형태의 통계량으로 오즈비(odds ration, 교차비)를 위험요인인지 확인하는데 사용한다.

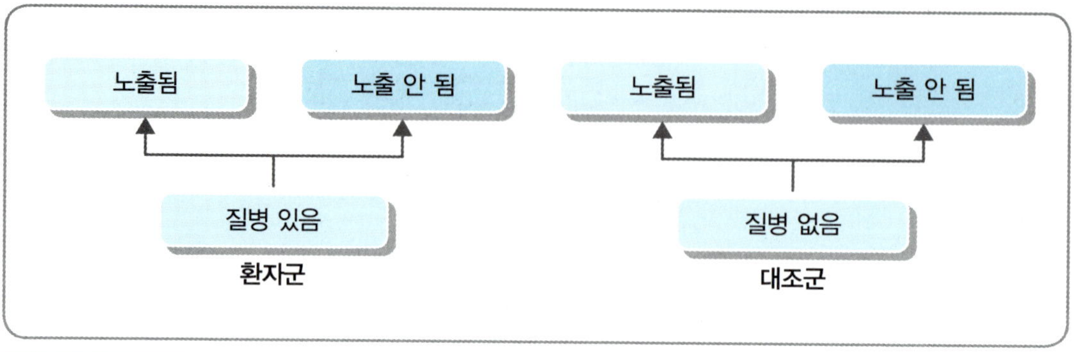

[그림 13-1] 환자-대조군 연구설계

2 환자군과 대조군 선정

1) 환자군 선정

환자-대조군 연구에서 첫 번째는 환자군을 선정하는 것이다. 환자-대조군 연구는 연구대상 질병이 있는 환자들이 상당한 규모여야 한다. 비슷한 질병이 아닌 동일한 질병을 가진 환자들이 필요하기 때문에 진단기준을 엄격하게 적용해야 하며 모든 환자군은 질병, 불구, 또는 건강과 관련된 상태가 동일하여야 한다. 그러므로 환자-대조군 연구에서 환자군으로 여겨지는 사람들이 갖고 있는 특성과 그렇지 않은 특성이 무엇인가를 정확하게 명시할 수 있는 실제적인 환자 정의(working case definition)를 개발해야 한다.

선행연구에서 파악된 대상 질병 진료 지침서와 출판물들은 포함기준과 배제기준을 정하고 개선하는데 유용한 참고문헌이 된다. 환자정의는 사람, 장소, 시간의 특성이 포함되어야 한다.

환자군을 선정하기 위해서는 환자군을 선정하는 출처를 정해야 하므로 관심이 있는 질병이 있는 개인의 자료가 적절하고 이용가능한지 확인하는 것으로 시작한다. 병원, 전문병원, 내과의원, 공공보건기관, 질병 등록기관과 질병관련 단체들은 연구자가 연구에서 환자 정의를 충족하는 사람들을 확인하는데 도움을 줄 수 있을 것이다. 지역주민을 대상으로 하는 경우 질병 과정 전체를 관찰할 수 있는 장점이 있지만 비용이 많이 들고 실제 수행하는 데 어려움이 많다.

환자군을 선정할 때 모든 환자를 할지 새로 발생한 환자를 대상으로 할지 결정한다. 현재 질병이 있는 환자를 대상으로 하면 희귀 질병인 경우 환자 사례를 많이 얻을 수 있는 장점이 있으나 예후와 관련하여 비뚤림을 일으키고 질병 자체의 결과를 위험요인과 구별하기 어려워진다. 예를 들어, 커피 소비와 궤양의 관련성 연구 시 커피의 소비 증가가 궤양 초기 증상의 반응인지 위험요인인지 구분하기가 어렵다. 따라서 환자-대조군 연구에서는 대부분 새로 발생하는 환자를 환자군으로 이용한다. 그러나 선천성 기형 연구 같은 경우에는 기존에 질병을 갖고 있는 환자를 선정해야 하기도 한다.

환자군을 선정할 때 자료와 상관없이 대부분의 상황에서 이러한 기관들은 연구 프로젝트가 적절한 기관윤리심의위원회로부터 승인을 받기 전에는 개인에 대한 어떤 정보도 노출되지 않도록 해야 한다. 정보에 대한 내용이 밝혀졌을 때, 연구자는 연구참여자들의 잠재적 사생활 보장과 개인정보에 대한 비밀보장에 최선의 노력을 해야 한다.

환자-대조군 연구는 대표성의 문제를 고민해야 한다. 환자-대조군 연구에서는 환자군의 일반화보다는 타당도를 확보하는 것이 중요하므로 선정된 환자군의 대표성은 중요하지 않다. 환자군은 위험요인의 노출과 질병에 대한 정확한 정보를 얻을 수 있는 환자로 제한해도 된다. 이때 대조군도 대표성이 없는 환자군과 같은 조건의 건강한 사람 중에서 선택한다.

2) 대조군 선정

환자-대조군 연구에서 환자군을 선정한 다음으로 적절한 대조군을 선정하는 것은 중요한 과제이다. 모든 상황에 적합한 대조군은 사실상 없다. 대조군은 질병 상태를 제외하고 건강한 사람 중 환자군과 마찬가지의 상황에 있는 사람으로 선정해야 한다. 그러므로 환자군의 선정에 적용된 포함기준과 제외기준, 제한점이 대조군에도 동일하게 적용된다. 예를 들면, 환자군의 연령대가 25세에서 29세 남자 성인이라면, 대조군도 반드시 이 연령대 집단에서 선정해야 한다.

대조군은 병원 대조군, 지역주민 대조군, 특정 대조군 등이 있다. 연구목적에 따라 대조군은 다음을 대상으로 모집할 수 있다.

① **병원 대조군**: 관심 질병이 없는 병원이나 클리닉 환자

② **지역사회 대조군**: 일반 인구집단

③ **특정 대조군**: 환자군의 친구나 친척, 이웃, 배우자 등

대조군의 흔한 출처는 환자군과 같은 병원을 방문하면서 연구 질병에 이환되지 않은 환자들이다. 이런 대조군은 쉽게 충분한 대조군 선택이 가능하고 경비와 노력이 비교적 적게 소요되고 회상에 의한 비뚤림을 줄일 수 있으며 환자군과 같은 선택적 비뚤림이 작용할 가능성

이 높고 무응답이 감소할 수 있다. 그러나 대조군이 건강한 사람이 아니며 일반 주민 중 병원 방문과 연관되어 있어 대조군이 유추되는 모집단과 노출의 분포에 차이가 있을 수 있다. 병원 방문자는 지역주민보다 흡연을 더 많이 하고 피임약을 더 복용하고 음주를 더 한다고 알려져 있어 이런 위험요인에 대한 연구는 결과가 부정확해지기 쉽다. 예를 들어 과거 흡연과 방광암 환자를 대상으로 하는 환자-대조군 연구에서 관련성이 유의미하게 관찰되지 않는 경우가 많았는데 분석 결과 병원 대조군이 흡연을 더 많이 하기 때문이었다. 또 다른 고려사항으로 특정 질병에 대한 이송 병원일 때 환자군과 같이 선택적 비뚤림이 작용할 수도 있다.

병원 대조군의 경우 대조군은 환자군과 다른 특정 질병군으로 한정해야 한다. 환자군의 질환과 같은 위험요인에 연관된 질병군은 반드시 제외해야 한다. 예를 들어 폐암 환자의 대조군으로 흡연과 관련된 폐렴, 기관지염 환자가 포함된다면 관련성은 실제보다 더 낮게 측정된다. 그리고 노출된 수준에 영향을 미치는 질병군도 대조군에 제외해야 한다. 예를 들어 커피 소비 관련 연구에서 궤양환자는 커피를 적게 마실 수 있으므로 제외해야 하는 것을 들 수 있다.

환자군이 지역주민에서 선정되거나 병원 대조군이 불가한 경우 지역주민 대조군을 선정한다. 이때 전화번호부, 주민등록번호 등을 이용하여 대조군을 선정할 수 있다. 그러나 지역주민 대조군은 시간과 비용이 많이 들고 환자군과 대조군의 정보의 질에 차이가 발생할 수 있으며, 대상자와의 접촉이 어렵거나 대상자 참여를 거절할 수 있고, 대상자별로 위험요인의 노출 수준이 다를 수도 있다.

다음으로 친구나 친척, 이웃을 대조군을 선정하는 경우 이들 대조군은 건강하면서 더 협조적이고, 혼란변수를 어느 정도 조절할 수 있는 장점이 있다. 가족 간에 영향을 받는 위험요인이라면 관련성이 낮게 측정된다. 예를 들어, 음식물 섭취와 흡연 습관을 들 수 있다.

대조군의 출처가 결정되면 다음은 대조군의 수를 정한다. 하나의 대조군이 이상적이지만 병원 대조군의 경우 질병별 특성으로 인해 여러 개의 대조군이 필요할 수 있다. 예를 들어 유방암 대조군으로 다른 부인과 암, 부인과 질병, 응급수술, 사고 환자 등을 대조군으로 선정할 수 있다. 모든 대조군에서 위험요인의 노출 수준이 높으면 위험요인일 가능성이 많으며 다양한 형태로 관찰되면 관련성 정도나 비뚤림에 대하여 유용한 정보를 얻을 수 있다. 그리고 대조군의 단점을 보완하기 위하여 여러 개의 대조군을 둘 수 있다.

다음은 대조군에 포함된 사람의 수 선정이다. 환자군이 많고 양 집단 간에 비슷한 연구 경비가 배정되면 환자군과 대조군에 포함되는 사람은 1:1의 비율이 좋다. 특히 연구하려는 위험요인이 효과가 없으면 1:1이 가장 좋고, 위험요인이 효과가 있으면 연구하려는 개념의 모수 기능에 따라 달라진다. 환자군이 적고 경비가 많이 있으면 환자군과 대조군에 포함되는 사람의 수는 1∶4까지 효율적이라고 알려져 있다.

대조군에 포함되는 사람들은 대조군의 모집단을 알면 임의 추출이나 계통 추출을 선택하여 선정한다. 병원 대조군 같이 대조군 모집단이 쉽게 정해지지 않으면 짝짓기 추출법(matching sampling)을 활용한다. 이렇게 하면 환자군이 정해진 후 다음으로 연령, 성별이 동일하거나 이웃 사람을 대조군으로 정한다. 지역주민 대조군은 주민등록부에서 가까운 이웃을 정할 수 있따. 그러나 이때에도 객관적이고 명확하며 신뢰도 있는 선정 방법을 정해야 한다.

3 짝짓기

1) 짝짓기 종류

설계 과정 초기에 환자군과 대조군을 어떻게 짝지을 것이지 결정을 한다. 짝짓기(matching)에는 기본적으로 세 가지 선택이 있다. 짝짓기 하지 않음, 빈도(집단) 짝짓기(frequency(group) matching), 짝지은 쌍(개인) 짝짓기(matched pair(individual) matching).

일부 연구는 짝짓기를 하지 않는다. 환자군과 대조군에 대한 포함기준과 배제기준이 성별, 연령집단, 사회경제적 상태와 다른 특성들에 따라 유사하게 분포하는 환자군과 대조군 모집단에서의 결과일 것이라는 것을 단순히 가정한다.

빈도 맞추기는 선정된 대조군을 몇 개의 주요 변수별로 층화하여 환자군의 변수별 빈도에 맞게 대조군을 선정하는 것으로 이때 대조군을 층화하기 위한 정보가 있어야 하며, 환자군 선정이 끝난 뒤에 가능하여 시간과 비용이 많이 필요하다. 몇몇 연구는 비교하는 환자군과 대조군 모집단을 확실하게 하기 위해서 몇 개의 변수에 대하여 빈도 짝짓기를 이용한다. 예를 들어, 연구가 병원에 입원한 환자군과 대조군을 이용한다고 하면 연구자는 각 환자에 대하여 환자와 동일한 기간 동안 입원하고, 동일한 성별과 연령대인 사람들 중 한 명을 대조군으로 선택할 수 있다. 단지 한명 유사 환자를 확인하는 것 이상으로도 짝짓기는 환자군에 대하여 둘, 셋, 또는 많은 대조군을 확인하는데 사용될 수 있다. 이와 같은 집단 짝짓기에 대하여 목표는 환자군 모집단과 유사한 대조군 모집단을 모집하는 것이다. 분석을 할 때 환자군의 생활은 대조군의 것과 동일하지 않다. 그러므로 분석은 짝짓지 않은 환자-대조군 연구에서 사용되는 연구방법과 동일하게 이용된다.

2) 유의사항

빈도 짝짓기와 짝지은 쌍의 짝짓기에 대하여 과도한 짝짓기(overmatch)를 하지 않는 것이 중요하다. 짝짓기에 사용되는 변수들은 분석하는 동안에 노출로 고려되는 변수로는 고려될 수 없다. 예를 들어 입원일수, 성별, 연령에 기초하여 빈도 짝짓기를 했다고 하자. 환자군과 대조군 모집단은 아마도 인위적으로 한 달간 동일한 입원 비율, 동일한 성인 남자 비율, 동일한 평균 연령을 가지게 될 것이다. 이렇게 강제적으로 유사하게 만든 결과로 연구는 환자군이 대조군보다 입원기간, 성인 남성 또는 80대 이상이 사람의 비율에 차이가 있는지 조사할 수 없다. 짝짓기를 위한 특성들이 많아질수록 짝짓기의 모든 범주를 충족하는 대조군을 찾는 것은 어려워진다는 것을 기억해야 한다.

4 고려사항

연구설계에 대한 핵심 결정이 이루어지면, 자료수집 계획을 수립해야 한다. 연구자들은 환자-대조군 연구를 위한 조사도구를 고안할 때 두 가지를 고려해야 한다.

첫째, 환자-대조군 연구에서 모든 연구대상자들은 환자군인지 대조군인지 또는 둘 다 아닌지에 대해 확인하는 질문에 답하도록 한다. 질문은 반드시 확정된 환자군과 대조군만이 분석에 포함될 수 있는지 확인해야 한다. 환자군과 대조군으로 생각되는 것이 무엇인가에 대해 엄격한 정의를 지키는 것이 분류 비뚤림(misclassification bias) 위험을 최소화한다.

둘째, 연구자들은 환자군과 대조군이 과거에 대해 기억하는 것이 어려울 때 나타나는 회상 비뚤림(recall bias)의 위험을 고려해야 한다. 이러한 형태의 위험은 환자-대조군 연구에서 특히 중요한데, 연구대상자들은 노출이 언제 일어났는지에 대해 서류로 확인되지 않는 아주 먼 과거의 사건을 기억해야 하는 질문을 받는다. 환자군은 왜 아팠는지에 대한 답을 찾을 것이다. 그 결과로 환자군에서는 참여한 것에 대해 좀 더 생생한 기억을 갖거나 또는 위험하거나 이익이 될 수 있는 것으로 인식되는 행동에 대해 기억하지 못할 수도 있다. 예를 들어 야맹증에 대한 연구에서 성인 환자군은 어렸을 때 당근을 거의 먹지 않았음을 보고할 수 있다. 이렇게 말하는 것은 당근을 절대 먹지 않았기 때문이 아니라 어렸을 때 비타민 A의 함유가 높은 채소를 많이 섭취했다면 성인이 되었을 때 좋은 시력을 가질 수 있었으리라 가정하기 때문이다. 환자군은 어린 시절의 당근 섭취를 과추정(overestimate)할 수도 있다. 반대로 야맹증 환자군이 어린 시절 당근을 즐겁게 먹었다는 기억을 가지고 있을 때 왜 야맹증이 생겼는지에 대해 궁금해 할 수도 있는데 한 달에 한 번만 당근을 먹었을지도 모르는 일이다. 반면 대조군은 나쁜 시력에 대한 위험요인에 대해 많은 것을 생각하지 않을 수 있고 자주 당근을 먹었다고 기억할 수도 있다.

회상 비뚤림 때문에 이런 연구의 경우 환자군과 대조군에서 보고된 어린이들의 당근 소비량에 유의한 차이를 발견할 수도 있다. 이러한 차이는 실제적으로 두 집단의 평균 식이에 차이가 없을 때조차도 나타날 수 있다. 반대로 조사는 과거 식이력의 실제적인 차이를 찾아내지 못할 수도 있다. 회상 비뚤림이 일어나는 것을 증명할 수 있는 방법은 없지만, 환자-대조군 연구에서의 결과는 차별화된 기억이 결과에 영향을 줄 수 있다는 가능성을 고려하여 조심스럽게 해석되어야 한다.

5 분석: 오즈비

1) 오즈와 오즈비

연구자들은 환자-대조군 연구에서 오즈(odds, 가능성)와 오즈비(odds ratios)의 개념에 친숙해지고 편안해져야 한다(그림 12-2). 오즈비는 환자-대조군 연구에서 보고되어지기를 기대하는 연관성의 측도(measure of association)이다. 오즈는 베팅(betting)과 관련되었을 때 가장 친숙하다. 경주에서 이길 가능성과 질 가능성이 같은 말이 '동일 오즈(even odds)' 또는 '오즈 = 1(odds of 1; 50%/50%)'을 갖는다고 말한다. 비슷하게 환자-대조군 연구는 특정 노출을 가질 기회와 갖지 않을 기회를 비교한다. 연구참여자의 50%가 노출력(exposure history)을 갖고 50%는 노출력을 갖지 않는다고 하면 노출에 대한 오즈는 50%/50% 또는 1이 된다. 노출력을 갖는 연구참여자가 25%이고 노출력을 갖지 않는 연구참여자가 75%라면 오즈는 25%/75% 또는 0.33이다. 만약 과거에 노출되었다고 보고된 사람이 2%이고 노출되지 않은 사람이 98%라면 오즈는 2%/98% 또는 0.02이다.

2) 오즈비의 해석

환자-대조군 연구는 주요한 연관성 측도로 환자군에서의 노출을 오즈와 대조군에서의 노

구분	환자군	대조군
위험요인 노출	A	B
위험요인 비노출	C	D
	환자군 노출에 대한 오즈	대조군 노출에 대한 오즈

$$OR = \frac{odds_1}{odds_2} = \frac{A/C}{B/D} = \frac{AD}{BC}$$

[그림 13-2] 오즈와 오즈비

출 오즈의 비를 사용한다. 이 값을 오즈비(odds ratio, OR)라 부른다. 2×2표로 나타내는 환자-대조군 연구에서 2×2표는 두 개의 이분형(예 또는 아니오) 변수를 비교한다. 짝짓지 않은 환자-대조군 연구에 대한 2×2표에서 열은 질병 상태(환자군=예, 대조군=아니오), 행은 노출 상태(노출됨=예, 노출되지 않음=아니오)를 나타낸다. 이 연구에서 모든 연구참여자들은 A 노출력이 있는 환자군, B 노출력이 있는 대조군, C 노출력이 없는 환자군, D 노출력이 없는 대조군 이 네 개의 결과 칸 중 하나에 할당된다. 이런 연구에서 환자군의 총수는 A+C이고, 대조군의 총수는 D+D가 된다.

환자군에 있어 노출에 대한 오즈는 노출된 환자군의 수를 노출되지 않은 환자군의 수로 나눈 값이다. 대조군의 노출에 대한 오즈는 노출된 대조군의 수를 노출되지 않은 대조군의 수로 나눈 값이다. 그리고 오즈비에 대한 식은 (A÷C)/(B÷D)로 간단히 OR=AD/BC로 표현할 수 있다.

① 노출에 대한 오즈가 환자군과 대조군과 같다면 오즈비는 1이다.

② 오즈비가 1보다 크다면, 환자군에서 노출 오즈가 대조군보다 더 크다는 것이고, 노출이 위험하다는 것을 의미한다.

③ 오즈비가 1보다 작다면, 한자군에서의 노출 오즈가 대조군보다 더 작다는 것이고, 노출이 보호적이라는 것을 의미한다.

95% 신뢰구간은 오즈비가 통계적으로 유의한가를 보여준다.

① 95% 신뢰구간이 비차비 1을 포함하는 경우, 이러한 값은 신뢰구간의 하한이 1보다 작고 노출이 보호적이라는 것을 나타낸다. 상한이 1보다 큰 경우 노출이 위험하다는 것을 나타낸다. 이러한 상황에서 오즈비는 통계적으로 유의하지 않다고 말하며, 노출과 질병 사이에 어떤 연관성도 존재하지 않는다고 생각할 수 있다.

② 95% 신뢰구간이 모두 1보다 작은 범위에 있다면 오즈비는 통계적으로 유의하며 노출이 질병에 대해 예방적이라고 할 수 있다.

③ 95% 신뢰구간이 모두 1보다 큰 범위에 있다면, 오즈비는 통계적으로 유의하며 노출이 질병에 대해 위험하다고 할 수 있다.

A, B, C, D에 대한 값이 입력되면 오즈비(AD/BC)에 대한 점 추정치(point estimate)와 이에 대응하는 95% 신뢰구간을 계산하는데 컴퓨터와 인터넷에 기반한 통계 프로그램을 이용할 수 있다. 예를 들면, 오즈비가 1.588이고 95% 신뢰구간이 (1.027, 2.453)이라면 이는 노출이 위험하다는 것을 뜻한다. 다른 예로 오즈비가 1.158이고 95% 신뢰구간이 (0.650, 2.066)이라면 95% 신뢰구간이 1을 포함하고 있기 때문에 연관성은 통계적으로 유의하지 않다. 이 예에서 올바른 결론은 노출과 질병 사이에는 연관성이 없다는 것이다.

환자-대조군 연구에 대해서 '노출된 군이 노출되지 않은 군에 비해 질병의 비율이 더 높다(더 낮다)'라고 말하는 것은 옳지 않다. 왜냐하면 노출군과 비노출군에서 질병의 비율은 알려져 있지 않기 때문이다. 환자-대조군 연구에서 연구대상자들은 질병을 가지고 있거나 가지고 있지 않기 때문에 모집된다. 통상적으로 환자-대조군 연구는 환자군이 연구모집단으로부터 지역사회에서 1% 미만이 추출되었더라도 연구참여자들의 50%가 환자군이다. 그 결과로 연구참여자들이 추출된 지역사회 내에서 노출된 사람 중 질병을 가진 사람이 1% 미만인 경우에도 연구모집단 내 노출된 사람 중 질병을 가진 사람이 70%일 수 있다. 일반적으로 연구모집단이 전체 지역사회를 대표할 수 없기 때문에, 환자-대조군 연구는 노출군과 비노출군의 질병 비율을 계산할 수 없다.

그러나 환자-대조군 연구는 질병이 있는 사람과 없는 사람들 사이의 오즈를 조사할 수도 있다. 환자-대조군 연구에 대해 목표로 하는 방향은 질병상태로부터 노출력까지, 위험도(risks) 또는 비율(rates)보다 오즈라는 것이다. 그러므로 결과를 적는 것은 '환자군이 대조군보다 더 높은(더 낮은) 노출에 대한 오즈를 갖고 있다'이다.

3) 짝지은 환자-대조군 연구

개인적으로 짝지은 환자-대조군 연구들은 짝지은 쌍에 대한 오즈비의 계산을 필요로 한다. 이 경우 동일한 노출력이나 다른 노출력을 갖는 환자군과 대조군의 쌍이 얼마나 되는가를 보여주는 특별한 종류의 표를 사용한다. 짝지은 쌍에서 환자군과 대조군이 모두 노출력이 있거나 없을 때, 이러한 경험을 갖는 쌍을 일치쌍(concordant pair)이라고 부르며 이 값들은 노출과 질병 사이의 잠재적 관계에 대한 유용한 정보를 제공하지 못한다. 그러나 쌍에 대한 노출력이 불일치하다면 이 값들은 노출이 질병에 대해 위험한지 예방적인지에 대한 의미를 알려준다.

환자군에서는 노출이 있고 대조군에서는 노출이 없는 쌍의 수와 대조군에서 노출이 있고 환자군에서는 노출이 없는 쌍의 수의 비(ratio)를 이용하여 특별한 형태의 오즈비에 대한 추정치를 제공한다.

① B/C가 1보다 크고 95% 신뢰구간이 1을 포함하지 않는다면 환자군에서의 노출이 대조군에서의 노출보다 더 많을 것이다. 이는 노출이 위험하다는 것을 의미한다.

② B/C가 1보다 작고 95% 신뢰구간이 1을 포함하지 않는다면 환자군에서의 노출이 대조군에서의 노출보다 더 적을 것이다. 이는 노출이 예방 가능하다는 것을 의미한다.

③ 95% 신뢰구간이 1을 포함한다면 질병과 노출사이에는 연관성이 존재하지 않는다.

제14장

실험 연구(Experimental Studies)

실험설계(experimental design)는 이론의 내용을 확인하기 위하여 또는 결과에 대한 원인을 찾기 위해 취해지는 조작적인 계획이다.

실험설계가 갖추어야 하는 기본 조건에는 3가지 요소가 있다. 즉, 무작위 배정(random assignment), 조작(manipulation)과 외생변수의 통제(control)이다.

첫째, 무작위 배정(random assignment)은 무작위화(randomization) 또는 무작위 배치(random allocation)라고도 하며, 전체 대상자를 실험군과 대조군으로 배정할 때 각 대상자들이 실험군으로 뽑힐 확률이 동일하도록 무작위로 배정하는 것이다. 실험군과 대조군이 실험이라는 독립변수의 조작이외에는 동일한 특성을 가지고 있어서 전체 모집단을 대표할 수 있는 표본으로 설정하기 위함이다. 연구대상자를 실험군과 대조군에 무작위로 배정하는 방법은 컴퓨터를 이용한 난수표, 동전 던지기 혹은 제비뽑기 등을 이용할 수 있다.

실험군의 특성을 동질화하는 데에는 무작위화가 가장 선호되는 방법이지만, 연구자는 연구의 종류 및 대상자의 특성에 따라 무작위 배정이 어려울 수 있으며, 두 집단을 무작위로 배정하더라도 한 집단에 속하는 대상자의 수가 적을 경우 두 집단의 성격을 완전히 동등하게 유지할 수 없다는 점을 고려해야 한다.

둘째, 조작(실험적 중재, manipulation)은 연구자가 실험군에게 처치(treatment) 혹은 중재(intervention)를 실시하는 것을 의미한다. 이런 실험적 처치를 독립변수, 실험처치 혹은 원인변수라고 하고, 독립변수 변화에 대한 반응을 측정하는데 이를 종속변수, 결과변수, 효과변수라 한다. 실험자는 정확한 시험 결과를 얻기 위해 중재가 문제와 적절히 관련이 있고 이론적 고찰에 바탕을 두어야 하며, 효과를 얻기 위해 충분한 강도로 충분한 기간 동안 적용되어야 한다.

셋째, 외생변수의 통제(control)는 독립변수와 종속변수간의 관계에 혼동을 줄 수 있는 여러 외생변수를 통제하여 종속변수에 미치는 영향을 막고, 연구과정에서 생기는 오차변량을 최소화하는 것이다. 주로 대조군 혹은 비교군을 두어 통제한다. 대조군은 실험 상황에서 실험군의 결과를 평가하기 위해 동일한 실험을 적용하지 않은 실험 참여자 집단을 일컫는다. 대조군 혹은 비교군이 없다면 실험군의 종속변수 결과가 실험적 처치로 인한 것인지 정확히 평가하기 어려울 수 있다. 외생변수를 통제하는 방법은 그 변수를 제거하거나 대상자들을 무작위로 배치하거나 외생변수를 독립변수로 두고 연구설계를 할 수 있다.

실험설계는 크게 순수실험설계, 유사실험설계, 원시실험설계로 구분한다. 순수실험설계는 위의 3가지 실험설계의 조건인 변수의 조작, 통제, 무작위를 갖춘 설계이고 유사실험설계는 이 중 무작위 혹은 통제의 조건을 뺀 2가지 조건을 갖춘 설계이다. 원시실험설계는 외생변수의 통제가 거의 이루어지지 않은 것으로 이 설계방법으로는 가설검정을 하기보다는 문제를 명확하게 규명하기 위하여 사용된다.

1 순수실험 연구(true experimental research)

1) 개요

순수실험 연구는 무작위 대조군 실험연구(randomized controlled trial, RCT)라고 부르는데, 독립변수의 조작과 더불어 실험상황이나 외생변수에 의한 오차를 최소화하기 위한 통제(control)가 가장 엄격하게 이루어지며, 적어도 1개 이상의 대조군(혹은 통제집단)을 두어 실험집단에 피험자를 무작위 배정(randomization)하는 설계방법이다. 병원과 임상 현장에서는 임상 시험(clinical trial)으로 표현될 수 있으며 일반적으로 약물 시험에서 사용된다.

전통적인 RCT는 다음과 같이 수행된다.

① 연구자는 모집단에서 표본을 모집한다.

② 중재 전에 전체 표본으로부터 인구학적 특성, 개인적 특성, 계획하고 있는 연구 개념들과 종속변수(연구자가 변화를 평가하고자 하는 결과들이기 때문에 때로는 경험적 지표로 언급됨)에 대한 사전 측정을 통해 기초 자료를 수집한다.

③ 대상자들을 실험군 혹은 대조군에 무작위 배정한다.

④ 각 집단이 실험적 중재 혹은 비교/대조 중재(일반적 치료, 표준 처치나 교육 또는 위약)를 받은 후, 종속변수에 어떤 변화가 발생했는지 보기 위해 실험군과 대조군 모두에 대한 사후 측정을 완료한다.

그러므로 모든 순수실험 설계에는 집단에 무작위로 배정된 대상자가 있고, 일부 대상자에게 제공된 실험적 처치가 있으며, 비교/대조 집단이 존재하고, 처치에 따른 차별적 효과가 관찰된다.

2) 종류

(1) 사전 · 사후 검사 통제집단 설계

사전·사후 검사 통제집단 설계(pretest-posttest control group design)는 각각 1개의 실험군(experimental group)과 대조군(control group)을 설정하고 피험자를 무작위로 두 집단에 배정하여 실험군에는 실험처치를 가하고 대조군에는 실험처치를 가하지 않은 상태에서 실험처치의 효과를 보기 위하여 사전검사와 사후검사를 실시하여 그 차이를 비교하는 방법이다. 실험군의 차이가 대조군의 차이보다 유의하게 크면 실험적 처치의 효과가 있음을 의미한다.

[표 14-1] 사전 · 사후 검사 통제집단 설계

	배정	사전조사	처치	사후조사
실험군	R	O_1	X	O_2
대조군	R	O_1		O_2

➲ 실험 설계의 기호 해석 방법

- X : 실험처치(experiment)
- O : 관찰이나 측정의 과정(observation)
- 왼쪽과 오른쪽의 기호 : 시간의 경과
- R : 집단의 동질화를 위한 확률배정(random sampling)
- 실험처리를 하는 집단을 실험군이라 하고, 실험처치를 하지 않는 비교집단을 대조군이라고 함

이러한 연구설계는 치료나 중재의 효과를 알아보는데 사용될 수 있다. 특히 실험처치를 알아볼 수 있도록 통제가 이루어지는 것이 장점으로 내적 타당도가 높고 비교적 완벽한 연구설계이다.

그러나 이 방법도 종속변수의 성격이 사회심리적 변수인 경우에는 피험자 개개인의 특수한 사건을 완전히 배제할 수 없다. 특히 질병과 같이 특정 상황에 있는 사람을 대상으로 하는 보건의료계의 연구에서는 실험에 필요한 표본인 유사한 상황의 환자를 동시에 확보하기가 어려우므로 피험자의 무작위 배정이라는 조건을 충족시키기 어렵다.

예시

- 박희숙, 박재연. (2018). 자기성장 프로그램이 청소년의 자기효능감, 대인관계, 자아존중감에 미치는 효과. 예술인문사회융합멀티미디어논문지, 8, 191-199.

(2) 사후검사 통제집단 설계

사후검사 통제집단 설계(posttest-only control group design)는 피험자들을 표집하여 이들을 2개의 집단, 즉 실험군과 대조군에 무작위로 배정한 후, 양 집단 모두에 사전검사는 실시하지 않으며, 실험군에는 실험처치를 가하고 사후검사를 하는 반면에, 대조군은 사후검사만 실시하여 두 집단의 사후검사 값의 차이를 실험처치의 효과로 보는 설계이다.

[표 14-2] 사후검사 통제집단 설계

	배정	사전조사	처치	사후조사
실험군	R	-	X	O
대조군	R	-		O

이 방법은 사전검사의 효과가 실험에 전반적으로 미치는 효과가 크다고 생각될 때 실시한다. 그러나 피험자가 무작위로 선정되었다 하더라도 사후검사의 실시 시기가 많이 경과하면 피험자가 제각기 변화할 가능성이 있으므로 유의해야 한다.

(3) 요인설계(factorial design)

연구자는 한 변수만의 변화보다는 여러 변수가 복합된 문제에 더욱 흥미를 가질 수 있다.

요인설계는 한 번에 한 개 이상의 독립변수를 조작함으로써 여러 개의 가설을 동시에 검정하도록 하는 것이다. [표 14-3]과 같이 실험군과 대조군 각각에 남녀의 성별이 중요한 변수가 될 때 성별을 또 하나의 독립변수로 연구설계 내에 포함시키는 것이다. 남녀는 연구자가 조작할 수 없기 때문에 성별의 변수를 블록변수(blocking variable)라고 한다. 예를 들면 보건교육을 받은 집단이 유병률 감소에 미치는 영향에서 성별이 유병률 감소에 차이가 있다면 남성군과 여성군 각각에게 실험군과 대조군을 확률배정하는 것이다. [표 14-3]에서 O_{M1}은 보건교육을 받은 남자의 유병률이고 O_{F1}은 보건교육을 받은 여자의 유병률이다. O_{M2}는 보건교육을 받지 않은 남자의 유병률이고 O_{F2}는 보건교육을 받지 않은 여자의 유병률이다. 이러한 설계를 확률배정 블록설계(randomized block design)라고 한다.

[표 14-3] 확률배정 블록설계

		실험군	대조군
성별	남	O_{M1}	O_{M2}
	여	O_{F1}	O_{F2}

요인은 2개 이상의 독립변수(성별, 보건교육 유무)로서 이루어지며 종속변수는 유병상태를 나타내는 변수이다. 이때 두 개의 독립변수의 효과를 동시에 측정할 수 있다.

(4) 솔로몬 4개 집단 설계 혹은 무작위 복수 대조군 실험설계(Solomon 4 group design)

솔로몬 4개 집단 설계는 사전·사후검사 통제집단 설계와 사후검사 통제집단 설계의 결합을 나타내며 사후검사설계가 아닌 사전·사후검사 설계에서의 사후검사 측정에서 사전검사 측정의 잠재적 비뚤림효과를 검사하기 위함이다. 피험자를 네 집단에 무작위 배정한 후, 첫째 집단에는 사전검사를 한 후 다시 사후검사를 실시하며, 둘째 집단에서는 사전검사를 하고 실험처치 없이 사후검사를 실시하며, 셋째 집단에서는 사전검사 없이 실험처치를 가하고 사후검사만 실시하며, 넷째 집단에서는 사후검사만 실시한다. 각 집단 간의 측정값의 차이를 비교하여 실험처치의 효과를 추정한다. 실험결과의 분석은 통계적으로 변량분석을 하여 실험처치의 효과를 검증한다.

[표 14-4] 솔로몬 4개 집단 설계

	사전조사	처치	사후조사
실험군1 (R)	O_1	X	O_2
실험군2 (R)	O_1		O_2
실험군3 (R)		X	O_2
실험군4 (R)			O_2

예시

- 권영문, 오수학. (2018). 왕복오래달리기 트레이닝이 여대생의 심폐지구력에 미치는 영향: 솔로몬 네 집단 설계. 한국체육측정평가학회지, 20(4), 77–86.

(5) 무작위 임상시험(Randomized Clinical Trial, RCT)

무작위 임상시험은 임상시험의 4단계 중 3번째 단계인 제3상(phase III)에 속하는 순수실험 연구설계로 이루어진다. 현재 신약개발이나 치료를 위해 임상시험이 많이 이루어지고 있다. 임상시험의 제1상은 신약이나 치료의 초기 개발 후에 이루어지며 안전성에 대한 시험이다. 제2상은 신약의 효과와 안전성을 평가하기 위한 예비시험으로 소규모의 실험 연구를 한다. 제3상은 실험군과 대조군을 두어 무작위로 할당하고 통제된 환경에서 연구를 한다. 이때 일반화를 위해 표본 수를 크게 하여 검정력을 높이고자 한다. 제4상은 신약 승인을 받은 후에 환자를 추적하여 흔하지 않은 부작용을 규명하고 안전성을 재확립하여 새로운 적응증을 탐색하는 연구이다.

3) 강점과 약점

실험설계는 연구결과에 영향을 미치는 외생변수의 효과를 사전에 통제할 수 있고 처리(treatment)의 조작을 통한 인과관계를 분석하기 때문에 실험 자체로 내부 타당성(internal validity)을 만족시키므로, 인과관계를 검증하는 가장 강력한 설계로 평가된다.

그러나 실험설계도 몇 가지 약점을 가지고 있다.

첫 번째로 설계가 복잡하고 시행하는데 많은 비용이 들 수 있다. 예를 들어, 연구에 참여 가능한 대상자 수를 근접 모집단으로부터 확보하기 어려울 수 있다.

둘째, 임상 현장에서 실행하기 어렵거나 비현실적일 수 있다. 특히 보건의료 분야와 같이 인간을 대상으로 하는 학문의 경우 사람과 관련된 변수를 인위적으로 조작하는 상황이 불가능한 경우가 많으며, 오차를 최소화하기 위하여 주어지는 환경의 통제가 매우 어렵기 때문이다. 현장 실험연구보다는 실험실을 이용하는 실험연구 분야에서만 가능한 연구주제가 많다.

셋째, 환자 결과와 관련된 많은 중요한 변수들이 윤리적인 이유로 인해 조작될 수 없다는 것이다. 예를 들어, 흡연이 폐암과 관련된 것으로 알려져 있지만, 대상자들을 흡연군과 비흡연군으로 무작위 배정을 하는 것은 불가능하다. 또한 건강상태는 연령과 사회경제적 상태에 따라 다르기 때문에 연구자가 아무리 주의를 기울인다고 하더라도 대상자를 나이나 특정 소득 수준에 따라 무작위 배정을 할 수는 없는 것이다. 따라서 순수실험을 시행하는 동안 직면할 수 있는 여러 문제들로 인해, 연구자들은 인과관계를 평가할 때 실험설계의 일종이지만 순수실험 설계의 일부 조건들이 충족되지 않는 유사실험 설계를 사용하게 된다.

2 유사실험 연구(quasi-experimental research)

1) 개요

유사실험 연구는 순수실험 연구의 특성인 무작위 배정, 조작과 통제의 세 가지 특성 중 하나 이상이 이루어지지 않은 상태이다. 그러나 유사실험 설계에서도 독립변수의 조작은 반드시 포함되어야 한다. 즉, 무작위 배정이나 통제 중 하나 이상이 이루어질 수 없는 상태이다.

순수실험 연구에 비하여 유사실험 연구는 원인과 결과의 관계를 추론하는 면은 약하다고 볼 수 있다. 또한 무작위 배정을 하지 못한 경우 실험군과 대조군의 동질성에 문제가 될 수 있기 때문에 내적 타당도가 위협 받을 위험성이 크다. 그러므로 연구자는 가능한 외생변수를 통제할 수 있는 많은 방법을 고려하여 순수실험 설계에 가깝도록 노력하여야 한다.

2) 종류

(1) 비동등성 대조군 사전사후 설계(nonequivalent control group pretest-posttest design)

이 설계는 순수실험 설계의 전통적인 설계와 같으며 단지 두 군을 확률배정하지 않은 것만 차이가 있다.

비동등성 대조군 사전사후 설계는 실험군과 대조군을 무작위 할당으로 배치하기 위해 기존에 구성되어 있는 집단을 와해하지 않아도 된다는 장점이 있다. 무작위 할당이 되지 않아 동질성을 확보할 수 없는 단점은 사전조사 결과를 비교해 두 집단의 동질성을 확인하는 통계분석 절차를 거쳐 보완할 수 있다. 만약 사전조사 결과 두 집단의 동질성을 확증할 수 없는 경우는 선택 비뚤림이 발생한 경우이므로 수정이 필요하다. 즉 전산화 이전에 차이를 수정하는 방법이 필요한데 이는 공분산분석(ANCOVA)을 통해 가능하다. 만일 사전조사 결과 두 집단의 동질성이 확보되었다면 연구의 외적타당도는 비교적 만족스러울 수 있다.

[표 14-5] 비동등성 대조군 사전사후 설계

	사전조사	처치	사후조사
실험군	O_1	X	O_2
대조군	O_1		O_2

예시

- 최금희, 권소희. (2018). 호스피스 완화의료 도우미 교육 프로그램의 효과. 한국호스피스완화의료학회지, 21(1), 33–39.
- 장희정, 모문희. (2017). 족욕요법이 임상실습 간호대학생의 하지부종, 피로에 미치는 효과. 예술인문사회융합멀티미디어논문지, 7, 741–750.

(2) 비동등성 대조군 사후 설계(nonequivalent control group posttest only design)

비동등성 대조군 사후 설계는 순수실험 설계의 무작위 대조군 사후 실험설계와 비슷하나 두 군을 확률배정하지 않았다는 차이가 있다. 이 설계는 사전 측정이 시험효과를 나타낼 우려가 있거나 처치가 이루어지기 전 측정이 불가능한 경우(예: 수술 후 통증) 사용한다. 그러나 실험군과 대조군이 같은 모집단에서 추출된 표본인지 확인이 어렵고 사후조사 결과가 처치만으로 나온 것인가는 일반화가 어려우므로 반복 연구를 통해 입증해야 한다.

[표 14-6] 비동등성 대조군 사후 설계

	사전조사	처치	사후조사
실험군	–	X	O
대조군	–		O

(3) 비동등성 대조군 전후 시차설계(nonequivalent control group no–synchronized design)

비동등성 대조군 전후 시차설계는 대조군을 두었으나 대상자를 무작위로 배정하지 못하고 실험군과 대조군에 시차를 두어 측정하는 설계이다. 자료수집을 같은 시기에 하지 못해 시간 경과에 따른 효과가 나타날 수 있으므로 확산의 문제가 심각할 때만 사용하는 것이 바람직하다.

[표 14-7] 비동등성 대조군 전후 시차설계

	1월(대조군)	3월(실험군)
실험군	–	O_1 X O_2
대조군	O_1 O_2	

예시

- 박소휘, 김보경, 박경숙. (2019). 척추 수술 전 노인환자에게 적용한 아로마 향흡입요법이 통증 및 불안에 미치는 효과. 디지털융복합연구, 17(12), 523–533.

(4) 시계열 설계(time–series design)

대조군이나 무작위가 모두 불가능하거나 부적절한 경우 조사기간을 연장하여 여러 번 반복 측정함으로서 전후조사로 인과관계를 확인하고자 하는 설계이다.

① 단일집단 시계열 설계(one group time–series design)

단일집단 시계열 조사는 실험변수를 노출시키기 전후에 일정한 간격을 두고 정기적으로 몇 차례의 결과변수에 대한 측정을 하는 방법이다. 통제집단을 별도로 갖추지 않고 그 대신 실험처치로 인한 효과 확인을 위해 동일집단 내 여러 번에 걸쳐 실시된 사전검사를 통해서 확인한다. 이 설계는 비교적 높은 내적 타당도를 가지고 있지만 통제집단을 사용하지 않기 때문에 우연한 사건들의 영향력을 배제하지 못한다. 또 검사도구 효과로 인해 내적 타당도가 저해될 수 있다.

[표 14-8] 단일집단 시계열 설계

O_1	O_2	O_3	O_4	X	O_5	O_6	O_7	O_8

➡ 예시

- 박미라, 제남주, 여형남. (2019). 간호대학생의 근거기반 실무교육을 연계한 시뮬레이션 실습의 효과. 한국간호시뮬레이션 학회지, 7(2), 45-59.

② **복수집단 시계열 설계(control group time-series design)**

복수집단 시계열 설계는 단수 시계열 설계의 우연한 사건 등에 의한 내적 타당도의 문제점을 개선하기 위해 단순 시계열 설계에 통제집단을 추가한 것이다. 이 설계는 통제집단을 활용하여 내적 타당도 저해 요인을 크게 감소시킬 수 있으나 무작위 할당이 이루어지지 않고 실험군과 대조군이 이질적일 가능성이 크다. 또한 반복 검사 또한 타당도를 저해하는 요인이다.

[표 14-9] 복수집단 시계열 설계

실험군	O_1	O_2	O_3	O_4	X	O_5	O_6	O_7	O_8
대조군	O_1	O_2	O_3	O_4		O_5	O_6	O_7	O_8

➡ 예시

- 김진현, 배현지. (2017). 신규간호사 확대정책이 지방중소병원의 간호사 고용수준에 미친 영향. Journal of The Korean Data Analysis Society, 19(6), 3301-3316.

3) 강점과 약점

유사실험 설계는 실용적이고 비용이 덜 들며, 실현 가능하고, 일반화할 수 있다는 장점이 있어 자주 이용된다. 이 설계는 통제된 실험설계보다 실제 실무 현장에 좀 더 적용 가능하며, 어떤 가설에서는 이 설계가 관심 있는 독립변수의 효과를 평가할 수 있는 유일한 방법일 수 있다.

그러나 유사실험 설계는 실험설계에 비하여 원인과 결과의 관계를 추론하는 면이 약하다고 볼 수 있다. 또한 유사실험 설계는 확률배정을 하지 못한 경우 실험군과 대조군의 동질성에 문제가 될 수 있기 때문에 내적 타당도를 위협할 확률이 크다. 그러므로 유사실험 설계라 하더라도 연구자는 가능하기만 하다면 외생변수(exogenous variable)를 통제할 수 있는 많은 방법을 고려하여 최대한 순수실험 설계에 가깝도록 노력하여야 한다.

3 원시실험설계

1) 개요

원시실험설계는 비실험설계(non-experimental design) 혹은 전실험설계(pre-experimental design)라고 한다. 비교 집단이 없고 연구자가 실험 변수를 조작하기 어렵고 실험대상을 무작위화할 수 없으므로 정확히 실험설계라고 할 수 없다. 원시실험설계는 가설의 검증보다는 문제의 도출을 위해 순수실험 전에 시험적으로 실시하는 탐색조사 정도에 해당한다.

2) 종류

(1) 단일집단 사전-사후 설계(one group pretest-posttest design)

단일집단 사전-사후 설계는 실험군만 있으며 그 실험군에 실험 조작을 실시하고 그 결과가 어떤지 사전조사와 사후조사로 결과의 차이를 확인한다.

[표 14-10] 단일집단 사전-사후 설계

	사전조사	처치	사후조사
실험군	O_1	X	O_2

같은 대상자들을 대상으로 하며, 처치에 노출되기 전과 노출된 후를 비교함으로써 선택 편중과 탈락의 문제를 통제할 수 있다. 다른 집단과 비교할 경우에 문제가 될 수 있으나 같은 대상자들을 대상으로 하므로 선택 비뚤림의 문제가 일어날 수 없고 사전조사에만 참여하고 사후조사에는 참여하지 않은 사람들의 자료를 제외하는 방법으로 탈락의 문제를 통제할 수 있다.

그러나 이 설계는 실험에 사용된 처치가 사전-사후간 차이를 발생시키는 주요인이었는지를 확증할 방법이 없다. 또한 성숙의 효과나 시험효과가 개입될 수 있다. 따라서 연구자는 이러한 문제를 최소화하기 위한 엄격한 통제를 위해 노력해야만 한다.

➲ 예시

- 강명주, 정경희, 조정아. (2019). 간호학 임상실습에서 디자인씽킹 기반 팀 프로젝트 학습 설계 및 적용효과. 한국콘텐츠학회논문지, 19(3), 336-348.

(2) 단일집단 사후 설계(one group posttest design, one-shot case study)

어떤 실험처치를 시행한 후 그 결과를 측정하는 방법으로 통제가 전혀 이루어지지 않는 제일 취약한 연구설계이다. 이 방법은 통제가 전혀 이루어지지 않아 내적 타당도에 매우 큰 위협을 받을 수 있고, 암시적이고 직관적이고 인상적인 것을 제외하고는 어떤 비교도 가능하지 않다.

[표 14-11] 단일집단 사후 설계

처치	사후조사
X	O_2

제15장

질적 연구

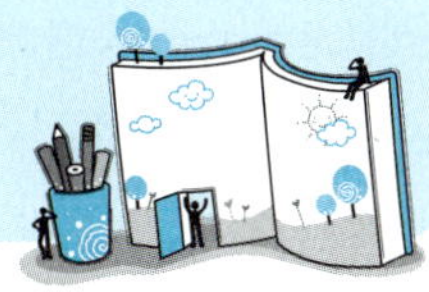

1 개 요

1) 질적 연구 이론

(1) 질적 연구의 철학적 이해

'질적'이라는 의미는 자연과학의 연구 철학인 객관주의에 반하여 비실증주의 입장을 말하며 '질적 연구'는 비실증주의 입장을 연구논리와 연구기법에 일관되게 적용한 것이다. '질적 방법'은 객관적 척도를 바탕으로 한 통계적 기술 혹은 추론 방법을 활용하는 '양적 방법'과 달리 객관적 비교를 목적으로 하지 않고 상황과 현장의 자료를 가능한 한 그대로 연구 자료로 활용하는 방법이다.

질적 연구는 좁은 의미의 조사뿐만 아니라, 실험, 관찰, 면접, 민속방법론(ethnomethod-ology), 문서와 그림의 내용 분석(content analysis), 대화 분석, 참여 관찰(participant observation), 각종 현장 작업 등 다양한 방법을 이용하며, 연구에 영향을 주는 신념과 이론에 대한 이해 뿐 아니라 보고서나 연구에서 이것들에 대해 적극적으로 저술하는 것의 중요성을 강조하고 있다.

그렇다면 질적 연구를 수행할 때, 연구자가 전제한 철학적 가정들은 무엇일까? 이러한 신념은 패러다임, 철학적 가정들과 인식론, 존재론 등으로 불려 왔고, 연구방법론과 대안적 지식 주장으로 폭넓게 이해되었다. 이것들은 존재론[실재(reality)의 본질], 인식론(무엇이 지식으로 간주되고 지식 주장이 어떻게 정당화 되는지), 가치론(연구에서 가치의 역할), 방법론

(연구 과정)에 대한 신념들이다(표 15-1).

[표 15-1] 질적 연구에서의 철학적 가정과 실천에 대한 함의

가정	질문	특성	실천에 대한 함의
존재론적	실재의 본질은 무엇인가?	실재는 많은 관점을 통해 보이는 것이므로 복합적이다.	• 실재는 주관적이며 다양함 • 연구자는 피연구자의 언어 사용, 다른 견해들의 존재 밝힘
인식론적	• 무엇이 지식으로 간주되는가? • 지식 주장은 어떻게 정당화되는가? • 연구자와 연구는 어떤 관계인가?	• 연구참여자와 주관적 증거 • 연구자는 연구와의 거리를 좁히려는 시도를 한다.	• 연구자는 참여자와의 거리감 줄이려고 노력함 • 연구자는 참여자와 함께 시간을 보내면서 스스로 동화되어야 함
가치론적	가치의 역할은 무엇인가?	연구자는 연구가 가치개입적이며 비뚤림이 존재한다는 것을 인정한다.	• 연구자는 연구에 가치와 편견이 내재하고 있다는 것을 알아야 함 • 연구자는 공개적으로 가치에 대해 토론, 자신의 해석에 참여자 해석 포함시킴
방법론적	• 연구 과정은 무엇인가? • 연구의 언어는 무엇인가?	연구자는 귀납적인 논리를 사용하며, 맥락 내에서 주제를 연구하고, 생성되는(emerging) 설계를 사용한다.	• 연구자는 귀납법을 사용하며 일반화를 하기 전에 참여자와 함께 작업 • 연구자는 연구주제의 맥락에 대해 상세하게 기술, 현장 경험을 통해 끊임없이 연구 질문들을 바꿈

존재론적 가정은 실재의 본질 및 그것의 특성과 관련된다. 연구자가 질적 연구를 수행할 때, 그들은 다양한 실재에 대한 의견을 채택한다. 존재론적 가정에서 실재는 주관적이며 다양한 것으로 연구대상자와 독자가 그러하듯 연구자들도 서로 다른 실재를 받아들인다. 개인을 연구할 때, 질적 연구자들은 이러한 다양한 실재들을 보고할 목적으로 연구를 수행한다. 개인이 실재 사용한 언어를 기반하여 광범위하게 인용하거나 개인의 상이한 관점을 제시함으로써 다양한 실재를 입증할 수 있다.

인식론적 가정에서, 질적 연구를 수행한다는 것은 연구자가 연구참여자와 가능한 한 '객관적 분리' 혹은 '거리'를 최소화하기 위하여 노력한다는 것을 뜻한다. 따라서 주관적 증거는 개인적 관점을 기반으로 수집되고, 이와 같은 지식은 사람들의 주관적 경험을 바탕으로 획득된

다. 따라서 참여자가 살거나 일하는 현장에서 연구를 수행하는 것은 매우 중요하며, 이는 연구참여자가 말하고자 하는 것이 무엇인지 이해하기 위한 중요한 맥락이 된다. 연구자가 현장에 더 오래 머물거나 참여자를 더 오래 알수록 직접 보고 들은 정보를 통해 '그들이 알고 있는 것'을 더 많이 알 수 있다.

모든 연구자들은 연구에 가치를 부여한다. 그러나 질적 연구자들은 이러한 가치를 명백하게 제시하기를 원한다. 이것이 질적 연구를 특징짓는 가치론적 가정이다. 그렇다면 연구자들은 실제로 이러한 가정들을 어떻게 실현할까? 질적 연구에서, 연구자는 가치개입적인(value-laden) 특성을 인정하며 현장으로부터 수집된 정보의 가치개입적인 특성 뿐 아니라 자신의 가치와 비뚤림(biases)을 적극적으로 나타낸다. 우리는 이것을 연구에 '자신을 자리매김(position themselves)'한다고 말한다. 예를 들어 해석적 전기에서는 연구자의 존재가 텍스트에 드러난다. 그리고 저자는 말로 표현된 이야기에서 연구 대상뿐만 아니라 자신의 표현과 해석이 드러나는 것을 인정한다.

귀납적이고 생성되는 특징을 가진 질적 연구의 절차 혹은 연구방법론은 자료수집과 분석에서의 연구자의 경험에 의해 형성된다. 질적 연구자가 따르는 논리는 귀납적이며, 연구자의 관점이나 이론으로부터 전적으로 하향 전달되기보다는 하부에서 상부로 향하는 상향식으로 형성된다. 때때로 연구 질문들은 연구문제를 이해하는 데 필요한 더 나은 질문 유형들을 반영하기 위해 연구 도중에 변하기도 한다. 이에 따라 연구 이전에 계획되었던 자료수집 전략은 새로운 질문에 따라 수정될 필요가 있다. 자료분석을 하는 동안, 연구자들은 연구주제에 대한 더욱 상세한 지식을 개발하기 위해 자료분석의 경로를 따른다.

(2) 질적 연구의 특징

자연과학 연구방법에 기초한 양적 연구는 설명(explanation)과 예측(prediction)을 연구의 궁극적 목적으로 삼으며 이를 위해 이론(theory)의 개발을 실천적 목표로 활용한다. 반면 질적 연구는 자연과학 연구방법이 갖는 연구대상의 객관성에 의문을 갖고 인간과 인간경험의 현상을 연구한다.

질적 연구는 다음의 몇 가지 특징을 가지고 있다.

① 자연스러운 연구 상황

질적 연구자들은 참여자들이 이슈나 문제들을 경험하고 있는 현장에서 자료를 수집하는 경향이 있다. 그들은 사람들을 실험실(인위적 상황)로 데려오지 않으며, 대부분의 경우 완성해야 할 측정도구를 사람들에게 보내지도 않는다. 실제로 직접 사람들과 이야기하고 그들이 처한 맥락에서 행동하고 행위하는 것을 보면서 수집하는 이러한 밀착된 정보들이야 말로 질적 연구의 중요한 특성이다. 자연적인 상황에서 연구자들은 흐름에 따라 얼굴을 대하며 상호작용을 하게 된다.

② 핵심적인 검사도구로서 연구자

질적 연구자는 문서를 조사하고, 행동을 관찰하고, 참여자와의 면접을 통해 직접 자료를 수집한다. 실제 정보를 모으는 사람은 '연구자'이며 이들은 다른 연구자들이 개발한 질문지나 도구를 사용하거나 그것에 의존하지 않는다.

③ 다양한 자료 원천

질적 연구자는 보통 하나의 자료 출처에 의존하기보다는 면접, 관찰, 문서 등 다양한 형태의 자료를 수집한다. 연구자들은 모든 자료를 검토, 이해하며 모든 자료 원천을 관통하는 범주나 주제로 조직화한다.

④ 귀납적 자료분석

질적 연구자들은 자료를 점차 추상적인 정보 단위로 조직화함으로써 '아래에서 위로(bottom up)' 올라가는 방식으로 패턴, 범주, 주제를 만들어나간다. 귀납적인 과정에는 연구자들이 포괄적인 주제 체계를 구축할 때까지 주제와 기초 자료 사이를 오가며 수행하는 작업들이 포함된다. 또한 거기에는 참여자들과 상호작용을 통해 협력하는 것도 포함되는데 그럼으로써 그 과정에서 드러나는 주제나 추상 개념을 형성하는 기회를 갖는다.

⑤ 참여자에게 있어서의 의미

질적 연구과정 전체에서 연구자들은 자신이 연구에 가져오거나 선행 문헌의 저자들이 사용한 의미가 아니라 참여자들이 문제나 이슈에 대해 부여하는 의미를 이해하는데 지속적으로 초점을 맞춘다.

⑥ 유연한 설계

질적 연구과정은 유연하다. 연구자의 초기 계획이 엄격하게 규정될 수 없으며, 연구자가 현장에 들어가 자료를 수집하기 시작하면서 그 과정의 모든 국면들이 변하거나 움직일 수 있음을 의미한다. 연구 질문이 변할 수도 있고, 자료수집 형태가 바뀔 수도 있으며 연구 대상자나 방문할 현장이 변경될 수도 있다. 질적 연구의 바탕이 되는 주요한 생각은 '참여자들로부터 문제나 이슈에 대해 배워야 한다는 것', 정보를 확보하기 위한 연구 수행이다.

⑦ 이론적 렌즈

질적 연구자들은 자신의 연구를 검토하기 위해 렌즈를 사용한다. 문화 기술지에서 중심적인 문화의 개념, 성, 인종, 계급차와 같은 문화의 개념이 그것이다. 종종 연구는 연구문제의 사회적, 정치적, 역사적 맥락을 규명하는 것을 위주로 조직된다.

⑧ 해석적 탐구

질적 연구는 연구자가 보고 듣고 이해하는 것을 해석하는 탐구 형태다. 연구자의 해석은 그들 자신의 배경과 역사, 맥락, 선험적 이해와 분리될 수 없다. 연구보고서가 발간되면 독자들은 연구에 대한 다른 해석을 제공하면서 참여자와 마찬가지로 해석을 하게 된다. 해석을 하는 독자와 참여자, 연구자 모두와 함께 우리는 문제에 대한 다양한 시각이 어떻게 나타날 수 있는지 확인할 수 있다.

⑨ 총체적 이해

질적 연구자들은 연구 중인 문제나 이슈에 대한 복합적인 그림을 발전시키려 애쓴다. 여기에는 다양한 관점들을 보고하는 것, 상황에 관계된 많은 요인들을 확인하는 것, 더 큰 그림을 포괄적으로 그려주는 것이 포함된다. 연구자들은 요인들 간의 엄격한 인과관계가 아니라 어떤 상황에 있는 복합적인 요인들의 상호작용을 규명하게 된다.

(3) 질적 연구와 양적 연구의 비교

'질적 연구'와 '양적 연구'의 서로 다른 점은 철학적 기반과 자료의 활용 방법뿐 아니라 연구를 수행하는 실천적 목적에도 나타난다. 양적 연구는 실증주의적(positivism) 인식론에 바탕을 둔 수량화(quantification)에 의한 측정을 주요한 연구수단으로 하여 연구 현상을 탐구하여 이론을 개발하고 이를 활용하여 그 현상을 포함한 유사 현상의 설명에 적용하며 나아가 그 이론을 바탕으로 앞으로의 현상 전개를 예측하는 것이다.

반면 질적 연구는 양적 연구가 추구하는 수치의 통계적 결과에 의해 제시된 '사실(facts)'을 추구하는 것과는 다르다. 즉, 연구대상이 특정 사회 환경에 놓여 있는 행위자에 의해 지각된 사회적으로 구성된 실제(socially constructed reality)를 추구한다.

질적 연구는 항상 양적 연구와의 차이에 대해 논의되고 이 두 연구방법의 성격이 다르기 때문에 연구를 시작하는 연구자에게 큰 선택의 과제로 작용할 수 있다.

① 연구자의 역할

양적 연구자는 객관성을 추구하고 항상 자료와 거리를 유지한다. 질적 연구자는 그 자신이 자료의 일부분이라 생각하며 연구자의 능동적인 참여 없이는 자료도 없다는 입장을 편다.

질적 연구에서 연구자는 현장에 직접 들어가 연구참여자들과 라포를 형성하고 이를 토대로 그들의 경험을 그들의 관점에서 이해하려고 노력한다. 즉, 양적 연구에서는 연구를 주도해나가는 역할을 전적으로 연구자가 한하면 질적 연구에서는 연구자의 역할을 최소화 시킨다고 볼 수 있다.

② 연구설계

양적인 방법에서는 연구설계가 연구시작 전에 행해진다. 그러나 질적인 방법에서는 초기 연구설계를 최소한으로 하되, 연구기간 동안 연구대상과 연구 상황에 따라 발전해 나간다. 그리고 진행되어 가면서 끊임없이 그 모습을 바꾸어간다.

③ 연구 상황

양적 연구자는 실험실적 상황에서 연구함으로써 연구에 해를 끼치거나 혼동시키는 요소들을 통제하려고 한다. 질적 연구자들은 현장과 같은 자연스러운 상황에서 연구를 행한다. 그들은 외생변수들을 통제한다는 생각 없이 사건들의 정상적인 흐름을 그대로 관찰한다.

④ 측정도구

양적인 연구에서는 측정도구가 연구자와는 별도로 존재하며 연구자가 부재 시에도 다른 사람이 연구자 대신 그 도구를 이용하여 측정해 낼 수도 있다. 질적인 연구에서는 연구자 자신이 바로 측정도구이다. 때문에 다른 개인이 연구자를 대신 하기 어려우며 연구를 진행함에 있어서도 연구자의 준비가 매우 중요한 요소가 된다.

⑤ 이론 구축

양적 연구자는 이론을 검증하고 지지하거나 반박하기 위하여 조사를 이용한다. 반면에 질적 연구자는 조사과정에서 이론들을 발전시킨다.

이러한 차이점에도 불구하고 질적 연구와 양적 연구는 서로 배타적인 성격을 지니기 보다는 상호 보완적이다. 요즘은 많은 연구자들은 그들이 연구하는 현상들을 좀 더 충분히 이해하기 위하여 양적인 연구와 질적인 연구를 결합하여 사용하고 있다. 방법론적 삼각측정(methodological triangulation)은 질적 연구의 신뢰도(credibility)를 높이기 위해 쓰이기도 하는데 simultaneous triangulation은 질적 방법과 양적 방법을 동시에 사용하는 것을 말하고, sequential triangulation은 한 가지 방법으로 얻어진 결과가 다른 방법을 시행하는데 요긴하게 활용되는 방식을 의미한다.

(4) 질적 연구의 장단점

① 질적 연구의 장점

질적 연구에서는 연구자가 실험연구나 설문 조사와는 달리 인위성이 배제된 자연적 상황에서 행위를 관찰한다. 따라서 연구자는 질적 방법을 통해 조사대상이 된 현상에 대해 좀 더 심도 깊은 이해를 할 수 있다. 특히 그 연구대상이 지금껏 한 번도 연구되지 않았을 경우에는 더욱 그러하다.

질적 연구방법은 유연성을 지니며 연구자로 하여금 새로운 연구 영역에 대한 관심을 갖게 한다. 연구자는 연구 상황이나 연구참여자에게서 도출되는 자료에 따라 언제든지 연구설계를 수정할 수 있다. 더욱이 언제든 상황이 일어날 때마다 질적 연구에 참여할 준비가 되어 있다. 설문지를 통해서는 설문내용 이상의 정보를 얻기가 어렵지만, 현장관찰이나 포커스 그룹 방법을 통해 연구를 실시하는 연구자는 그 과정에서 자신이 미처 생각하지도 못한 사실을 발견할 수 있다.

질적 연구는 상대적으로 연구를 위한 인위적인 환경의 조작 과정이나 비용적인 부담 없이 간편하게 진행할 수 있다. 물론 연구의 진행에 따라 많은 조사자나 값비싼 녹음 장비가 필요할 수도 있지만 대부분의 질적 연구가 노트와 연필을 지니고 있는 연구자가 연구 현장에 직접 진입하여 연구를 진행한다는 점에서 연구의 수행이 용이하다고 할 수 있다.

② 질적 연구의 단점

과학의 주요 목표 중 하나는 일반화라 할 수 있다. 질적 연구는 표본의 크기가 일반적으로 적기 때문에(때로는 표본의 수가 하나인 경우도 있다) 연구자가 대규모 모집단에 대해 정확한 통계적 서술을 하기 어렵다. 이러한 이유 때문에 질적 연구는 연구의 마지막 단계라기보다는 본격적인 연구를 위한 예비단계의 조사로 활용되기도 한다.

또한 질적 연구에서는 자료의 신뢰도 문제가 발생할 수 있다. 그 이유는 개별 관찰자들마다 서로 유일무이한 사건들을 서술하기 때문이다. 질적 조사과정에서 연구자가 응답자와 너무 가까워지다 보면 그로 인해 자료수집의 객관성이 떨어질 수도 있다. 또한 연구자가 연구에 집착하다 보면 전문가로서 유지해야 할 연구와의 일정한 거리감을 잃을 수도 있다.

질적 연구가 적절하게 계획되지 못하면 연구결과 또한 가치 있는 것이 되기 어렵다. 따라서 질적 연구설계는 연구문제에 대한 초점을 잃지 않도록 주의 깊게 계획되어야 한다.

2) 질적 연구설계

연구설계는 논리적 청사진이요, 연구 수행에 대한 계획이다. 하지만 질적 연구를 시작함에 있어 연구자가 유념해야 할 점은 질적 연구설계 방법에 대한 합의된 구조는 없다는 것이다. 물론 이것이 질적 연구가 연구설계를 필요로 하지 않는다는 것은 아니다. 질적 연구에서는 사전에 구체적인 설계를 하지는 않는다는 의미이다. 즉 질적 연구에서는 연구가 시작된 후에 연구 환경과 대상자의 반응에 따라 달라질 수 있는 가능성을 염두에 두고 폭넓게 예상해서 계획을 세운다고 할 수 있다. 질적 연구자들은 다양한 상황을 고려하여 계획을 세워야 하며, 계획의 수정 및 대처는 현장 상황과 대상자에 대한 충분한 이해가 이루어진 상태에서 결정해야 한다.

보건 연구 분야에서 많이 사용되는 질적 연구설계 방법은 현상학과 근거이론, 민족학적 연구이다.

(1) 현상학적 방법

현상학자들은 모든 현상에는 이해할 수 있는 현상의 본질(essence)이 있다고 가정하며, 인간 실재는 세계에 대한 개인적 관점에 의하여 구성된다고 가정한다.

따라서 현상학적 방법의 연구 질문은 '삶의 경험에 대한 의미는 무엇인가?'이다. 사람의 행동이나 경험을 이해하기 위해 그 사람이 연구자에게 행동과 경험에 대해 설명하고, 그 후에 연구자가 제공된 정보를 해석하는 단계를 거치게 된다. 즉, 현상학적 연구(phenomenological research)의 목적은 연구대상자의 체험(lived experience)을 발견하고 서술하는 것이다.

(2) 근거이론 방법

근거이론 접근법은 수집한 자료로부터 귀납적으로 이론을 개발하는 방법이다. 연구자는 자료를 수집하고, 그 자료에 기초하여 가설을 설정하고, 그 자료를 이용하여 가설을 검증하며, 이론을 개발하려고 시도한다. 근거이론적 연구에서는 현상학적 연구와는 달리 연구 전 준비와 연구결과의 보고에서 문헌고찰을 매우 중요하게 여긴다. 그러나 근거이론적 연구에서의 문헌고찰은 양적 연구의 문헌고찰과는 다르다.

근거이론 방법을 사용하는 주목적은 이론을 정립시키는 것이기 때문에 현상을 깊이 탐구하기 위한 자유스럽고 유동성 있는 연구 질문이 필요하다. 근거이론 방법에서의 연구문제는 "특정상황이나 어떤 조건하에서 상호작용과 그 상호작용으로 인해 초래된 결과 등을 설명하는 기본적인 사회 심리적 과정은 무엇인가?"이다.

(3) 민속학적 방법

민속학적 연구(ethnographic research)는 문화 공유 집단이 갖고 있는 가치, 행동, 신념, 언어의 공유되고 학습된 패턴을 기술하고 해석하는 질적 연구의 형태이다. 연구자는 특정 문화를 갖는 집단에 속한 사람들이 그들의 세상을 어떻게 보는가를 외부자의 관점(etic perspective) 보다는 내부자의 관점(emic perspective)에서 개발시키는 것이 목적이다.

3) 질적 연구 인터뷰 방법

인터뷰는 질적 연구와 양적 연구에서 차이가 있다. 양적 연구의 인터뷰는 대상자의 반응을 알기 위해 설문지나 조사를 통해 면담을 한다. 질적 연구의 인터뷰는 반구조적인 질문(정형화된 질문지와 개방형 대답)에서부터 비구조적인 질문(개방형 질문)에까지 이루어진다. 개방형 질문은 특정한 인터뷰 질문에 대한 참여자의 정보를 더 많이 얻기 위해 이루어진다. 질적 연구의 인터뷰 형식은 개방형 인터뷰를 더 많이 사용한다. 연구자가 인터뷰의 목적을 정해 놓지만 질문에 대한 고정된 순서는 없다. 인터뷰에서 언급되는 질문은 이전 인터뷰와 관찰에서 얻어진 연구자의 관점에 따라서 변화될 수 있다. 연구자는 참여자가 중요한 이야기들을 이야기할 수 있도록 지지하고 격려한다.

연구자의 목적은 참여자의 경험 안에 내재되어 있는 관점을 알아내는 것이다. 한 번의 인터뷰를 통해 자료를 수집할 수도 있지만 충분한 자료를 얻기 위해서는 수주에서 수개월이 걸리기도 한다. 역사 연구자들은 과거에 일어난 일들의 담당자나 관찰자들을 인터뷰할 수도 있다. 인터뷰의 초점은 어떤 문제에 대한 유용한 정보를 얻고 알려지지 않은 내용들과 그것에 대한 사람들의 생각을 아는 것이다. 역사적인 사건들에 대한 것은 사실보다 진실을 규명하려 한다. 인터뷰를 통해 나타나는 개인적인 견해들은 진실을 규명하는데 보탬이 될 수 있다.

인터뷰 과정에서 특정 주제에 대한 상호작용을 관찰하기 위해 개별 면담이 아닌 포커스 그룹으로 인터뷰를 진행하기도 한다. 개별인터뷰는 각각의 인터뷰 대상이 제시한 개별적인 의견을 바탕으로 사후 분석을 통해 그 결과를 도출하는 반면, 그룹 토의는 참여자들이 가지고 있는 의견과 경험에서의 유사점과 차이점에 관한 직접적인 증거를 제공해준다.

그러나 그룹 상호작용에 대한 의존성으로 인해 개별 인터뷰가 포커스 그룹에 비해 인터뷰 담당자(주로 연구자)의 통제 정도가 높으며, 각 정보제공자가 시간의 여유를 가지고 더 많은 양의 정보를 제공할 수 있다. 만약 그룹으로 인터뷰를 진행하기 위해서는 연구자의 더 많은 주의력이 요구되며, 개별적인 참여자의 의견과 경험에 대한 깊이와 구체적인 이해를 위해 그룹 인터뷰와 개별 인터뷰를 병행하는 것도 고려해야 한다.

2 연구자 훈련 및 연구방법 선정

1) 연구자 준비

질적 연구에서는 자료수집을 위한 별도의 도구가 없다. 즉 연구자 자신이 연구도구로서의 역할을 수행한다. 질적 연구자는 참여관찰자로서 직접 현장에서 일어나는 행동, 사건, 대화를 관찰하고 기록해야 한다.

질적 연구에서는 실제 생활 속의 만남이 현장을 주도한다. 이들 상황 속에서 연구자의 오감은 현장의 정보를 측정하고 평가하기 위한 주된 방법이 된다. 또한 행동을 회상하고 기억하는 연구자의 능력에 의해 제약을 받을 것이고, 무엇을 기록할지 결정할 때 연구자의 재량권을 발휘하게 된다. 이 모든 기능은 연구자가 주된 도구로 쓰이게 될 것이라는 점을 의미한다.

질적 연구에서 연구자는 기록자와 해석자, 변혁자로서의 역할을 수행하게 된다.

(1) 기록자로서의 역할

다른 과학적 연구와는 다르게 질적 연구는 어떤 사건이나 상황의 내용, 과정, 의미 등에 대하여 연구하기 때문에 그 사건이나 상황의 기록을 생생히 남기는 것이 매우 중요한 의미를 가진다. 그런 의미에서 질적 연구자는 마치 소설가나 시인, 사진작가나 미술가, 또는 음악가들이 어떤 주제에 대하여 치밀한 묘사와 기록을 남기는 것과 같은 역할을 가지고 있다고 볼 수 있다.

(2) 해석가로서의 역할

질적 연구자들은 단순한 기록자로서 뿐 아니라 자신의 생각과 지식, 이론, 자료를 가지고 자신이 기록한 내용을 해석하고 설명하는 해석자로서의 역할도 하게 된다. 그러나 질적 연구자가 이러한 해석자로서의 역할을 하는 데는 다음의 몇 가지 제한점이 있을 수 있다.

첫째, 연구 자체의 객관적 한계

둘째, 연구자 개입의 경험과 능력의 한계

셋째, 정치적인 관계, 즉 연구비를 지원한 기관이 원하는 결과나 방향, 또는 연구자가 속한 기관의 정치적 방향 등에 의한 제한

넷째, 연구자의 이론적 입장에 의한 제한

다섯째, 상황을 서술하는데 있어 전통적인 방법을 따르도록 하는 외부의 제한

여섯째, 연구자가 관찰과 면담을 시행한 시점이 해석에 영향을 끼치는 제한

일곱째, 논문을 읽을 독자들의 수준과 상황에 맞추어 논문을 써야 한다는 사실

그러므로 연구자는 자신의 연구에 있어 이런 한계들을 명확히 인식하고, 그러한 한계나 제한점 중 자신이 극복할 수 있는 것은 해결하고, 해결할 수 없었던 것은 무엇이며, 왜 그 문제를 해결하지 못했는지, 그것을 해결하기 위한 나름의 노력, 그 결과로 이 논문이 갖는 한계에 대해 명확히 설명하는 것이 매우 중요하다. 결국 연구자로서 해석자의 역할이란 자기 연구의 한계에 대한 해석을 하는 역할이라고 말할 수도 있다.

(3) 변혁자(transformer)로서의 역할

질적 연구를 하는 궁극적인 목적 중 하나는 이것을 통해 자신이 속한 가족, 사회, 국가, 인류, 그리고 최종적으로는 자기 자신과 인간이라는 존재를 다시 돌아보고, 새로이 통찰하여 새로운 시각을 갖는 것이다. 이를 토대로 새로운 변화를 시도하는 발판을 마련하는 것이다. 모든 연구에서도 마찬가지겠지만 질적 연구에서는 '자기 성찰'과 '새로운 변혁'이라는 구체적인 역할을 갖게 되며, 연구자는 변혁자로서의 역할을 수행하게 된다.

주된 연구도구가 되기 위해 연구자는 도구로서 자신의 잠재적인 편견과 특이성을 인식할

필요가 있다. 이것은 개인적 배경, 현장 연구를 하려는 동기, 현장의 사건과 행위에 대한 이해에 영향을 미칠 수 있는 자신의 개념적 범주 및 틀로 인해 발생하는 상황을 포함한다.

연구자는 자신이 가진 편견, 가치관, 성별, 역사, 문화, 사회경제적 지위와 같은 개인적 배경을 반성적으로 규명해야 한다. 이것은 연구하는 동안 해석을 구체화시킨다.

2) 연구방법

질적 연구 절차의 특징은 절차가 순차적이지 않다는 것에 있다. 순차적 알고리즘을 따르는 양적 연구 절차와는 달리 질적 연구 절차는 언제든지 이전 절차로 돌아갈 수 있다. 이를 통해 연구자들은 연구의 방향성에 대해 항상 환기해 볼 수 있으며 자료분석에 따라 연구 이전에 내린 잠정적 결론을 수정할 수도 있다.

(1) 현장 연구 전 단계

연구자의 관심에 대하여 탐구를 시작하는 단계이다. 현장 연구의 전 단계에서 과거의 현장 연구에 대한 선행 문헌들을 조사하거나 최근 이론에 대한 지식을 얻음으로써 가치 있는 연구주제를 얻을 가능성이 깊어진다. 그러나 이 단계에서 너무 깊게 선행연구에 몰입되면 현장 연구가 방해를 받으므로 주의해야 한다. 때문에 일부 과학자들은 현장 연구를 시작하기 전 문제 영역에 관한 정보의 수집이나 고찰을 피해야 한다고 주장하는 연구자들도 있다.

(2) 연구의 도입

연구자는 연구를 시작 단계에서 연구가 시행될 현장 또는 기관의 허가를 득해야 하고, 연구하려는 현장에 자연스럽게 들어가야 한다.

질적 연구에서 자료수집을 위한 현장은 질적 연구와 양적 연구 사이에 존재하는 또 다른 특징적 차이점이다. 질적 연구에서의 자료수집은 대상자의 가정과 같은 자연적 환경(naturalistic setting)에서 이루어진다. 연구자의 관찰이 자료수집에 영향을 끼친다는 점에서 질적 연구에서 연구 현장은 매우 중요하다. 훌륭한 질적 연구자들은 연구 현장 안에서 참여자에게 친숙한 환경 내에 있는 물품이나 상황들을 힌트로 활용하여 참여자의 경험이나 현상을 복합적이고 풍부한 그림을 만들어낼 것이다.

① 연구자 준비

앞에서도 연구자의 준비에 대해 기술하였으나 질적 연구과정의 진행 및 분석은 오로지 연구자의 능력과 노력에 의해 그 질이 결정된다. 질적 연구에서 비록 문헌자료라 할지라도 연구자가 직접 자료수집에 개입하지 않는 일은 있을 수 없으며, 참여자와의 만남을 대신해 주지 않는다. 질적 연구의 근본 전제와 배경을 충분히 이해하지 못하거나 질적 연구방법에 익숙하지 못한 연구자는 연구과정 내내 갈등과 난제에 부딪쳐 방황하게 될 것이고 그 결과는 매우 조잡한 모순투성이의 보고서로 끝나게 될 것이다. 따라서 연구자는 끊임없이 연구의 타당성과 신뢰성 그리고 유효성을 스스로 때로는 제3자로부터 확인하는 작업을 거쳐야 한다.

② 연구참여자 선정

질적 연구에서는 참여자가 무작위로 선정되지 않는다. 질적 연구에서의 대상자 선정은 연구자들이 연구에서 원하는 현상에 대한 풍부한 경험과 지식을 갖추었고, 분명한 표현을 할 수 있으며, 성찰적이고 연구에 참여할 의사가 있는 사람을 찾는다는 것을 의미한다.

질적 연구에서는 작은 표본을 집중적으로 연구해서 각 참여자로부터 풍부한 자료를 얻어낸다. 일반적으로 참여자 수는 사전에 완전히 결정되는 것이 아니라 연구가 진행되면서 참여자 선정도 발전한다. 질적 연구에서는 표본 추출의 목적에서 대표성보다 개념적 요건이 더 큰 부분을 차지한다.

③ 자료수집

자료수집 단계는 연구의 경계 정하기, 비구조화 및 반구조화된 관찰과 면접, 문서, 시각자료를 통해 정보 수집하기, 정보 기록을 위한 계획안 구성하기가 포함된다.

㉠ 연구목적에 맞게 연구 장소나 개인을 선별한다. 문제 상황이나 연구문제를 가장 잘 이해할 수 있도록 돕는 참여자나 장소(혹은 문서나 시각자료)를 목적에 맞게 선별하는 것이다. 이것은 양적 연구처럼 반드시 많은 수의 참여자나 장소를 선별하거나 무선표집을 의미하는 것이 아니다.

㉡ 수집될 자료의 유형을 결정한다. 자료수집 유형에 대해 논의할 때는 자료의 형태가 구체적이어야 하고, 각 유형의 특징을 함께 논의하여야 한다.

질적 연구의 자료 조사에서 가장 중요하게 다루어져야 하는 것은 연구자가 그들의 연구에 필요한 충분한 표본을 조사하였는지 그리고 그러한 자료수집이 완전했는지 여부이다.

연구자는 일반적으로 충분히 만족할 만큼의 자료 포화(data saturation)가 될 때까지 참여자들을 모집한다. 이는 면담을 통해 더 이상 새로운 정보가 나타나지 않는다는 것을 의미한다. 질적 연구에서 연구자는 그들이 필요로한 자료가 다 모아질 때까지 참여자들을 모집하곤 한다.

[표 15-2] 질적 연구에서의 표집규모(Cresswell, 2007)

질적 연구 유형	표본 크기
내러티브 연구	• 집단적 이야기를 발전시키기 위해 거대한 참여자 풀을 사용하는 경우를 제외하면, 1명이나 2명의 개인을 연구하는 경우가 많다. • 자신의 생생한 경험에 대해 진술할 이야기를 갖고 있어야 한다.
현상학	• 실제 현상학 연구에서 1명에서 325명까지 표집규모가 다양했음 • 모든 참여자들은 필수적으로 연구될 현상을 경험해야 함 → 모든 개인들이 이 기준을 충족시킨다는 점에서 기준표집방법이 잘 맞음
근거이론	• 충분히 포화된 이론을 발전시키기 위해 20~30명 혹은 그 이상을 권고 • 이론개발에 기여할 수 있는가에 기초하여 참여자를 선택 • Strauss와 Corbin(1998)은 이론적 표집을 언급. 이는 동질적 표본(예를 들어, 아동기에 학대를 경험했던 모든 여성)을 선택하고 연구하는 것에서 시작 → 이론을 개발한 이후, 이질적 표본(예를 들어, 아동기에 학대를 경험했던 여성 이외에 다른 유형의 지지집단)을 선택하여 연구. 이처럼 이질적 표본을 연구하는 근거는 모형이 적용되는 맥락적, 중재적 조건을 확인하거나 인정하지 않는 데 있다.
문화기술지	• 연구자가 한 개의 문화집단 현장을 선택하면 다음으로 누구와 무엇을 연구할 것인지를 결정해야 한다(문화 내부적인 표집 with-culture sampling과정을 거침) • Fetterman(1998)의 '큰 그물 접근법' – 처음에는 연구자가 모든 이와 섞임 – 연구자는 자신의 판단에 의거하여 그들의 연구질문에 맞는 하위문화 혹은 단위의 구성원을 선발 – 기회를 이용하거나(Mile와 Huberman 식으로 말하면, 기회적 표집), 개인을 선택(기준표집)할 기준을 마련함 • 그렇다면 누구 혹은 무엇을 연구할 것인가를 선택하는 기준은? → Hammersley와 Atkinson(1995) – 집단의 사회적 삶에서의 연대기적 시간과 인구학적 측면에서 문화공유집단을 대표하는 사람들 – 다양한 행동을 야기하는 맥락에 대한 관점을 획득하는 것에 기반
사례연구	Creswell(2007)은 집합적 사례연구 중 특이한 사례의 선택을 선호하며, 사례에 대한 여러 관점들을 충분히 보여주기 위해 다양한 사례를 표현하는 전략으로 '최대편차 표집'도 선호함

④ 면담

질적 연구방법으로 가장 많이 사용하고 있는 개인 및 집단면접은 면접의 기획과 수행, 그리고 자료분석에 기술, 시간, 노력이 많이 소모된다. 면접의 경우 양적 연구방법에서 사용하는 구조화된 질문이 아니라 개방적이고 비구조화된 질문을 하게 되며 질문의 내용도 면접과정 중에 면접내용에 따라 변화되기도 한다. 양적 방법처럼 특정현상에 대한 가설이나 결정을 한 채 면접을 하는 것이 아니기 때문에 개방되고 추상적인 질문에서 시작하여 연구가 원하는 바를 면접에서 얻어내는 것이 핵심이 된다.

면담은 연구자 스스로가 연구도구가 되어야 하므로 연구자의 준비가 중요하며, 참여자의 개인정보를 보호하고 불편을 최소화하도록 연구 전 과정에서 지속적인 노력을 해야 한다.

면접을 할 때 면접장소 정하기, 적당한 면접시간, 구조화된 질문의 내용, 면접대상자와 연구자와의 라포(rapport)형성, 다양한 질문방식, 기록하며 다음 질문 던지기, 더 캐묻기(probing), 질문순서 정하기, 질문의 내용에 따라 면접방식 전환하기, 집단면접 시 면접자 구성방식, 자연스럽게 이야기 흘러가기, 면접과정 중의 감정조절 및 성찰, 면접대상자의 윤리적 차원의 배려 등은 면접 전과 면접과정에서 연구자가 부딪혀야 되는 문제이고 부단한 장기간의 훈련과 경험에 의해서만 능숙한 질적 연구자로 거듭나게 된다.

면담지침은 고정적인 것이 아니므로 대상자의 진술에 따라서 면담을 진행한다. 면담지침은 면담에 소극적으로 응하는 사람과 면담을 할 때 유용하다. 면담 시 주의할 것은 연구자가 선호하는 대답을 유도하는 방향으로 질문을 해서는 안 된다는 점이다. 즉, 질문의 중립성을 유지하고 자유로운 진술이 나올 수 있도록 해야 한다.

3 특정 고려사항

1) 윤리적 고려사항

질적 연구를 계획하고 설계하는 과정에서 연구자는 연구과정에서 발생할 수 있는 윤리적 문제는 무엇인지 그리고 이러한 문제들을 어떻게 다룰 것인가를 고려할 필요가 있다.

질적 연구는 소수 대상자의 심층적이고 개별적인 경험의 현상을 연구하기 때문에 연구자는 개인의 사생활 보호와 익명성 보장을 위한 여러 안전장치를 마련해야 한다.

이러한 준비는 연구의 도입 전부터 이루어져야 한다. 연구의 수행에 앞서 연구자는 연구에 포함될 자료수집에 관해 기관윤리심의위원회로부터 승인을 얻는 절차를 거쳐야 하며, 연구가 진행될 현장이나 기관에서도 연구 진행에 대한 승인을 받아야 한다.

면담 시작 시 연구자는 연구 전반에 관하여 참여자에게 연구의 목적, 참여자의 선택과정, 면담에 소요되는 시간, 익명성과 비밀보장에 대한 약속을 포함한 소개 과정이 필요하다. 참여자가 연구 참여를 동의한다면 반드시 서면으로 연구 참여 동의서를 받고 기록 보관한다.

질적 연구에서는 면접과 관찰을 통해 자료를 수집하는 동안 참여자의 세부적인 개인 정보까지 노출될 위험이 있으므로, 윤리적인 고려와 보안에 대한 엄격한 관리 원칙이 필요하다. 연구참여자들은 연구의 특성에 대해 기만당해서는 안 되고 자료를 제공하는 과정에서 연구의 전체적인 특성에 대해 평가할 수 있어야 한다. 이 과정에서 잠재적인 힘의 불균형에 주목할 필요가 있으며, 신뢰를 형성하고 유도질문을 삼가는 것이 이러한 불균형을 제거하는데 도움이 된다. 연구자는 면담의 기록을 위해 녹음을 할 수 있는데, 반드시 참여자에게 녹음을 하는 이유에 대해 설명하고 허락을 받아야 한다.

연구참여자가 동의를 했다는 이유로 연구로 인한 개인의 생활이 영향을 받아서는 안 된다. 따라서 연구자는 참여자에게 면담 일정 및 소요되는 시간 등을 미리 알려 주어 일상생활에 방해가 되지 않도록 배려해야 한다.

자료를 분석하고 보고하는 과정에서 연구참여자의 개인 정보는 완벽한 익명성이 보장되어야 한다. 이를 위해 면담 자료를 저장할 때 기호화하거나 자료를 보고할 때 개인이 식별되지 않도록 합성된 이야기를 사용한다.

무엇보다 질적인 연구가 제대로 되기 위해서는 외부 심사자의 기준보다는 연구자 자신의 윤리가 더욱 중요하다. 윤리성이 확보되지 않은 질적인 연구는 인권의 침해는 물론이고 연구의 내용을 왜곡시키게 된다. 따라서 연구자는 본인의 연구가 어떤 목적을 갖고 있으며, 그 연구에 누가 관심을 갖고 있고 있으며 이해관계가 있는지 등을 염두에 두고 연구를 진행해야 한다.

2) 질적 연구 신뢰도 및 타당도

질적 연구의 신뢰도와 타당도, 일반화는 양적 연구의 그것과는 다르다. 질적 연구의 타당도는 연구자가 특정 절차를 사용하여 결과물의 정확성을 확인하는 것이고, 질적 신뢰도는 연구자의 연구방법이 다른 연구자나 다른 연구에서도 일관성 있게 나타나는지를 검증하는 것이다.

Lincoln과 Guba(1985)는 과학적 연구의 엄격성을 확보하기 위하여 진실성(trustworthiness)을 검증하는 기준으로 사실적 가치(true value), 적용성(applicability), 일관성(consistency), 중립성(neutrality)을 제시하였다. 사실적인 가치란 양적 연구에서 연구의 내적 타당도를 의미하는 것으로 질적 연구에서는 연구의 신뢰성(credibility)을 검증함으로써 얻어질 수 있다. 적용성은 양적 연구에서 외적 타당도에 해당하는 것이며 질적 연구에서는 전이가능성(transferability) 혹은 적합성(fittingness)이다. 일관성은 양적 연구에서 신뢰도에 해당하는 것으로 질적 연구에서는 감사가능성(auditability)으로 검증한다. 중립성은 양적 연구에서는 객관성(objectivity)에 해당하며 질적 연구에서는 확증성(confirmability)으로 검증된다.

질적 연구의 신뢰성(credibility)은 연구결과에 대한 신뢰의 문제로서 연구결과가 실재를 구성하는 요인들에 의해서 증명될 수 있는지를 의미하는 것이다. 이는 양적 연구의 두 변수 간의 인과적 관계의 설정이 타당한지를 묻는 내적 타당도와 대비되는 개념이다. 연구의 신뢰성을 높이기 위해서는 첫째, 장기간 지속적인 관찰과 투입을 통하여 현상의 맥락을 배우고 왜곡을 최소화시키며 신뢰를 형성해야 한다. 그리고 숨겨져 있는 요소와 비전형적인 사건을 밝히고 사정하는 연구 활동이 필요하다. 또 한 다른 요소 혹은 다른 방법을 적용하여 다양한 탐색을 시도하는 것(triangulation)도 적용할 수 있다. 둘째, 연구과정에 동료를 개입시킴으로써 정직한 연구를 진행하도록 자극하고 동료와 연구에 대해 논의하는 과정에서 작업가설을 검증할 기회를 가지고, 연구와 관련된 정서적 긴장을 순화시킬 수 있는 기회를 가짐으로써, 연구 중에 연구자의 판단을 흐릴 가능성을 차단하여 연구의 신뢰성을 보장받을 수 있게 하기 위하여 동료 보고(peer debriefing)가 필요하다. 셋째, 반대 사례분석(negative case analysis)을 통하여 연구가설을 정련화 시킨다. 넷째, 준거적 적절성(referential adequacy)을 위하여 연구의 원자료를 기록 보관하여 자료의 분석과 해석 작업에 제시함으로써 연구의 신뢰성을 증진시킬 수 있다. 다섯째, 계속적으로 공식 혹은 비공식적인 참여자의 확인(member check)을 행함으로써 연구참여자의 의도를 확인하고, 연구진행의 잘못을 교정하며, 자발적으로 제공되는 추가 정보를 얻고, 자료분석을 위한 요약의 기회를 가짐으로써 연구의 적절성을 전반적으로 사정할 기회를 갖는다.

적합성(fittingness) 또는 전이 가능성(transferability)은 실재(reality)와 연구로 밝혀진 결과 사이의 유사성 정도를 의미하는 것으로 양적 연구에서는 외적 타당도 혹은 일반화(generalization)를 의미한다. 즉, 양적 연구에서 연구대상자는 연구 모집단에 대해서 대표성을 갖기 때문에 같은 대상자 군 안의 모든 맥락에서 같은 결과를 적용할 수 있다. 그러나 질적 연구에서는 같은 대상자 군이라고 할지라도 맥락상의 차이가 있을 수 있고 같은 맥락이라 할지라도 대상자의 개별적인 차이가 있을 수 있으므로 심층기술(thick description)을 통해 적합성과 전이가능성을 숙고하여야 한다.

감사가능성(auditability)은 연구를 반복하여 같은 결과를 얻을 수 있는가의 문제로, 양적 연구에서는 신뢰도를 안정성, 일관성, 예측 가능성으로 제시한 것과 같다. 질적 연구에서는 실재(reality)는 변화 가능하기 때문에 연구에서 관찰된 변화를 연구 전체 현상의 한 부분으로 간주한다. 따라서 감사가능성은 연구의 불안정성, 변화를 유도하는 현상적 요인 혹은 연구 디자인을 설명하기 위한 수단을 찾기 위하여 자료의 추적을 다양화하는 방법(triangulation)과 자료분석 과정의 단계적 반복(stepwise replication), 연구과정에 대한 감사 추적(audit trail)을 사용한다. 이를 통하여 변화요소와 연구간의 관계를 확인함으로써 연구의 엄격성을 증진시킨다.

확증성(confirmability)은 연구의 중립성에 대한 것으로 양적 연구의 객관성(objectivity)과 대비되는 개념이다. 양적 연구에서 객관성은 연구와 실재 사이의 동형성, 연구자와 연구참여자 간의 적절한 거리의 유지와 가치 자유(value-free) 등을 전제로 하지만 질적 연구에서는 연구자와 연구참여자 간의 상호작용, 연구의 가치 연계성(value-bounded) 등은 양적 연구와 다르게 객관성을 정의하게 한다. 질적 연구의 객관성이란 연구자의 객관성보다는 자료의 특성이 믿을 만하고 실제적이며 확인할 수 있는 것인가를 말하는 것이다. 연구의 확증성을 위하여 다양한 방법으로 자료를 수집하는 것(triangulation), 성찰적 일기를 계속 쓰는 것(keeping the reflective journal)과 함께 원자료, 자료의 분석과정, 자료의 재구성과 합성과정, 과정노트 등에 대한 감사 추적(audit trail), 감사과정에 대한 사전 준비, 감사 가능성의 결정, 감사에 대한 공식적인 동의, 감사를 통한 진실성의 결정, 마무리로 이어지는 감사과정이 활용될 수 있다. 구체적인 예를 들면 확증성 검증을 위하여 다음과 같은 절차를 따른다. 먼저 연구주제 혹은 연구방법의 전문가에게 감사에 대한 협조를 요청하고, 감사자에게 연구자료를 제공하며, 연구자와 감사자 간의 자료분석의 일치도를 확인하고 그 결과를 연구의 엄격성의 검증면에서 제시한다.

4 질적 자료분석

질적 연구의 우수성은 대체로 질적 자료 분석의 탁월성에 의존한다.

질적 자료분석이란 연구자가 패턴을 찾고, 주제를 밝히고, 관계를 발견하며, 설명을 개발하고, 해석하고, 비평하며, 이론을 생성하는 체계적인 의미탐구의 과정이다. 그리고 질적 자료 분석절차는 방법적 체계화를 가능하게 하고, 분석과정의 각 단계를 구체화함으로써 텍스트에 대한 풍부한 설명, 통찰 그리고 감각을 제공한다.

질적 방법을 사용하여 수집된 자료의 분석은 자료의 수집과정과 동시에 시작하게 된다. 하나의 면접이 끝나면 녹취를 풀어 내용을 이해하고 분석하여 다음 면접에서 활용되며 이러한 과정 속에서 표본의 크기와 표본 전략도 세워진다. 면접내용을 세부영역으로 분석하고 하위범주, 상위범주 등으로 분류하면서 맥락 및 과정 속에서 현상을 '설명'(단순한 인과관계가 아님)할 수 있어야 한다. 질적 연구자는 확정적인 가설이나 논리적인 결론을 가지고 출발하는 것이 아니기 때문에 자료수집 및 분석과정에서 대상자의 추가나 면접내용에 따라 가설 및 설명이 지속적으로 변화하게 된다. 분석의 결과가 기존에 밝혀지지 않은 새로운 사실을 발견하거나, 새로운 설명방식을 찾아낼 수 있다면 질적 연구의 성과는 극대화된다.

1) 질적 자료 코딩 및 분석 절차

질적 자료분석과정은 수집한 자료가 주요하게 의미하는 바를 밝혀내고 밝혀진 의미들이 보다 상위개념으로 어떻게 묶음으로 발전할 수 있는지를 탐색하고 핵심의미의 주제(theme)를 밝혀내는 것이다. 그러한 과정, 즉 질적 자료로부터 의미들을 찾아내고 핵심주제(themes)로 발전시켜 나가는 과정을 coding(코딩) 과정이라고 하며 찾아내어진 의미를 code(코드)라고 한다. 이러한 code는 초기에는 수집된 자료들을 군집화하고 이에 대해 특정한 속성을 부여하는 기술적 코드의 형태를 띠지만 이후에는 좀 더 추론적이고 설명적인 패턴코드로 변화하게 된다.

코딩 작업은 수렴(convergence)과 분화(divergence)의 과정 속에서 반복적인 유사성을 찾아나가는 작업이라고 할 수 있다. 즉, 수렴현상을 분석하다가 기존에 알고 있는 지식을 보다 확장하거나(extension), 서로 다른 개념들을 연결하거나(bridging), 존재에 대한 설명으로서 적합한 새로운 정보를 제안하거나(surfacing), 일탈 사례(deviant cases)를 포함시켜서 기존 사례와의 비교를 통해 상이성의 배경을 밝혀내는 것 등 분화적 작업이 이루어지고 그렇게 분화된 내용이 갖는 수렴성을 찾아나가는 발전구조를 갖는다.

질적 연구방법에서 ATLAS.ti.5, NVivo, 그리고 QDA Miner와 같은 표준 소프트웨어 프로그램은 코딩과정을 자동화하는데 사용된다. 이런 프로그램들은 빠르고, 효율적으로 사용자가 정의한 규칙에 따라 아주 많은 양의 텍스트를 정리하고, 찾고, 분류하고, 처리할 수 있다. 이렇게 자동화된 분석을 사용하기 위해서는 코딩 스키마(schema)가 만들어져야 하고, 텍스트 내에서 찾기 위한 키워드와 코드를 정리해야 한다. 하지만 만약 코딩 스키마가 편향적이거나 정확하지 않다면 전체 모집단으로의 분석결과는 결함을 가지고 있거나 해석하기 불가능할 것이다. 또한 소프트웨어 프로그램을 사용하여 텍스트를 분석할 경우, 특정 단어나 구, 문장 속에 숨겨져 있는 의미(예, 은유, 풍자)까지 해독할 수 없기 때문에 큰 규모의 질적 연구에서 잘못된 해석으로 초래될 수 있다.

질적 연구의 포괄적 분석절차 메커니즘은 내부적으로 순환적이고, 반복적이며, 연역과 귀납의 논리를 오가며 질적 자료를 정제하는 '개연적' 삼단논법에 기초한다. 여기에서 말한 '개연적'이란 잠정적이고 임시적이며 그럴싸한 논리적 특징을 의미한다.

1단계인 자료 읽기 및 관리는 수집 혹은 전사된 자료를 반복적으로 읽으면서 연구 질문의 해결을 위한 분석적 민감성을 높이고, 다양한 질적 자료를 정량화, 분류, 저장하는 작업을 말한다. 2단계인 분석적 메모 쓰기는 이전 작업인 자료 읽기 및 관리와 이후 작업인 코딩 및 연구결과 재현 작업에서 발생한 연구자의 통찰과 반영성을 메모하는 작업이다. 그리고 3-5단계로서의 1-3차 코딩은 코드와 범주들 사이의 지속적인 비교분석을 통하여 최종적으로 하나의 문화적 주제나 이론을 생성해 가는 과정이며, 연구결과의 재현은 시각적 모형, 이론, 명제, 표, 그림, 내러티브 등으로 최종적인 연구결과를 제시하는 글쓰기를 의미한다.

[표 15-3] 실용적 절충주의에 기초한 포괄적 분석절차

단계	관계	세부적 분석절차 및 내용
1단계	↓	반복적인 자료 읽기 / 질적 자료 정리(관리)하기
2단계	↕	분석적 메모 쓰기(연구자의 통찰과 반영성)
3단계	↕	1차 코딩(코딩을 통한 코드와 범주의 초기 생성)
4단계	↕	2차 코딩(추가적 코딩을 통한 새로운 코드와 범주의 관계 파악)
5단계	↕	3차 코딩(추가적 코딩을 통한 범주들의 통합 및 문화적 주제 발견)
6단계	↑	연구결과 재현(시각적 모형, 이론 제시, 명제 제시, 표, 그림, 내러티브)

2) 검토 및 평가

연구자 자신이 질적 연구의 도구로 연구를 진행하고 분석하기 때문에 질적 연구는 각각의 독특한 특성을 가지고 있다. 하지만 이러한 이유로 연구자의 주관성이나 비뚤림 현상으로 인해 연구의 결과가 현상의 본질과 무관하게 도출될 수 있는 위험성을 가지고 있다.

이러한 위험을 최소화하고 연구의 학문적 가치를 높이기 위해 질적 연구자들은 연구의 전 과정에 걸쳐 지속적인 성찰과 검토 과정을 거쳐야 한다. 이 때 가장 중요한 검토자는 연구참여자와 동료 연구자가 될 수 있다.

(1) 참여자 검토

질적 연구의 모니터링의 목적은 정보의 정확성을 확인하는 것이고, 이러한 목적은 연구결과의 일부를 선택하여 연구참여자에게 보여주는 것으로 달성될 수 있다. 또한 연구참여자에게 분석 결과를 공유함으로써 추가적인 통찰력과 반응을 얻을 수 있다. 연구자는 필요 시 연구참여자에게 연구 분석 방향과 결과를 소개하는 과정을 거쳐야 할 수 있으며, 연구참여자가 분석 결과에 동의하지 않을 경우 어떻게 반응할 것인가에 대해서도 준비해야 한다.

(2) 동료 연구자 검토

동료 연구자는 연구 내용이나 방법을 잘 알고 있고, 연구에 대한 예리한 분석력이나 비판적인 안목을 가지고 있을 것이다. 참여자의 검토가 사실을 확인하는데 집중되어 있다면 동료 연구자의 검토는 연구 진행과 결과의 분석에 대해 실질적인 의견을 들을 수 있다는 점에서 추후 발생할 수 있는 논문의 재수정 과정을 최소화하고 논문의 완성도를 높일 수 있는 좋은 기회가 된다. 따라서 연구자는 동료 연구자의 검토 과정에서 신뢰를 유지하고 반응해야 하며, 검토자의 의견을 모두 수용할 필요는 없지만 검토자의 관점을 이해하지 못해 잘못 해석하거나 무시하는 오류는 범하지 말아야 한다.

제16장

빅데이터 연구

보건의료 산업이 치료 중심에서 예방과 건강관리 중심으로 이행됨에 따라 보건연구 또한 질병발생 가능성 예측, 개인 맞춤형 의료서비스 측면에서의 중요성이 증대되고 있다. 한편으로는 건강검진자료, 질병자료, 전자의무기록(EMR), 유전자 분석데이터 등 바이오센싱, 의료영상을 중심으로 데이터가 급증되고 있어 이를 활용할 수 있는 보건연구의 전략이 필요한 시점이다.

이와 같은 높은 잠재력을 지닌 보건의료 분야의 빅데이터는 다양한 경로로 수집·저장되고 있으며, 기본적인 의무기록을 포함하여 환자들의 병원 서비스 이용 데이터, 유전체데이터 등 수많은 데이터가 모두 활용가치를 지닌 데이터로 이해될 수 있다. 또한 생체신호감지기술, 웨어러블 컴퓨터 기술의 상용화 등 의료-IT 융합기술이 점차 발전하고 있어 이를 통한 데이터의 축적 및 서비스 모델 개발이 가속화 하고 있는 추세이다. 그리고 보건의료 빅데이터를 통해 질병예방에 따른 의료비 절감, 의료기관의 운영비용 절감, 오류 및 부정에 따른 손실비용 절감 등의 경제적 효과가 기대되면서 보건의료 분야에서의 빅데이터 활용이 활발히 진행되고 있다.

특히 보건연구자의 경우 빅데이터에 관심을 가지는 주요 분야로 질병의 원인을 규명하고 진단, 치료법의 개발, 맞춤형 의료 연구, 바이오 및 맞춤형 신약 개발, 생체정보 측정 및 건강서비스 장비 개발 분야가 있다. 이에 관련된 데이터로는 인체자원은행, 환자임상진료 데이터, 생체정보측정 데이터, 라이프로그 데이터를 활용할 수 있을 것이다. 유전체 데이터를 활용한 질병 예방, 진단, 처방, 관리가 가능할 것이며, 보건의료 빅데이터를 활용한 신약 개발 지원, 개인휴대용 생체정보 측정, 분석 관리를 통한 웨어러블 보건의료 IT 개발 분야에서 활용하고 있다.

1 보건분야 공공 빅데이터의 공개 현황

공공영역의 데이터 수집은 공공서비스의 향상과 평가, 위험을 예측함으로써 국민의 삶의 질을 높이는데 목적이 있다. 다양한 목적에 의해 수집되는 정보는 당초 정해놓은 일련의 데이터 생명주기를 거치는데, 빅데이터 개념의 출현은 바로 데이터의 생명주기를 장기화시키는 계기가 되고 있다.

보건복지분야에서 가장 대표적인 공공 빅데이터는 건강보험 빅데이터인 '건강보험 표본 코호트DB'와 '환자데이터셋'으로서 전 국민의 진료내역을 담고 있어 세계에서도 찾아보기 힘든 가치를 지닌 데이터들이다. 그러나 두 데이터 모두는 개인의 진료정보를 가진 민감 정보라서 완전히 개방하지 않고 있어, 만일 데이터를 이용하려면 보유기관의 심사절차를 거쳐 공개가 결정되는 제한적 공개방식을 취하고 있다. 한편, 건강보험 빅데이터만큼 귀중한 데이터로는 질병관리본부가 구축하고 있는 '한국인체자원' 정보로서 한국인의 유전체 정보가 있으며, 이 데이터 역시 제한적인 공개방식을 따르고 있다. 그 외에도 [표 16-1]에 나열한 바와 같이 주기적인 수집을 통해 점차 데이터 규모를 키워가고 있는 몇몇 데이터들이 있다. '건강보험 표본 코호트DB'나 '환자데이터셋'을 제외하면 규모면에서는 빅데이터로 보기 어렵지만 데이터 집적에 상당한 비용과 관리가 투입되어야 하고 데이터 자체의 가치뿐 아니라 타 데이터와의 연계를 통해 새로운 가치를 창출해 낼 수 있다는 측면에서 본다면 빅데이터로 간주되기도 한다. [표 16-1]에 기술한 바와 같이, 개인정보가 포함되지 않았거나 비식별화 조치된 기타 조사데이터들은 일반인이 쉽게 접근하도록 공개함으로써 다양한 영역에서의 활용을 유도하고 있다.

한편, 사회복지분야의 대표적인 공공 빅데이터로는 사회보장정보시스템에 집적되는 사회보장 데이터가 있다. 사회보장 데이터는 각종 사회복지 급여 및 서비스 지원 대상자의 자격과 이력에 관한 정보를 통합 관리하고, 지자체의 복지업무 처리를 지원하는 목적으로 구축된 데이터이다. 또 다른 사회복지영역 공공 빅데이터로는 정부의 '사회서비스 전자바우처사업'에서 수집되는 서비스이용 트랜잭션 데이터가 있는데 노인돌봄서비스, 장애인활동지원서비스, 지역사회서비스투자사업, 산모신생아도우미서비스, 가사간병지원서비스, 장애아동재활치료, 언어발달지원서비스 등 7개 공공 서비스별로 이용 가능한 서비스 금액이나 수량, 시간범위 내에서 개인별, 제공기관별 실시간 이용 트랜잭션이 수집·집적되고 있다.

선진국들은 정부 정책 및 서비스의 투명성을 제고하고, 나아가 공공영역의 정보를 재사용하여 신규 사업기회를 창출함으로써 시장을 활성화시키는데 행정정보 등 공공이 보유하고

[표 16-1] 보건분야 공공 빅데이터 현황

구분	보유기관	내용	공개여부
건강보험 표본 코호트 DB[1]	국민건강 보험공단	• 자격DB: 건강보험가입자 및 의료급여수급권자의 성, 연령대, 지역, 사회경제적 변수, 장애, 사망관련 등 • 진료DB: 요양급여 청구자료로서 진료, 상병, 처방 관련 변수 • 건강검진DB: 검진 주요결과 및 문진에 의한 생활습관 및 행태 관련 자료 • 요양기관DB: 요양기관 종별, 설립구분, 지역, 시설, 장비, 인력 관련 자료	제한적 공개
환자 데이터셋[2]	건강보험 심사평가원	• 건강보험 청구자료를 기초로 진료개시일 기준 1년 간 진료 받은 환자대상의 표본 데이터	제한적 공개
한국인체 자원[3]	질병관리 본부	• 공여자로부터 기증받은 인체유래물(DNA, 조직, 혈액, 뇨 등)과 임상(진단명, 수술명, 병리조직검사결과, 혈액검사 등), 역학(성별, 생년월일, 음주력, 흡연력 등) 및 유전(SNP, CNV, Exome 등) 정보	제한적 공개
지역보건 의료정보	사회보장 정보원	• 전국 보건기관(보건의료원, 보건소/지소, 보건진료소)의 보건사업 및 행정업무, 전자의무기록 및 진료관련(진료내역 및 검진결과 등) 정보	미공개
지역사회 건강조사	질병관리 본부	• 지역 보건의료계획수립 및 보건사업 평가 활용 지표로서, 건강행태, 건강검진 및 예방접종, 질병이환, 의료이용, 사고 및 중독, 활동제한 및 삶의 질, 보건기관 이용, 사회물리적 환경, 심정지, 교육 및 경제활동 등	공개
국민건강 영양조사	질병관리 본부	• 국민의 건강 및 영양 상태에 관한 현황 및 추이 파악 • 신체계측, 비만, 고혈압 등 검진조사, 흡연, 음주, 비만 및 체중조절, 신체활동 등 건강설문조사, 식품 및 영양소 섭취현황, 식생활행태, 식이보충제 등 영양조사	공개
한국의료 패널	한국보건 사회연구원	• 개인의 건강수준, 의료이용 및 의료비 지출 요인, 건강행태, 의료욕구, 보건의료서비스 수요행태 변화분석 • 사회경제적 특성, 의약품 구매, 경제활동, 건강수준, 의약품 복용행태, 민간의료보험, 건강기능식품, 건강행태 등	공개

자료 :

1) 표본코호트DB 사용자 매뉴얼, 국민건강보험공단

2) http://opendata.hira.or.kr/op/opc/selectPatDataAplInfoView.do 2017년 2월 14일 인출

3) http://www.cdc.go.kr/CDC/contents/CdcKrContentView.jsp?cid=61074&menuIds=HOME001- MNU1136-MNU1826-MNU1830 2017년 2월 14일 인출

있는 다양한 정보를 공개·개방하고 있다. 한편, 공공 데이터의 접근성을 높이고 활용성을 확대하기 위해 정부주도의 포탈도 운영하고 있다. 우리나라 역시 공공데이터 포탈(data.go.kr)을 통해 2017년 1월 기준 19,260건의 데이터셋을 공개하고 있고, 미국의 경우 20만개 정도의 데이터셋을 이용할 수 있으며, 영국은 1만개 정도, 호주는 3,164개 데이터셋을 이용할 수 있다.

2 보건의료 빅데이터의 활용

사전적으로 '헬스케어(healthcare)'와 기존 '의료서비스' 개념 간에 차이점을 꼽자면, 헬스케어에는 질병에 대한 예방 개념이 포함되어 있다는 점일 것이다. '현재의 징후를 통해 제시할 수 있는 병의 치료법'과 더불어 '향후 발생할 수 있는 질병을 예측하고 건강유지를 위해 지속적 관리를 도모한다'는 개념이 포함되어 있다.

질병의 예측을 위해서는 결국 데이터가 필요하다. 오늘날 컴퓨팅 기술과 미디어 플랫폼, 기기 등이 폭발적으로 진보하게 되면서 이를 통해 축적되는, 이른바 빅데이터는 헬스케어 분야에서도 매우 중요한 재료로 활용되고 있다.

데이터의 활용정도는 이용 가능한 데이터의 수와 밀접한 관련이 있으며, 뿐만 아니라 데이터의 접근 용이성, 데이터의 가치 및 품질 우수성 등에 따라서도 활용도가 좌우된다고 할 수 있다. 보건의료 부문의 공공 빅데이터는 그 수가 적고, 더군다나 거기에 미공개 데이터마저 포함하고 있다. 이것은 데이터에 접근할 수 있는 기회의 희소, 즉 활용 가능성이 낮음을 의미한다. 보건의료 공공 빅데이터는 학문적인 연구나 의학적 전문연구분야에서 주로 활용되고 있을 뿐 상업적 비즈니스에 활용되는 사례는 전무하다.

공공 빅데이터를 활용한 대표적인 서비스로는 건강보험 빅데이터가 사용된 '국민건강 알람서비스', '건강검진 및 진료정보', '대사증후군맞춤정보', '뇌졸중위험예측프로그램' 등과 '운전면허 발급 간소화 서비스'가 있다. 국민건강 알람서비스는 국민건강보험공단이 공공 빅데이터인 진료내역을 수집한 국민건강정보DB와 소셜미디어 정보를 융합하여 감기, 눈병, 식중독, 피부염 등 주요 질병의 위험도 동향 및 알람을 제공하는 대국민 서비스이다.

보건의료분야 공공 빅데이터는 산업계나 연구기관, 혹은 학계 등 다양한 영역에서 폭넓게 활용되지 못하고 있다. 그 이유로 공공 빅데이터가 공개적이지 않은 이유로 인해 데이터 접근성이 상당히 떨어지고, 이로 인해 적극적으로 활용할 기회가 줄어든다는 점을 들 수 있다. 컴퓨팅 파워의 향상, 고급분석, 그리고 빅데이터의 출현은 시민들의 욕구와 행태를 이해하는데 좋은 기회를 제공하고 있다. 전통적인 과학적 조사는 데이터 수집을 통해 검증되는 가설을 가지고 시작했으나, 빅데이터 분석은 기존의 대규모 데이터로부터 분석을 통해 도출해낼 수 있는 결론에서 통찰력을 가지는 기존의 방법과 반대방향에서 작업할 수 있다. 한편, 제약업계 전문가들, 의료 제공자 및 지불자들(건강보험공단, 보험사 등)은 빅데이터 분석을 통해 단순 정보를 넘어선 통찰을 얻으려 하고 있다.

빅데이터는 산업계가 보건의료 및 사회복지 품질의 변동성, 혹은 보건의료 소비를 증가시키는 것과 관련된 문제들을 검토하는 데 도움을 줄 수 있을 것으로 본다. 특히, 해외의 보건의료분야 연구자들은 특이한 조건에 있는 환자에게 투입된 치료가 효과적인지를 보는데 데이터를 마이닝하는가 하면, 약물 부작용이나 혹은 병원 재입원과 관련된 패턴을 찾는데, 그리고 비용 절감이나 환자를 지원함에 있어 다른 중요정보를 얻는데 빅데이터를 적극 활용하고 있다. 빅데이터는 정보에 근거한 생활스타일을 선택하게 되고, 근거 중심의 의료, 최적의 임상 효과를 볼 수 있는 의료제공자 및 환경, 보건의료 가치를 향상시키는 지속 가능한 접근법, 의학의 한계를 넘어서는 혁신 등 패러다임 변화를 이끌고 있으며, 이것은 새로운 가치의 경로가 되고 있다(그림 16-1).

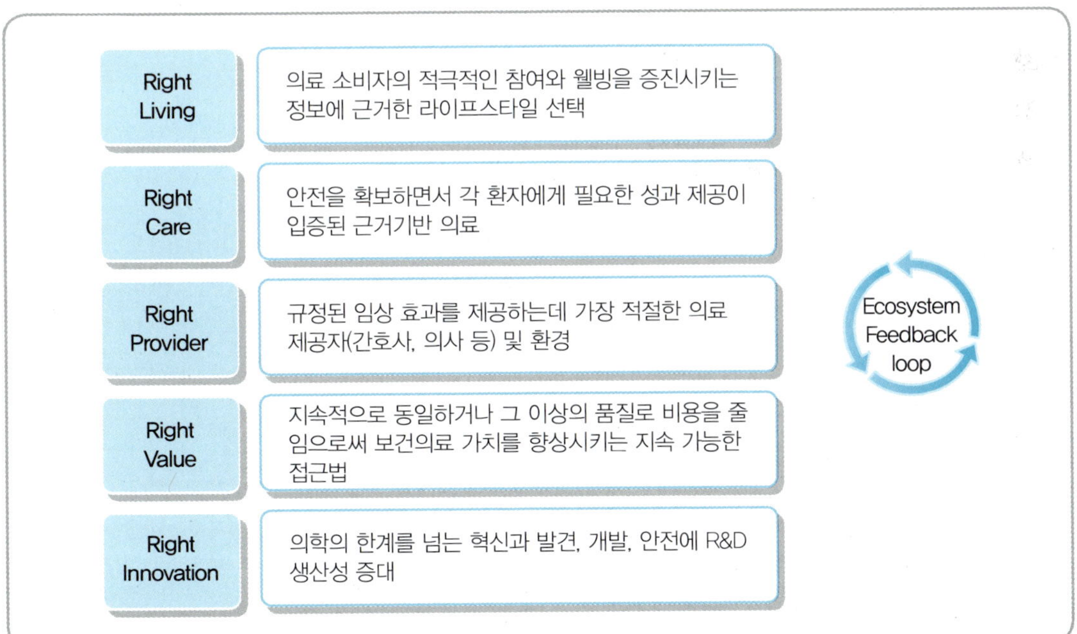

[그림 16-1] 빅데이터 효과로 본 보건의료 패러다임의 변화

출처: Peter, G, et al.(2013). The 'big data' revolution in healthcare Accelerating value and innovation. Center for US Health System Reform Business Technology Office. 재인용

한편 건강보험심사평가원은 보유한 공공데이터를 개방하기 위하여 보건의료빅데이터개방시스템을 오픈하였다(opendata.hira.or.kr). 시스템을 통하여 공공데이터(데이터셋, 오픈 API), 의료빅데이터분석(보건의료빅데이터센터), 의료통계분석(질병, 의약품, 의료기관) 등 다양한 서비스 이용이 가능하며, 대국민 서비스를 목표로 학계, 산업계 등 이용자에게 지속적인 정보서비스를 발굴하여 제공될 예정이라 한다. 본 센터를 이용하여 연구과제 이용절차는 [그림 16-2]와 같다.

3 보건분야 공공 빅데이터의 활성화 과제

고령화가 급격히 진행되고 있는 우리나라에서 빅데이터의 영향은 인구고령화(건강 서비스)의 장기적 도전과 재정적 공공부채 위기(재정, 부동산, 행정), 지식경제 구현(지식 집약형 섹터) 등에 도움을 줄 수 있다. 이미 의료영역의 많은 이해관계자들은 최상의 과학적 근거에 바탕을 두고 환자 개개인에게 적합한 치료방법을 결정하는데 근거기반의 의료 개념을 받아들이기 시작하였다. 공공 빅데이터의 활성화를 위하여 해결되어야 할 과제로는 개인정보 보호기

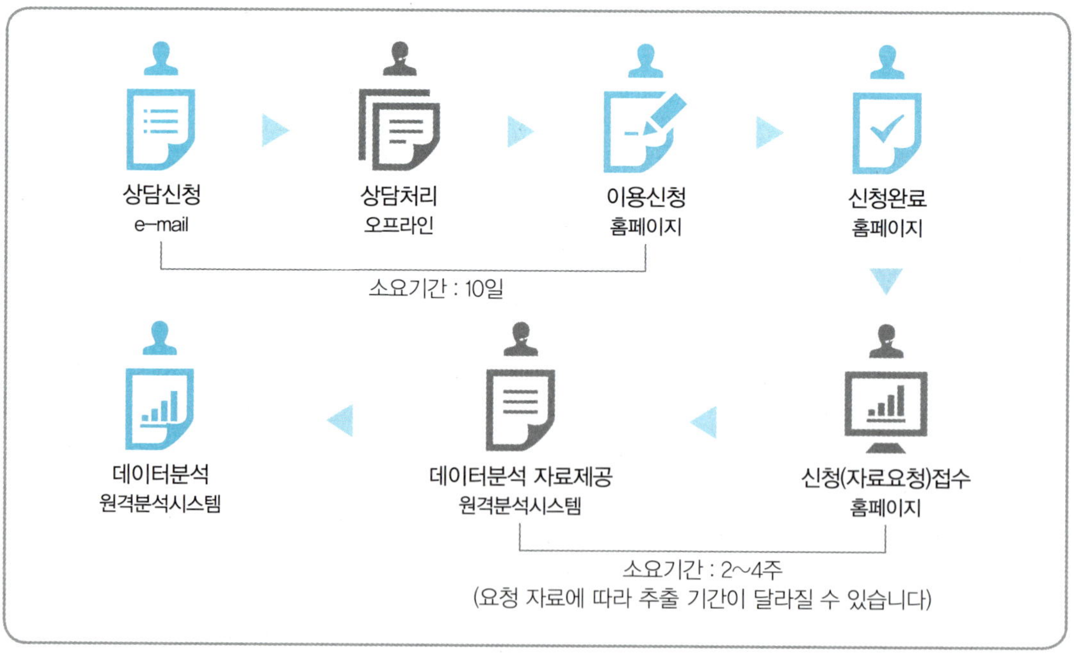

[그림 16-2] 보건의료빅데이터개방시스템에서 빅데이터분석 이용 신청단계

술의 고도화, 데이터 표준화, 빅데이터의 공개종류 및 범위 확대, 그리고 빅데이터 운영센터의 설치가 절실하다.

우선 공공 빅데이터의 활성화에서 가장 큰 걸림돌은 개인정보보호법의 준수에 있다. 공공 빅데이터는 고유식별정보뿐 아니라 건강이나 복지급여와 관련된 개인정보 및 민감 정보를 상당히 포함하고 있다. 빅데이터의 처리과정에서 수집된 데이터의 개인정보는 비식별화 조치하여 재식별의 가능성이 없을 때 제3자에게 제공 가능하다(「빅데이터 개인정보보호 가이드라인」 제5조, 제10조). 이 때 비식별화 조치라 함은 고유식별정보와 같은 개인정보 및 민감 정보에 대하여 암호화기술이나 익명화 기술로 개인을 식별할 수 없도록 처리한 후 원본에서 대체하는 것을 말한다. 최근 금융사의 개인정보 대량유출 등 개인정보 불법유통 및 이용에 따른 폐해가 갈수록 늘어나면서 개인정보보호법 역시 더욱 강화되고 있는 마당에 개인정보에 대한 재식별의 위험성을 최소화하는 암호화내지 익명화기술의 개발은 한층 더 정교하고 고도화 되어야만 한다. 이러한 암호화·익명화 기술이 뒷받침된다면 정보주체는 개인정보의 안전한 사용이라는 신뢰를 바탕으로 개인정보의 공익적 활용을 묵인할 수 있을 것이다. 따라서 암호화 기술이나 혹은 익명화 기술의 수준을 높이는 신기술의 개발 등과 관련된 정부의 재정적 지원과 인력의 양성이 요구된다.

둘째, 데이터의 공개·공유는 데이터 표준화를 전제로 한다. 빅데이터는 타 정보와의 연계·결합으로 새로운 빅데이터를 생산하고, 이를 활용하여 소스 데이터에서 발견할 수 없던 신가치를 창출하는 것이 특징이다. 그러나 개인정보보호법의 강화로 인해 데이터간 연계·결합에 필요한 고유식별정보의 수집이 제한적일뿐 아니라 원천적으로 이용할 수 없는 상황이 발생하고 있다. 다행히 최근 학계에서는 연계의 정확성을 높일 수 있는 기법이나 방식에 관한 논의가 활발히 이루어지고 있는 것이 고무적이기는 하다. 한편 개별적으로 수집하고 있던 정보, 예컨대 최근 헬스케어 및 개인건강기록 서비스에 대한 관심이 높아지면서 비즈니스 목적에 따라 수집되는 데이터의 속성과 유형 등이 상이할 수 있으므로 데이터 표준화는 병원단위 또는 비즈니스 조직의 집적된 빅데이터를, 혹은 조직 내에서의 흩어져 있던 데이터를 통합하는데 반드시 요구되는 필수 조치이다.

셋째, 빅데이터의 공개 종류 및 범위 확대와 관련하여 건강보험공단이 집적하고 있는 진료정보는 방대한 원시 빅데이터를 표본코호트로 구성하였고, 표본코호트는 심사를 통해 제한적으로 공개가 허용되고 있다. 그 외에도 유전체 빅데이터를 비롯하여 보건의료분야 공공 빅데이터는 타 영역보다 공유수준이 높다. 결국, 다양하고 풍성한 데이터를 활용할 수 있을 때 급변하는 환경에서 정확한 진단과 대응을 가능케 한다. 따라서 사회보장영역도 건강보험 빅데이터와 마찬가지로 사회보장 공공 빅데이터의 공개·공유가 요구된다.

넷째, 보건복지 빅데이터 운영센터의 설치와 관련해서 현재 정보 수집기관별로 운영되고 있는 빅데이터는 개별 데이터 나름대로 역할을 하고 있지만 기관별로 집적된 정보 내에서만 가지는 가치에 국한되어 있다. 빅데이터 운영센터가 설치되면 빅데이터 수집, 공유, 분석, 활용에 필요한 인프라를 구축하여 보건의료와 사회보장 영역간 경계를 뛰어넘는 데이터의 통합을 가능케 하고, 이런 데이터는 미래 성장동력으로서 학문적, 정책적, 비즈니스적, 의학적인 엄청난 가치를 창출하는데 기여하게 된다.

그 밖에도 보건복지 빅데이터를 운영하는 전담센터가 설치되면 개인정보의 보호와 관련된 익명화 기술의 적용에 있어서도 명확한 기준과 일관된 원칙을 적용·유지하는 장점이 있다. 한편, 데이터의 표준을 개발하고 체계적인 적용을 통해 각 영역별 빅데이터를 수집하는 단계부터 표준을 준수함으로써 공공 빅데이터의 품질을 유지·향상시키는데 기여할 수 있다. 보건복지부문의 빅데이터 운영센터의 설치는 공공 빅데이터의 품질을 보장하면서 데이터 활용의 극대화를 리드하고, 복잡한 사회현상과 급변하는 실세계를 반영하는 R&D 분야, 다각적인 서비스 및 정책의 발굴뿐만 아니라 평가를 하는 기초자료로써 제공이 용이해진다.

4 빅데이터 분석

1) 빅데이터 처리 기술

기존의 기업 및 정부의 데이터 관리는 대부분 관계형 데이터베이스 관리 시스템(RDBMS)으로 이루어져 왔다. 그러나 빅데이터 시대를 맞이하면서 데이터양의 폭발적 증가와 비정형 데이터의 증가로 데이터의 저장 및 처리에 어려움이 발생하고 있다. 데이터양의 증가에 대응하기 위해 스토리지 장비를 추가하는 것이 가장 쉽고 빠른 해결책이지만, 지수적으로 증가하는 데이터양을 따라잡기에는 비용 문제에서 한계가 있다. 현재 대기업에서 선호하고 있는 대응책은 MPP 기술을 이용하여 서버 간 협업을 통해 병렬처리를 유도하는 방식이지만, 고비용 구조이기 때문에 곧 한계를 드러낼 것으로 전망되고 있다. 이러한 시장 흐름에 따라 새로운 데이터 처리 기술에 대한 수요가 증가하고 있으며, DBMS 시장에서도 빅데이터를 위한 프로그램들이 개발되고 있다. 또한 기존 통계분석 툴은 싱글머신·싱글코어에 최적화된 알고리즘으로 구성되어 있기 때문에 업체들에서는 보다 멀티코어에 적합한 알고리즘으로 구성된 통계분석 툴을 내장한 데이터 웨어하우스를 내놓고 있다.

빅데이터 처리 기술로 가장 유명하며, 빅데이터가 언급될 때 빠지지 않는 것이 바로 "하둡(Hadoop)"이다. "하둡"은 대량의 자료를 처리할 수 있는 대규모 컴퓨터 클러스터에서 동작하는 분산 애플리케이션을 지원하는 오픈소스 자바 소프트웨어 프레임워크로, 야후의 지원으로 개발되었으며 현재는 아파치 소프트웨어의 프로젝트로 관리되고 있다. "하둡 분산 파일 시스템(HDFS)", "Hbase", "하둡 맵리듀스(MapReduce)" 등으로 구성되어 있으며, 이 기술들의 집합은 하둡 에코시스템이라고도 불린다. 즉 하둡 프로젝트는 빅데이터의 저장 및 처리를 위한 각종 기술과 소프트웨어들의 집합인 것이다. "하둡 분산 파일 시스템"은 "구글 파일 시스템(GFS)"에서 발전된 것으로, 파일을 블록 단위로 나누고 여러 번 복제하여 여러 노드(서버)에 저장하는 기술이다. 이렇게 저장함으로써 일부 하드웨어의 오동작시 다른 서버의 복제파일로 대체하여 자동으로 복구하며, 파일 하나의 크기가 아무리 크더라도 여러 노드로 나눠 저장할 수 있으므로 비정형데이터의 저장에도 매우 효과적이다. "Hbase"는 구글의 "Big Table"를 원형으로 하며, "HDFS"를 지원하기 위한 NoSQL2 형식의 분산 DBMS이다. "하둡맵리듀스"는 구글의 "맵리듀스"의 소프트웨어 구현체로, "HDFS"와 같은 분산 환경에서 Map & Reduce 함수를 이용하여 대용량 데이터를 효율적으로, 네트워크 트래픽을 최소화하며, 장애를 자동으로 복구하면서 필요한 태스크를 실행할 수 있도록 하는 소프트웨어이다. 이밖에 하둡 하부 프로젝트로 이기종 간 데이터 공유를 지원하는 "Avro", 분산처리 환경을 관리하는 "ZooKeeper", 맵리듀스 용 프로그래밍 및 데이터플로우를 지원하는 "Pig", 분산처리 환경에서 데이터 요약, 쿼리 수행 및 분석이 가능한 데이터 웨어하우스 솔루션인 "Hive", 하둡용 스토리지 관리 서비스인 "H카탈로그" 등이 있다. 오픈소스인 하둡 프로젝트의 기술들을 바탕으로 데이터베이스 시장에서는 기업에서 바로 사용할 수 있도록 하둡의 분산처리 기술에 통계분석 기능을 탑재한 솔루션들이 개발되고 있다.

야후의 하둡 프로젝트 외에 데이터베이스 및 분석 솔루션 업체들에서도 빅데이터를 겨냥한 제품들을 내놓고 있다. SAS에서는 "SAS9.4"에 텍스트 마이닝 기능과 분산처리 환경에서의 고급 통계 분석 기능을 탑재하였고, 빠르고 효과적인 시각화 솔루션을 제공한다. EMC의 "그린플럼 DCA"는 정형·비정형 데이터를 동시에 분석하는 것이 가능하다. 테라데이타의 "애스터 맵리듀스 플랫폼"은 맵리듀스와 SQL을 결합해 활용성을 증대시킨 것이 특징이다. 오라클은 RAC(Real Application Cluster)기술과 하드웨어를 접목한 대용량 OLTP3성 배치처리용 데이터 웨어하우스 "엑사데이터", 하둡·오라클NoSQL·R 등으로 구성된 "빅데이터 어플라이언스 솔루션" 등을 발표하였고, 썬을 인수해 오픈소스 기반의 MySQL4 데이터베이스도 제공하게 되었다. IBM도 오라클의 RAC에 대응하는 "퓨어 스케일"을 발표하였다. SAP는 인메모리(In-memory) 컴퓨팅 기술 "HANA"를 발표하였으며, 인메모리를 이용해 데이터 분석 기능을 강화해 데이터 웨어하우스 장비로 활용하도록 하고 있다(표 16-2).

[표 16-2] 빅데이터 처리 기술 용어

처리 기술 용어	설명
MPP(Massive Parallel Processing)	고도병렬처리. 프로그램을 여러 부분으로 나누어 여러 프로세서가 각 부분을 동시에 수행시키는 것
NoSQL	비관계형 데이터베이스. 분산가능성에 중점을 두어 빅데이터 저장 및 처리에 적합하므로 최근 주목받고 있는 기술
OLTP(Online Transaction Processing)	네트워크상에서 여러 이용자가 실시간으로 데이터베이스의 데이터를 갱신 · 조회할 때 자료를 트랜잭션 단위로 압축하여 송수신하는 온라인 업무 처리 방법
MySQL	SQL을 사용하는 오픈소스 관계형 데이터베이스 관리 시스템 중 하나로, 빠르고 유연하고 사용하기 쉬움. 다중사용자 · 다중스레드를 지원하고, C, C++, 자바, PHP 등을 위한 응용 프로그램 인터페이스를 제공하여 상호 연동이 잘 되면서도 무료 프로그램이어서 일반적인 웹 개발에 널리 이용됨
In-memory	데이터를 메모리상에 올려 태스크를 처리하는 기술로 빠른 처리시간이 강점. 대용량 데이터를 다루기 힘들고 안정성이 낮지만 최근 처리 용량이 늘어나고, 실시간 데이터 분석 수요가 늘어나면서 활용도가 높아지고 있음

2) 빅데이터 분석 기법

빅데이터 분석에 많이 사용되고 있는 기법들은 통계학의 데이터 마이닝 기법들이 주류를 이루며, 인터넷 리뷰나 소셜 네트워크상의 텍스트를 분석하는 텍스트 마이닝, 소셜 네트워크상의 사용자 간 관계를 분석하는 소셜 네트워크 분석, 기상자료 등에 특화된 공간데이터 분석 등 데이터 특성과 분석 목적에 따라 다양한 기법들이 계속해서 개발 및 발전되고 있다.

기존의 통계적 방법론인 데이터 마이닝 기법들은 주로 정형화되어 있으나 크기가 큰 빅데이터에 적용된다. 수치형 반응변수를 예측 설명하는 것이 목적인 경우 일반적인 선형 회귀분석이나 로지스틱 회귀, 일반화 선형 모형(GLM), 라쏘(Lasso) 회귀, 릿지(Ridge) 회귀, 랜덤 포레스트(Random Forests) 등이 많이 사용된다. 범주형 반응변수를 예측, 즉 군집을 나누거나 분류가 목적인 경우 k-평균법, 계층적 군집화(Hierarchical Clustering), 주성분분석(PCA), 판별분석(Discriminant Analysis), 랜덤포레스트(Random Forests), 신경망(Neural

Network), 서포트 벡터 머신(SVM) 등 다양한 방법론들이 사용된다. 특히 분석의 목적이 새로운 설명변수에 따른 반응변수 예측인지, 기존 설명변수의 반응변수에 대한 영향력의 해석인지에 따라 모형 적합도, 해석 용이성을 따져 적절한 데이터 마이닝 기법을 사용하는 것이 좋다.

텍스트 마이닝은 구조화되지 않은 대규모의 텍스트 집합으로부터 정보를 추출해내는 과정이다. 기존에는 사람이 직접 설문 결과나 네티즌 반응 등을 살펴 얻을 수 있던 정보였으나, 텍스트 데이터의 양이 방대해짐에 따라 자연어처리를 통해 자동으로 텍스트의 종류, 주관성, 주요 단어 등을 분석하는 것이다. 텍스트 마이닝의 일반적인 과정은 다음과 같다.

① **텍스트 전처리**: 웹상의 문서를 가공할 수 있는 데이터로 표현
② **의미 정보 변환**: 전처리된 데이터 중 의미 있는 정보를 선별
③ **의미 정보 추출**: 복잡한 의미 정보의 표현을 단순화하고 의미 데이터로 저장
④ **패턴 및 경향 분석**: 의미 데이터를 기반으로 자동 분류 기준 마련

이러한 과정은 텍스트 분류, 군집, 요약, 정보 추출 등 텍스트 마이닝의 목적이 무엇이냐에 따라 달라진다. 또한 의미 있는 정보를 데이터에서 추출하지 않고, 해당 분야의 전문가와 언어 전문가가 공동 작업하여 산출한 키워드를 기준으로 텍스트를 분석하기도 한다.

텍스트 마이닝은 자연어처리의 놀라운 발전에도 불구하고 정확도가 많이 떨어지지만, 텍스트 데이터의 양이 워낙 많고, 계속해서 그 양이 증가하고 있으므로 그 중 일부만을 정확히 분석하더라도 활용도가 높아 기업과 정부에서 점점 많이 사용되고 있는 추세이다.

최근 소셜 네트워크는 개개인이 정보를 생성 공유 재가공하는 프로슈머의 역할을 수행하는 장이 되고 있기 때문에 정부의 정책, 사회적 이슈, 기업의 상품 서비스 등에 상당한 영향력을 미치고 있다. 이러한 소셜 네트워크상의 텍스트를 분석하는 것이 텍스트 마이닝의 주된 목적이라면, 소셜 네트워크 분석은 소셜 네트워크상의 사용자간 관계를 분석하는 작업이다. 소셜 네트워크 분석 기술을 크게 세 가지로 나누면 다음과 같다.

① **네트워크 구조 분석**: 사용자 개개인의 네트워크 직경, 친구 수, 친밀도 등을 알아본 후, 네트워크 내 조밀한 연결 구역을 커뮤니티로 명명하여 커뮤니티의 특성을 찾아내며 커뮤니티 내 각 사용자의 역할을 분석한다.
② **네트워크 진화 분석**: 커뮤니티에 속한 사용자 간 관계의 맺고 끊음에 따라 커뮤니티들이 합쳐지거나 갈라지고, 규모가 커지거나 작아지는 것을 알아본다. 이를 커뮤니티의 속성과 연결하여 새로운 토픽의 출현이나 트렌드 변화를 감지할 수 있다.

③ **네트워크 정보 흐름 분석**: 사용자 간 정보의 흐름을 토픽별, 키워드별로 추출하여 특정 정보 흐름 네트워크를 구축한다. 이를 커뮤니티 정보와 결합하여 해당정보의 오피니언 리더를 추출하여 마케팅에 활용할 수 있다.

대용량 데이터의 분석이 가능해짐에 따라 부쩍 활용도가 높아지고 있는 데이터가 공간데이터이다. 지형 정보, 기상 데이터, 그 외 공간적 속성을 가지는 모든 데이터를 포함한다. 기상 정보는 짧은 시간 단위로 거의 전 지역에 걸쳐 다양한 정보가 축적되기 때문에 그 양도 많을 뿐더러, 시간 공간적 자기상관이라는 독특한 특성이 있다. 이때문에 공간필터, 시간필터로써의 다양한 방법론을 이용하여 데이터 전처리를 한 후에 분석 목적에 따라 분석을 시행한다. 공간데이터에서 추출할 수 있는 정보는 자기상관 정도, 다양한 공간적 패턴, 변수 간 공간적 상관관계 등이 있으며, 이를 이용하여 도시계획이나 행정 서비스, 마케팅, 기상 예측 등 다양한 분야에서 공간데이터 분석이 사용되고 있다.

3) 빅데이터 시각화

데이터 시각화는 나열되어 그 정보를 숨기고 있는 데이터를 정보가 한 눈에 보이도록 변환시켜주는 과정이다. 데이터 분석에 익숙한 사람이 데이터에서 얻어 낸 정보를 데이터에 익숙하지 않은 사람에게 설명하기 위해 필수적인 부분이며, 데이터 분석을 시작할 때 데이터의 구성과 특성을 알아보는 데에도 편리한 도구이다.

빅데이터는 단순히 자료의 개수가 많을 뿐만 아니라 자료의 차원(dimension)이 크고, 종류가 다양하기 때문에 기존의 단순한 2차원 그래프로는 자료의 분포나 상관관계를 알기 어렵다. 따라서 빅데이터에서 의미 있는 정보를 찾아내기 위해 다각도의 정교한 시각화가 필요하며, 시각화를 통해 기존 통계분석을 적용하기 어려운 빅데이터에 어떤 분석 방법을 적용해야 할지 방향을 제공할 수 있기 때문에 빅데이터 통계분석에는 더더욱 필수적인 요소라고 할 수 있다. 빅데이터를 2차원 상에 그래프로 나타내면 오버플로팅(overplotting)이 자주 발생하여 자료의 분포나 관계를 알기 힘들다. 이를 해결하기 위해 데이터를 요약하거나, 그룹으로 나누거나, 오버플로팅을 보정하는 등의 방법을 사용한다.

최근 빅데이터 시각화 툴로 주목받고 있는 R 패키지는 BigVis와 ggplot2이다. BigVis는 억 단위의 큰 데이터 셋을 시각화하기 위한 전처리를 지원한다. 데이터를 잘게 쪼개고 각 조각의 요약 정보를 저장한 뒤, 스플라인(spline)을 적용시키며, 스플라인의 정도 또한 최적화할 수 있다. ggplot2는 섬세한 시각화를 위해 만들어진 패키지로, "Grammar of Graphics"에서 발전된 독자적인 문법을 가져 진입장벽이 높지만, 그래프의 세밀한 부분까지 조정할 수 있으므로 색상과 디자인을 조정하여 보기 좋은 그래프를 만드는 데 용이하다. [그림 16-3]의 왼쪽과 같은 그래프는 한 두 줄의 코드로 아주 손쉽게 그릴 수 있다. ggplot2는 빅데이터 시각화의 오버플로팅을 막기 위해 명암을 이용한다. [그림 16-3]의 우측 상단을 보면 원래는 오버플로팅되어 알 수 없었던 데이터 구조를 명암을 이용함으로써(그림 16-3의 우측 하단) 알기 쉽게 되었다. 또한 ggplot2에서는 그룹화와 측면화(faceting)를 이용해 데이터를 손쉽게 나눠서 그릴 수 있다. 측면화란 데이터를 여러 측면에서 바라볼 수 있도록 그리는 방법으로, [그림 16-4]와 같이 범주형 변수에 따라 데이터를 나눠서 그래프를 그려 한 화면에 표현하는 것이다.

SAS에서도 최근 빅데이터 시각화 솔루션 "SAS Visual Analytics"를 발표하였다. 인메모리 기술을 이용하여 대용량 데이터를 빠르게 시각화할 수 있도록 하였으며, 데이터 특성을 파악하여 그에 맞는 그래프와 통계량이 자동으로 산출되도록 한다. 지리적 시각화 또한 지원하며, 웹과 모바일 장치에 보고서를 바로 작성할 수 있는 편의성을 부각시키고 있다.

오늘날 전 세계적으로 16,000개의 대형 병원에서 환자 관련 데이터를 수집하고 있고, 490만 환자가 원격 자가 모니터링 디바이스를 사용하고 있다고 한다. 이 수치는 더욱 증가할 것

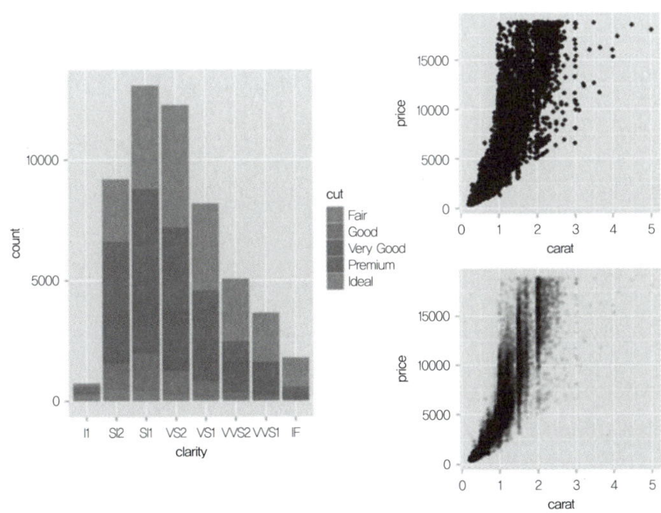

[그림 16-3] ggplot2로 시각화한 범주형 히스토그램과 명암을 이용한 산점도

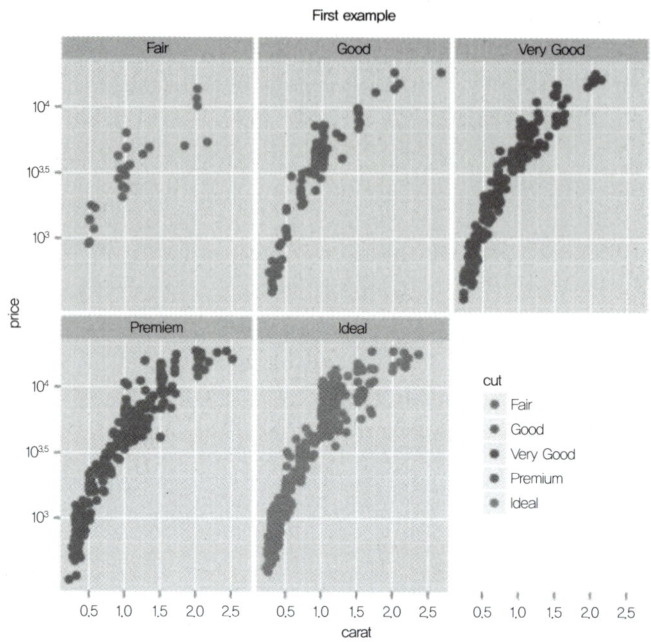

[그림 16-4] ggplot2의 측면화를 이용한 범주별 산점도의 예

으로 보인다. 따라서 데이터의 종류와 숫자, 용량도 기하급수적 증가가 예상된다. 그러면 헬스케어 분야에서 빅데이터의 효용에 대한 의심의 여지는 없을까. 그렇지는 않다. 빅데이터를 활용한 많은 산업에서 나타나듯이 빅데이터 무용론과 비관론은 헬스케어 분야에서도 나타난다. 대용량의 데이터가 과연 그 크기만큼이나 기능을 하는 것인지에 대한 의구심은 인간의 생활과 직결되는 헬스케어 분야에서는 더욱 큰 논란을 빚게 된다.

빠르게 흘러가는 ICT(정보통신기술, Information & Communication Technology) 발전과 진보의 시대, 헬스케어 분야에서 활용도가 높아지고 있는 빅데이터에 대해 이제는 정책적으로도 관심을 가져야 할 때가 아닌가 한다. 이 해결책으로 들 수 있는 것이 다양한 학문 분야의 전문가들과 협업할 수 있도록 하는 시스템이며, 교육 프로그램 개발과 협업 네트워크 등이다. 결국에는 대규모 정보의 양은 그에 걸맞은 다양한 학습과 협업 인프라 없이는 활용되기 힘들다는 판단 때문이다.

제 4 편

자료 수집 및 관리

제17장

표본추출

본 장에서는 연구자가 관심을 갖고 정보를 얻고자 하는 전체 대상인 모집단이 무엇이며, 모집단으로부터 어떻게 표본을 추출할 것인지, 표본의 크기는 얼마나 선정할 것인지와 표본 크기의 중요성에 대해 소개할 것이다.

1 모집단과 표본

모집단(population)이란 일정한 속성을 가지고 있는 개체의 확정된 집합이며, 연구자가 어떤 정보를 얻고자 하는 전체 대상 혹은 집합을 뜻한다.

한정된 모집단을 조사대상으로 하는 연구에서는 모집단의 일부인 표본만 조사하여 모집단 전체에 관한 사항을 추론해야 하므로 표본은 표본 자체 뿐 아니라 표본에 포함되지 않은 단위까지 대표해야 한다. 표본의 대표성(representation)은 표본과 모집단이 가능한 다양한 측면에서 유사함을 의미한다. 특히 양적 연구에서는 연구대상자의 특성, 종속 변수의 측정 환경, 측정된 변수의 분포 면에서 대표성을 평가할 필요가 있다.

표본 특성을 고려하여 모집단을 선정할 때는 모집단을 두 개 또는 그 이상의 하부 모집단이나 계층으로 구분하여 선정할 수 있다. 계층(stratum)이란 여러 지표를 써서 사회 및 집단의 구성을 밝히는 데 사용되는 개념으로써 각층 간의 역학적 관계의 존재를 따질 필요가 없다. 즉, 정치·경제·직업 등을 지표로 정하고, 그 내부구성을 밝히는 데 사용되는 개념인 것이다.

2 표본과 표본추출

모집단은 연구자가 관심을 갖고 있는 대상이므로 당연히 전체 집단을 대상으로 연구를 실시하면 가장 좋다. 이를 전수조사 또는 센서스(census)라고 한다. 그러나 일반적으로 모집단은 규모가 대단히 크기 때문에 모집단에 속한 전체를 대상으로 데이터, 즉 정보를 구하는 것은 엄청난 경비를 필요로 한다. 따라서 통계청과 같은 국가기관이나 대규모 리서치 기관이 아닌 이상 전수조사를 실시한다는 것은 현실적으로 거의 불가능하다. 따라서 개인 연구자는 그 자신이 갖고 있는 비용이 허락하는 범위에서 모집단의 거의 모든 속성을 반영할 수 있는, 즉 모집단의 속성을 대표할 수 있는 작은 규모의 대상자들을 추출해야 한다. 이때 추출한 작은 규모의 대상자들을 우리는 표본(sample)이라고 일컫는다. 표본은 모집단을 이루는 기본 하위단위로 구성되며, 그 단위 하나하나를 요소(element)라고 한다. 이러한 요소는 사람이 될 수도 있고, 사건, 행동, 다른 연구가 될 수도 있다. 표본추출(sampling)은 표본의 조사를 위해 모집단(population) 가운데 자료를 수집할 대상(표본, sample)을 선택하는 것이다. 이는 전체 모집단에서 모집단의 특성과 표본의 특성이 가장 일치하는, 즉 모집단을 대표하는 요소를 뽑는 과정으로, 연구자들은 근접모집단으로부터 표본을 얻고, 표본으로부터 얻은 결과를 근접모집단에 일반화하고 최종적으로 표적모집단에 일반화한다.

연구자는 표본추출을 위해 모집단을 정의하면서 대상자를 선정하는 기준을 상세히 기술해야 한다. 이 선정기준을 대상자 선정기준(eligibility criteria)이라고 하며, 모집단에서의 적합성 또는 자격을 위한 필수적인 특성들을 포함한다.

연구를 위한 대상자 선정기준은 포함기준(inclusion criteria) 혹은 제외기준(exclusion criteria), 또는 둘 다로 이루어져 있다. 포함기준(inclusion criteria)은 연구대상자나 요소들이 갖추어야 할 특성이며, 제외기준(exclusion criteria)은 연구대상자들이 제외되고 갖추지 말아야 할 특성이다. 포함기준과 제외기준은 표본으로부터 표집기준을 충족시키는 표적모집단을 얻기 위해 제시된다. 표본 선정 시 포함기준과 제외기준을 명확하게 두는 것은 결과에 대한 신뢰를 높이게 되며, 연구의 완전성을 기할 수 있다.

연구대상자 선정기준 혹은 포함기준의 폭이 너무 좁고 제한적이라면 연구자는 기준을 충족시키는 연구대상자를 선정하기 어려울 것이고, 충분한 수의 표본을 얻기 어려울 것이다. 연구자들은 연구보고서나 논문에서 연구결과의 일반화에 대해 논의할 때, 대상자 선정기준을 넘어 일반화 시키고자 한다. 연구자가 연구를 수행할 때는 오직 편의를 위해 표본을 선정기

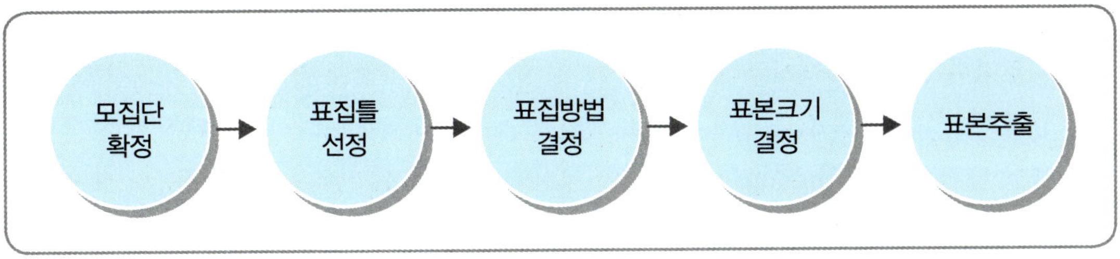

[그림 17-1] 표본추출의 절차

준에 부합하도록 하지만 그 결과들은 실제로 더 큰 모집단에 적용될 수 있다. 따라서 올바른 대상자 선정기준을 정하는 것은 연구의 일반화 및 확산을 위해서도 중요하다.

표본추출의 절차는 [그림 17-1]과 같다.

3 표본추출 방법

연구자는 표본을 대상으로 정보 즉 데이터를 수집한 후, 그 데이터에서 얻은 결과를 바탕으로 모집단의 속성을 추정하고자 한다. 이때 추출한 표본의 속성이 모집단의 속성을 대표할 수 있는지가 표본추출의 가장 중요한 사안이다. 이와 관련해 여기서는 두 가지 범주의 표본추출 방법을 소개할 것이다. 하나는 확률 표본추출 방법으로서 단순 무작위 표본추출, 계통 표본추출, 층화 표본추출, 집락 표본추출 등이 있다. 다른 하나는 비확률 표본추출 방법으로 편의 표본추출, 판단 표본추출, 할당 표본추출 등이 있다. 여기서는 각 범주의 표본추출 방법이 갖는 장·단점을 서로 비교하면서 소개하고, 개별적인 표본추출 방법의 차별적 특성에 대해 살펴볼 것이다.

1) 확률 표본추출법

확률 표본추출은 모집단의 각 요소들이 어떤 수학적 규칙에 따라 표본으로 추출되는 표본추출 방법을 말한다. 확률 추출법을 사용하면 추출될 가능성이 있는 표본들의 추출 확률을 사전에 알 수 있고, 연구자들이 비교적 적은 수의 관찰만 하게 되면서 그 관찰로부터 얻어지는 결론을 더 큰 모집단에 일반화시키는 것을 가능하게 해준다.

(1) 단순 무작위 표본추출(simple random sampling)

단순 무작위 표본추출에서는 모집단의 각 구성 요소가 표본으로 선정될 가능성(확률)이 미리 알려져 있고, 각 요소들이 표본으로 선정될 가능성이 동일하다. 단순 무작위 표본추출을 시행할 때는 난수표(random table)을 이용하여 표본을 선정한다. 단순 무작위 표본추출법은 가장 기본적인 표집유형이며, 각 요소가 직접 개별적으로 추출되며 가장 간편한 방법의 표본추출 유형이다. 그러나 단순 무작위 표집이 가능하려면 모집단의 개별요소들을 정확히 담고 있는 표집틀이 존재해야 한다.

(2) 계통 표본추출(systematic sampling)

모집단의 규모를 설정하고 그에 따라 첫 번째 표본 단위를 임의 추출하고, 두 번째 표본 단위부터는 일정한 간격으로 표본을 추출하는 방법을 계통 표본추출이라고 한다.

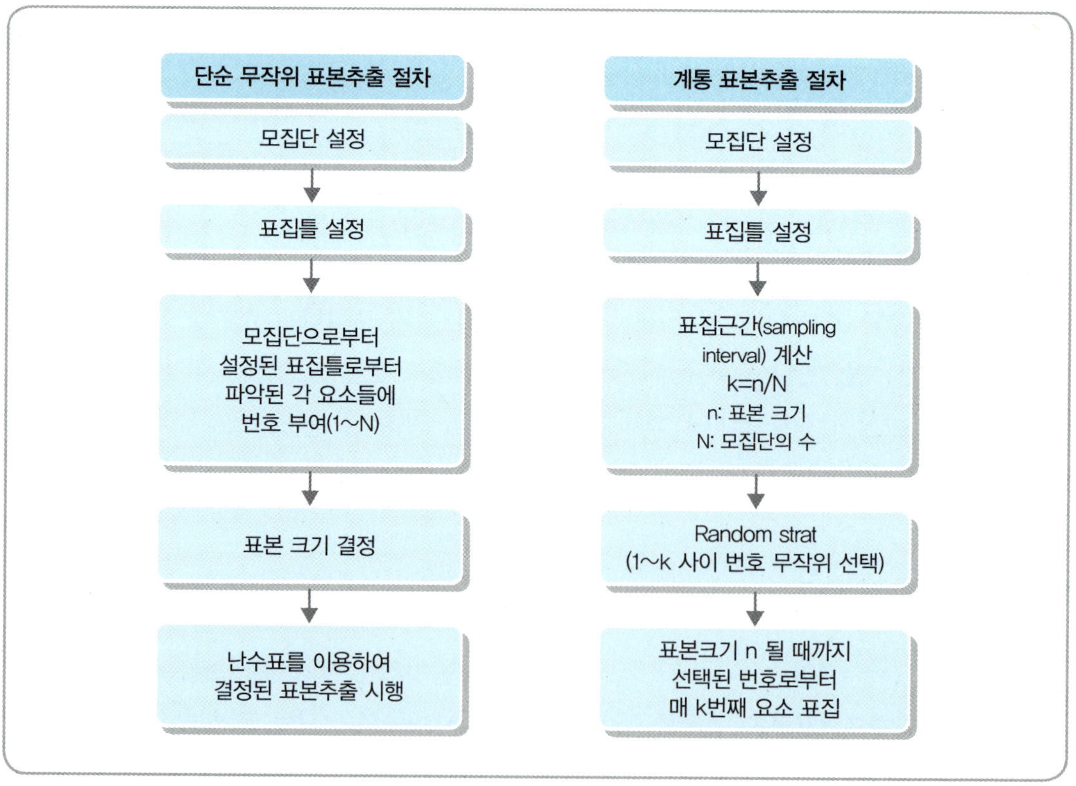

[그림 17-2] 단순 무작위 표본추출과 계통 표본추출의 절차

(3) 층화 표본추출(stratified random sampling)

층화 표본추출이란 모집단을 어떤 층화(stratification) 기준에 의해 n개의 계층으로 분할한 다음 각 계층 내에서 표본을 임의 추출하는 방법을 말한다. 즉, 모집단에 속하는 요소들을 어떤 기준에 의해 몇 개의 집단으로 분할하되 분할된 집단의 각 요소들이 동질적인 것들이 되도록 하는 것이 층화, 그 분할된 집단은 계층(stratum)이라고 한다.

층화 표집은 모집단 전체 뿐 아니라 층별 결과도 필요한 경우 유용한 방법이다. 그리고 관리와 편의 상 모집단을 층으로 구분하여 표본추출을 시행할 경우 표본 관리나 조사 업무를 관리하기 편리하다. 층화 표본추출은 비례 층화 표본추출 방법(proportional sampling)과 비(非)비례 층화 표본추출 방법(disproportional sampling)으로 나눌 수 있다.

(4) 집락 표본추출(cluster sampling)

집락 표본추출은 표본추출 시행 시 추출 단위를 개인이 아니라 '집단' 혹은 '집락'을 선택하고, 선택된 집단 내의 모든 구성원 전체 혹은 일부를 표본으로 추출하는 방법이다. 집락 표본추출에서는 각 집락에 속한 요소들 간의 동질성을 요구하지 않는다. 집락 표본추출 시 표본 크기를 설정할 때는 모집단의 크기와 각 집단 내 요소 수에 대한 지식이 있어야 각 집락 표본추출 단계에서 추출될 표본 단위를 설정할 수 있다.

집락 표본추출이 유용한 경우로는 모집단을 구성하고 있는 요소들에 대한 목록 즉 표집틀이 없는 경우, 모든 요소들에 대한 틀을 만들 때 많은 비용이 들지만 집락에 대한 표집틀이 있거나 얻는데 비용이 적게 드는 경우, 모든 요소에 대한 목록은 있으나 요소들이 서로 멀리 떨어져 있어 이동 비용이나 관리 비용 등 조사비용이 많이 드는 경우 등이 있다. 집락 표집은 1단계 집락 표집과 다단계 집락 표집으로 구성되며, 일반적으로는 다단계 집락 표본추출이 많이 사용된다.

2) 비확률 표본추출법

비확률 표본추출은 모집단이 불분명하여 모집단의 속성을 대표할 수 있는 표본을 추출하기 어렵고, 확률 표집이 불가능한 경우 이용하는 표본추출 방법이다. 비확률 표본추출법은 비용이 상대적으로 적게 들고, 실행하기 쉽다는 장점을 가진 반면 연구자와 연구참여자의 주관적 판단이 들어갈 수 있기 때문에 객관성의 확보가 어렵다.

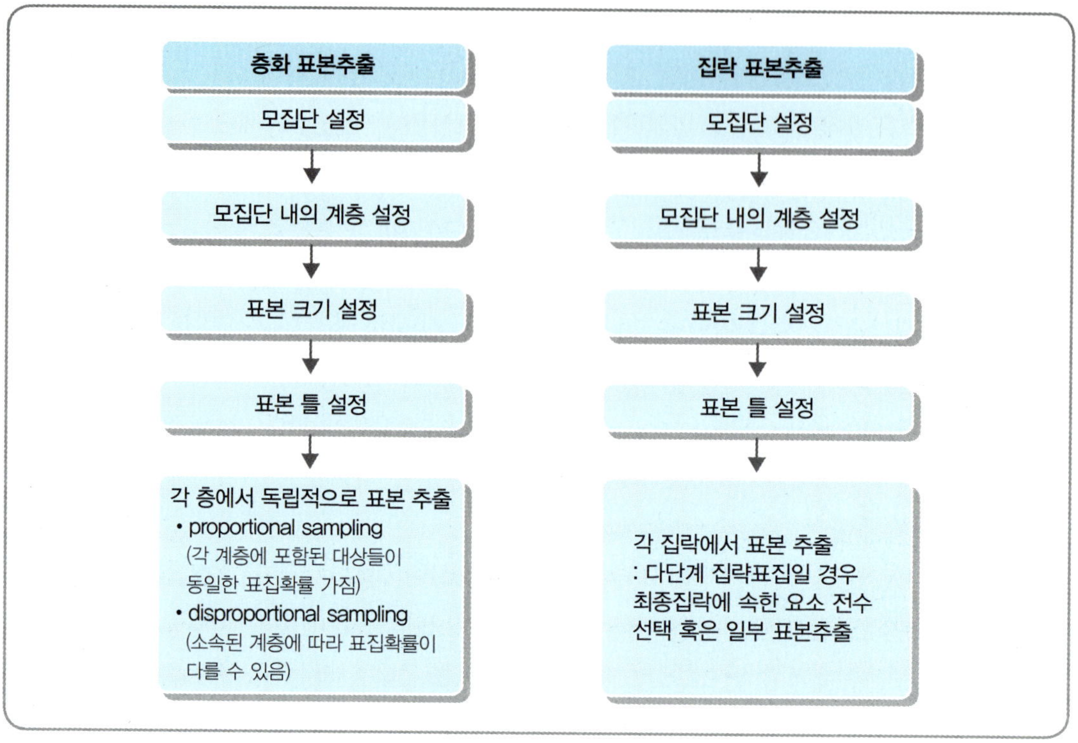

[그림 17-3] 층화 표본추출과 집락 표본추출의 절차

(1) 편의 표본추출(convinience sampling)

편의 표본추출은 연구자가 쉽게 접할 수 있는 대상들을 표본으로 추출하는 방법이다. 편의 표본추출의 예로는 백화점에 지나가는 사람들을 대상으로 그들의 의견을 묻는 것, 기자들이 어떤 현안에 대해 행인들을 대상으로 면담하고 인터뷰하는 것 등을 들 수 있다. 이는 연구자가 표본 단위, 기본 단위를 쉽게 이용할 수 있기 때문에 선정된 것이며, 실제 표본이 어떤 모집단에서 추출되었는지 분명하지 않아 표본으로부터 도출된 결과에 대해 결정적인 말을 할 수 없다. 따라서 연구결과를 일반화시킬 수 없다는 제한점을 내포하고 있다. 그러나 편의 표본추출은 가설을 산출해 내기 위한 기초로서 조사의 탐색 단계에 많이 사용되고 있다.

(2) 눈덩이 표본추출(snowball sampling)

눈덩이 표본추출은 먼저 소수의 대상자를 찾아 연구한 후 이들의 소개로 추가적인 조사 대상자를 찾아 표본을 확보하는 추출방법을 말한다. 눈덩이 표본추출의 예로는 마약을 경험한 사람들, 폭력 서클에 가입한 청소년들을 대상으로 하는 연구 등을 들 수 있다. 이 표본추출 방법은 주로 특정한 모집단의 구성원이나 표본틀을 구하기 어려운 대상자들을 대상으로 종종 사용되는 표본추출 방법이다.

(3) 판단적 표본추출(judgement sampling)

판단적 표본추출 방법은 기존 정보에 입각한 연구자의 주관적 판단에 따라 모집단을 대표한다고 보는 부분 집단을 선정하고 그 집단을 전수 조사 혹은 표본추출하는 방법으로 유의추출(purposive sampling) 또는 전문가 선택(expert choice)이라고도 부른다. 표본의 크기가 아주 작은 경우 확률 추출법으로 모집단을 대표할 수 없는 표본이 선택되어 엉뚱한 연구결과가 얻어질 수 있는데, 이때 유의표본을 사용하게 되면 표본의 비뚤림이 일부 발생할 수 있지만, 그 비뚤림을 상대적으로 무시하고 주관적이기는 하지만 어느 정도 모집단을 설명할 수 있는 표본을 확보할 수 있다는 장점이 있다. 편의 표본 추출의 예로는, 신약의 시험 판매에 있어 어느 도시들이 신약 판매 가능성을 시험하는 데 가장 좋을까에 대해 연구자가 판단하고 그 판단에 따라 특정 도시에서 시험판매를 하게 되는 경우를 들 수 있다.

(4) 할당 표본추출(quota sampling)

할당 표본추출은 변수에 관련이 있다고 판단되는 특성에 대한 모집단의 구성 비율이 표본에 그대로 유지되도록 하는 표본추출 방법이다. 즉, 모집단을 구성하는 상당히 구별할 수 있는 부분집합들(distinguishable subjects)의 각 부분에서 일정한 개수의 요소들을 추출해 내는 방법이다. 할당 표본추출에서 집합을 형성하고 그 집단에 대한 구성 비율을 표본에 그대로 유지하는 이유는 조사자에 의한 선택 비뚤림을 제거하기 위함이다. 할당 표본추출의 예로는 어느 지역 거주민들의 체질량 지수를 측정하는 연구를 시행한다고 할 때 주거 형태, 연령, 운동 여부에 따라 차이가 날 경우 이들의 구성 비율이 표본에 유지될 수 있도록 표본을 추출하는 것을 들 수 있다.

4 표본 크기 추정

연구자는 표본 설계 시 표본추출 방법과 표본의 크기를 결정해야 한다. 연구 수행 시 선정한 표본의 크기가 적절한지는 연구자들이 가장 난감하게 생각하는 문제 중 하나이다. 표본의 크기가 클수록 모집단을 대표할 가능성이 높아질 수는 있지만 적정 수 이상의 표본 크기일 경우 비용과 시간의 효용성이 떨어질 수 있다. 반면 적정 수 이하의 표본 크기일 경우 모집단을 만족시키는 정도가 낮아지고 표본들에서 얻어지는 오차가 커지는 문제가 발생한다. 그러나 표본의 크기가 커도 모집단이 다 포함되지 않을 수 있기 때문에 표본 크기의 적절성은 표본의 숫자보다 선정된 표본이 얼마나 모집단을 잘 대표할 수 있는가로 결정된다. [표 17-1]은 표본의 크기를 산정할 때 고려해야 할 사항들을 나타내고 있다.

표본 수 산정을 위해서는 사용할 통계 분석 방법, 유의수준(α), 효과크기(effect size), 검정력(1−β)의 크기를 고려해야 한다. 다음은 표본 수 결정에 꼭 필요한 사항을 나타낸다.

① 최종 결과 변수(primary endpoint)와 그에 따른 통계적 적용방법
② 연구자가 밝히고자 하는 최소 유의한 차의 정도
③ 유의수준(Type I error : α) : 일반적으로 0.05를 사용한다.
④ Type II error(β) : 일반적으로 0.10~0.20을 사용한다.

Cohen(1988)은 검정력과 사용된 통계적 분석법에 따라 표본의 크기를 산정하는 표와 공식을 제시하였는데, 오늘날에는 이를 사용하여 상용화된 소프트웨어 프로그램이 많이 사용되고 있다. 현재 가장 많이 사용되고 있는 표본 수 산정 프로그램은 G*power 프로그램(http://www.psycho.uni-duesseldorf.de/abteilungen.aap/gpower3)이다.

[표 17-1] 표본 크기 산정 시 고려사항

항목	고려사항
연구방법	• 양적 연구는 질적 연구에 비해 많은 수의 표본이 필요함 • 조사연구는 실험연구에 비해 많은 수의 표본이 필요함
모집단의 동질성	• 모집단이 서로 이질적일 경우 표본의 크기가 커짐
변수의 숫자	• 측정 변수의 수가 많을수록, 각 변수의 분석항목이 많을수록 표본의 크기가 커짐
측정도구의 민감도	• 측정 도구의 민감도가 떨어질수록 표본의 크기가 커짐
표집방법	• 단순 확률 표집에서는 층화 표집보다 표본의 크기가 커져야 함
통계 분석 방법	• 통계 분석의 검정력이 약할수록 표본의 크기가 커져야 함
시간, 경제적 예측 소요 비용	• 연구방법에 따라 소요되는 경비, 시간, 인력이 달라지고 이 부분이 표본 선정 시 가장 많은 영향을 미치는 요인이므로 미리 비용과 시간에 맞는 모집단을 설정하고 표본 크기를 설정해야 함

제18장

신뢰도와 타당도

우리가 어떤 변수의 속성을 측정할 때, 측정하고자 하는 속성을 명확하게 규명하는 것도 어렵지만 측정하려는 도구가 그 속성을 완벽하게 측정하기 위해 개발된 것인지 판별하기 어렵다. 또한 거의 모든 경우 측정 상의 오차가 발생하게 된다. 측정 오차는 체계적 오차(systematic error)와 비체계적 오차(random error)로 나누어지는데 체계적 오차는 항상 일정한 방향으로 작용하는 비뚤림(bias)이라고 할 수 있고, 비체계적 오차는 무작위적(random)으로 발생하는 오차라고 할 수 있다. 신뢰도와 타당도의 개념을 오차와 관련지어 본다면 타당성은 체

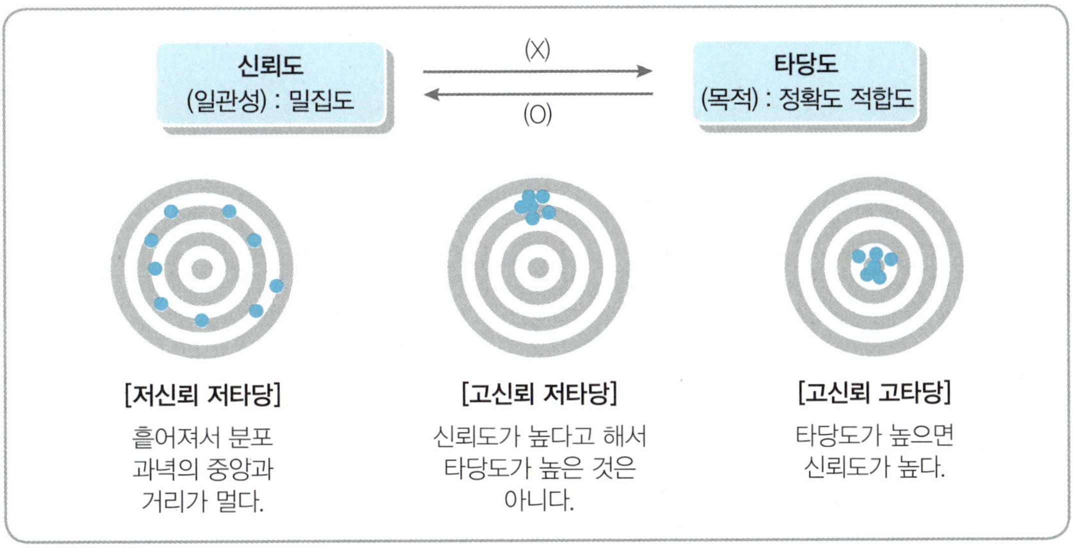

[그림 18-1] 신뢰도와 타당도의 관계

계적 오차와 관련된 개념이며, 신뢰도는 비체계적 오차와 관련된 개념이라고 할 수 있다.

양적 연구를 위한 측정도구를 평가하는 것은 연구결과의 타당성에 영향을 주기 때문에 연구자는 개념을 측정하기 위해 선정된 도구가 적절히 선정되었는지 평가해야 한다. 여기서는 측정도구를 평가하는 기준인 신뢰도와 타당도 평가에 대해 알아보고자 한다.

1 신뢰도(Reliability)

신뢰도는 안정성(stability), 일관성(consistency), 예측가능성(predictability), 정확성(accuracy), 의존 가능성(dependability) 등으로 표현될 수 있는 개념이다. 신뢰성이란 비교 가능한 독립된 측정방법에 의해 대상을 측정하는 경우 결과가 사용하는 측정도구(instrument)도 시간의 경과에 관계없이 반복가능하며(replicable), 일관성 있는(consistent) 측정 결과를 도출할 때 신뢰도가 높은 도구라고 평가할 수 있다.

높은 신뢰도를 갖는 측정도구는 특정한 구성이나 개념을 측정할 때, 측정 오차(measurement error)가 적은 관찰값을 도출한다. 위에서 설명한 대로 측정 오차란 측정 대상에 대한 참값(true score)과 측정 대상의 관찰값 간의 차이로 정의할 수 있다. 참값은 측정에서 오류가 없을 때 얻을 수 있는 완전한 기댓값이고, 관찰값은 측정도구를 통해 실제로 측정된 값이다.

신뢰도를 측정할 수 있는 대표적인 방법으로는 내적 일관성(internal consistency), 검사-재검사 신뢰도(test-retest reliability) 방법과 반분법(split-half method)이 있다.

1) 내적 일관성 신뢰도(internal consistency reliability)

내적 일관성 신뢰도 추정방법은 하나의 측정도구 내 문항들 서로 간에 밀접한 연관성이 있는지 일관성 유무를 파악함으로써 측정문항의 신뢰도를 추정하는 것이다. 이 방법은 동일한 개념을 측정하기 위해 여러 개의 항목으로 구성된 척도를 사용하는 경우, 신뢰 검사를 구성하고 있는 문항 간의 내적 합치도의 정도를 나타내주는 지수로 주로 크론바흐 알파(Cronbach's α) 계수라는 통계량을 사용한다.

보통 도출된 통계량이 Cronbach's $\alpha = .70$ 이상이면 측정문항들 간에 내적 일관성이 있는 것으로 간주한다. 만일 내적 일관성 신뢰도로 측정한 특정 문항이 다른 문항들과의 연관성이 매우 낮을 경우, 내적 일관성을 높이기 위해 특정 문항을 제거할 수도 있다.

2) 검사-재검사 신뢰도(test-retest reliability)

검증-재검증 신뢰도 추정방법은 동일한 검사를 동일한 집단에게 두 번 실시해 얻은 검사 점수 간의 상관관계를 사용하여 추정하는 신뢰도이다. 이는 측정 반복가능성(replicability)이란 신뢰도 개념에 가장 충실한 방법으로, 시간차를 두고서 개념이나 변수측정을 두 번 실시해 두 관찰값 간 차이로서 신뢰도를 측정하는 방법이다. 두 관찰값 간 차이가 적으면 신뢰도가 높고, 차이가 크면 신뢰도가 낮은 것으로 판단할 수 있다. 검사-재검사 신뢰도는 동일한 검사 문항을 사용하기 때문에 문항 구성에 따른 측정 오차는 통제되나, 검사 시행 간에 나타날 수 있는 문제의 가능성이 있다. 첫 번째 검사로 인한 기억이나 연습 효과 등으로 두 번째 검사에 영향을 미칠 수 있으며, 검사 시행 사이의 간격도 문제가 될 수 있다.

3) 반분 신뢰도(split-half reliability)

반분 신뢰도는 용어 그대로 한 개의 측정도구를 동일한 대상자에게 실시하되 무작위로 절반으로 나눠 각 독립된 두 부분의 측정도구를 만들어 응답하게 한 후, 각 측정도구에서 도출한 총 점수 간에 상관관계를 도출하여 둘 간의 유사성을 추정하는 신뢰도이다. 검사를 반분하는 방법으로는 검사 문항을 홀·짝수 문항으로 두 문항 점수들의 상관을 구하는 방법, 문항 특성에 따라 전후로 반분하는 방법, 무작위로 분할하는 방법 등이 있다. 일반적으로 검사 문항의 길이가 길어지면 검사의 신뢰도가 높아지는 경향이 있다. 반분 신뢰도의 경우 두 번 시행에 따른 기억이나 연습 효과 등을 줄일 수 있다는 장점이 있다.

2 타당도(Validity)

측정도구의 타당도란 연구자가 측정하고자 하는 것을 측정도구가 실제로 정확하게 또는 적합하게 측정하는지에 대한 정도이다. 신뢰도가 측정의 수적 오류(numerical error)를 평가한 것이라면, 타당도는 측정의 개념적 오류(conceptual error)를 평가한 것이다. 다시 말해 신뢰도는 측정하려는 것을 얼마나 안정적이고 일관성 있게 측정했는가를 평가한다면, 타당도는 측정하고자 하는 개념을 얼마나 제대로 측정하고 있는지를 판단하는 것이다. 또한 추상적인 구성이나 개념을 측정도구가 논리적으로 타당하게 측정했는지를 판단할 때, 연구자의 주관적 관점이 개입될 수 있기 때문에 타당도를 객관적으로 검증하기가 어렵다.

타당도를 평가하는 방법에는 크게 내용 타당도(content validity), 준거 타당도(criterion-related validity), 그리고 구성 타당도(construct validity)가 있다.

1) 내용 타당도

내용 타당도(content validity)는 측정도구가 측정하고자 하는 구성이나 개념의 모든 속성을 완벽하게 측정하고 있는지를 평가하는 타당도다. 내용 타당도는 모든 검사 문항들이 검사 영역의 범위를 벗어나지 않는가, 검사 문항들이 영역의 특성을 잘 대표하고 있는가, 검사 문항들이 검사 영역들의 특성을 일반화할 수 있을 정도로 충분한가, 검사 문항의 난이도가 피평가자에 비해 적절한가, 검사 문항과 답이 정확한가 등으로 확인될 수 있다.

2) 준거 타당도

준거 타당도(criterion related validity)는 한 검사가 주어진 변수들과의 관계 또는 변수를 예언하는 정도를 평가하는 타당도이다. 이 타당도는 새로운 측정도구를 개발했을 때 외부에 있는 특정한 측정도구를 기준으로 개발된 측정도구들의 관계를 비교함으로써 타당도를 평가하는 방법이다. 준거 타당도는 다시 동시 타당도(concurrent validity)와 예측 타당도(predictive validity)로 구분할 수 있다.

동시 타당도는 새로운 검사도구를 개발했을 때 기존에 타당성을 보장받고 있는 검사도구와의 유사성 혹은 연관성 등을 비교하는 검사이다. 이때 새로 개발된 도구로 측정한 점수가 기존 검사도구와 상관관계가 높다면 타당한 도구라고 할 수 있다. 예를 들어 보건의료 관리자의 병동관리 능력 측정도구로 측정한 점수와 보건의료 관리자의 지난 1년간 근무성적의 상관관계가 높다면 동시 타당도가 높다고 할 수 있다.

예측 타당도는 특정한 측정도구가 미래의 어떤 결과를 정확하게 예측할 수 있는지를 평가하는 타당도다. 예측 타당도의 예로 대학 입학성적이 높은 학생이 입학 후에도 지속적으로 학업성적이 높다면 그 입학시험의 예측 타당도는 높다고 할 수 있다.

3) 구성 타당도

구성 타당도(construct validity)는 '개념 타당도'라고도 한다. 이 타당도는 한 검사가 심리적인 특성을 구성하고 있는 요소들을 얼마나 잘 포함하고 있느냐의 정도를 파악하는 것이다. 여기서 구성(construct)이란 불안, 지능, 통증 등의 심리적 특성 같은 추상적이고 직접적인 관찰이 어려워 그 특성의 결과로 나타나는 행동을 통해 관찰할 수 밖에 없는 성질을 말한다.

즉 구성 타당도는 측정하고자 하는 구성들을 정의하고, 그 구성들에 관해 논리적 가설을 뒷받침해주는 경험적 자료들을 수집하며 새로운 개념 혹은 구성을 측정하는 검사에 과학적 이론과 타당화를 부여하는 과정이다.

어떤 측정도구가 앞서 소개한 내용, 준거 타당도를 모두 만족시킨다면, 그 측정도구는 구성 타당도를 갖고 있다고 평가할 수 있다. 다시 말해, 연구자가 측정하고자 하는 구성을 측정도구가 실제로 측정하고, 구성의 모든 속성들을 측정도구가 거의 완벽하게 측정하며, 동일한 구성에 대해 사용하고자 하는 측정도구와 기존 측정도구가 높은 연관성을 맺고 있다면, 측정도구는 구성 타당도가 있다고 평가할 수 있다.

제19장

자료 관리

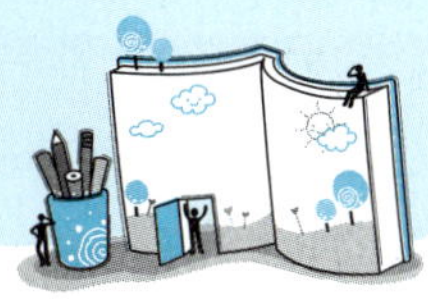

연구의 종류, 연구방법, 측정 변수 및 도구가 선정되면 수집된 자료를 계량화하고 통계분석을 하기 위한 방법을 모색한다. 보통 양적 자료분석 시 통계분석을 수행하는데 양적 자료분석의 순서는 분석할 자료의 준비, 자료에 사용된 신뢰도 조사, 자료의 탐색적 분석 및 확증적 분석, 사후 분석의 단계로 구성된다. 본 장에서는 수집된 양적 자료의 정리에 대해 설명한 후 자료에 대한 통계분석의 기초내용에 대해 설명하고 자료의 성격 또는 연구목적에 따른 분석 방법에 대해 다룰 예정이다.

1 기호화(coding)

몇몇 특정 연구들을 제외하고, 연구자들은 대부분 컴퓨터를 이용하여 자료를 분석한다. 자료 분석을 위한 첫 단계는 자료를 컴퓨터에 입력하는 것이다. 기호화(coding)란 원자료(raw data)를 편집한 후 컴퓨터를 이용한 분석에 적합한 기호로 전환하는 과정이다. 특히 컴퓨터 분석을 기호화는 단어나 구를 숫자로 전환하는 것을 뜻하며, 코드는 자료의 단어나 문구를 분류하는 데 사용하는 기호나 약어이다. 기호화 과정에서 어떤 변수가 어떤 값을 취할 수 있는지 정하게 된다.

측정한 변수값은 측정 수준에 따라 원래의 변수값을 그대로 사용하거나 새로운 코드를 부여받을 수 있는데 각 변수의 특성에 따라 다르다.

① **연속변수**: 연속변수는 나이, 키, 몸무게, 수입, 교육 연도 등이 해당되며 새로운 기호로

전환할 필요없이 그대로 입력하게 된다.

② **명목변수:** 명목변수는 응답자에게 여러 개의 항목 중 하나를 표시하게 하는 변수로 컴퓨터로 입력하기 전 숫자로 기호화해야 한다. 자료를 기호화할 때 자료 파일에 가능하면 상세히 기록해야 한다. 이때 기호화된 값들은 서로 상호 배타적이어야 한다.

1) 기호화 원칙

연구자는 수집된 자료를 정리하기 전 기호화 원칙을 세워야 한다. 특히 다수의 사람이 자료를 정리할 때는 컴퓨터 사용을 쉽게 해 줄 뿐만 아니라 정확하게 자료 정리를 할 수 있도록 돕는다.

만약 응답자가 어떤 항목을 빠뜨렸거나 면접 시 대답하기를 거부하거나 관찰자가 관찰하지 못한 경우 그 자료가 결손이라는 것을 인지하는 것은 매우 중요하다. 이때에는 9, 99, 999 등의 값을 부여하여 결손값(missing data)임을 표기한다.

2) 코딩북 작성 및 자료의 기호화

연구자는 자료를 코드화하기 전 혹은 자료를 수집하기 전 코딩북을 작성할 필요가 있다.

코딩북이란 연구 내에 포함된 모든 분석 대상 변수들을 목록화시킨 것으로서 변수의 이름, 약칭, 기호, 가능한 값의 범위 등을 포함한다.

3) 기호화 요원의 훈련

기호화 전 연구자는 기호화 담당요원들로 하여금 기호화 지침을 잘 숙지하고 규칙을 따르도록 훈련하는 것이 중요하다. 이 때 요원이 기호화한 후 정확도에 대한 피드백을 받도록 하는데, 각 요원들 사이에 90% 이상의 일치도를 보여야 한다. 특히 같은 자료를 가지고 다수의 기호화 담당요원이 기호화를 할 때 일관성을 보다 높이기 위해 기호화 규칙에 대한 지침을 문서화하는 것은 매우 중요하다.

2 자료의 입력 및 입력자료 편집

연구자는 코딩북이 완성되면 컴퓨터 분석을 위해 자료를 컴퓨터에 입력한다. 자료 입력 시에는 Microsoft word, Microsoft excel, database program, 통계 프로그램 등을 사용할 수 있다.

입력이 끝나면 연구자는 자료 입력에 오류는 없는지, 기호화에 오류는 없는지 자료 자체의 오류는 없는지 무작위로 확인해서 자료 파일을 편집해야 한다. 입력된 자료의 오류를 찾을 때는 자료 파일에 있는 모든 변수의 도수 분포를 뽑아 코딩북과 비교하여 가능한 값의 범위 밖에 있는 값이 있는지 확인해야 한다. 예를 들어 종교가 있는가에 대한 질문에 0(무)과 1(유)이라는 변수만 입력되어야 하는데 2나 4 등의 값이 있는 경우가 이에 해당한다. 또한 변수 간 대조표를 사용하여 원래 자료와 비교해서 수정할 수 있다. 예를 들어 흡연을 하지 않는다고 대답한 응답자가 흡연 횟수를 일주일에 3회 이상이라고 기재하는 경우가 이에 해당한다.

3 연구참여자의 개인정보 관리

앞 장에서 연구참여자의 정보의 비밀 보장 유지에 대해 먼저 설명하였으니 여기서는 자료의 입력 및 관리 시 개인정보 관리에 대해 다루기로 한다. 연구참여자의 개인정보 관리를 위한 방법에는 먼저 참여자의 동의서를 포함한 정보들이 기록된 모든 서류들을 잠금장치가 있는 비밀장소나 밀폐된 방에 보관하는 것이다. 다른 방법으로는 수집된 자료들이 컴퓨터에 입력 후 더 이상 필요하지 않다면, 개인적으로 확인한 정보를 폐기하고, 연구윤리위원회(IRB)에 기록들의 안전한 폐기에 대해 승인을 받는 것을 들 수 있다.

보건의료 연구에서 연구윤리위원회(IRB)의 연구 승인을 받아 진행되는 연구는 대부분 인간 그 중에서도 환자와 관련된 내용이 대부분이기 때문에 개인정보 중 민감한 정보를 포함하고 있는 경우가 많다. 그런데 2016년 9월부터 시행되고 있는 개인정보 보호법과 관련하여 개인정보의 제공, 수집과 관련된 내용들을 고려해야 한다. 2004년에 제정된 생명윤리 및 안전에 관한 법률은 개인정보의 수집, 제공에 대해 법으로 정하고 있다. 이는 특별법이기 때문에 개인정보 보호법에서 정의한 내용보다 우선해서 적용할 수 있다.

1) 연구대상자에 대한 개인정보의 제공

생명윤리 및 안전에 관한 법률에서는 개인정보의 제공에 대해 연구윤리위원회의 심의를 거친 경우 제공할 수 있도록 규정하고 있다. 즉 연구자가 IRB의 심의를 거친 경우에는 대상자들의 개인정보를 적법하게 제공받을 수 있는 것이다. [표 19-1]은 생명윤리 및 안전에 관한 관련 법 조항에 제시된 개인정보의 제공 관련 내용이다.

[표 19-1] 개인정보의 제공과 관련된 생명윤리 및 안전에 관한 관련 법 조항

생명윤리 및 안전에 관한 법률

제18조(개인정보의 제공) ① 인간대상연구자는 제16조제1항에 따라 연구대상자로부터 개인범도를 제공하는 것에 대하여 서면동의를 받은 경우에는 기관위원회의 심의를 거쳐 개인정보를 제3자에게 제공할 수 있다.

② 인간대상연구자가 제1항에 따라 개인정보를 제3자에게 제공하는 경우에는 익명화하여야 한다. 다만, 연구대상자가 개인식별정보를 포함하는 것에 동의한 경우에는 그러하지 아니하다.

제19조(기록의 유지와 정보의 공개) ① 인간대상연구자는 인간대상연구와 관련한 사항을 기록 · 보관하여야 한다.

② 연구대상자는 자신에 관한 정보의 공개를 청구할 수 있으며, 그 청구를 받은 인간대상연구자는 특별한 사유가 없으면 정보를 공개하여야 한다.

생명윤리 및 안전에 관한 법률 시행규칙

제15조(인간대상연구의 기록 및 보관 등) ① 법 제19조제1항에 따른 인간대상연구와 관련된 기록(전자문서를 포함한다)은 다음 각 호와 같다.

1. 연구계획서 및 법 제10조제3항제1호에 따라 해당 연구를 심의한 기관위원회의 심의 결과(변경되었을 경우에는 변경된 연구계획서와 심의 결과를 포함한다)
2. 법 제16조제1항 및 제2항에 따라 연구대상자로부터 받은 서면동의서 또는 같은 조 제3항에 따른 기관위원회의 서면동의 면제 승인서
3. 개인정보의 수집 · 이용 및 제공 현황
4. 연구 결과물 등이 포함된 연구 종료 보고서 및 법 제10조제3항제2호에 따른 연구의 진행과정 및 결과에 대한 기관위원회의 조사 · 감독 결과

② 인간대상연구자는 제1항에 따른 기록을 연구가 종료된 시점부터 3년간 보관하여야 한다.

③ 제2항에 따른 보관기간이 지난 문서 중 개인정보에 관한 사항은 「개인정보 보호법 시행령」 제16조에 따라 파기하여야 한다. 다만, 후속 연구, 기록 축적 등을 위해 보관이 필요한 경우에는 기관위원회 심의를 거쳐 보관기간을 연장할 수 있다.

2) 개인정보 수집 및 동의

연구대상자에 대한 정보를 제공받은 후에는 개별적으로 접촉하여 연구에 대한 정보를 수집해야 한다. 이 경우 누구를 대상으로 어떻게 개인정보를 수집하는지, 그리고 그에 따른 안전 대책은 어떻게 수립해야 하는지에 대해 생명윤리 및 안전에 관한 법률에 [표 19-2]와 같이 명시되어 있다.

[표 19-2] 개인정보의 수집 및 동의와 관련된 생명윤리 및 안전에 관한 관련 법 조항

생명윤리 및 안전에 관한 법률

제16조(인간대상연구의 동의) ① 인간대상연구자는 인간대상연구를 하기 전에 연구대상자로부터 다음 각 호의 사항이 포함된 서면동의(전자문서를 포함한다. 이하 같다)를 받아야 한다.

1. 인간대상연구의 목적
2. 연구대상자의 참여 기간, 절차 및 방법
3. 연구대상자에게 예상되는 위험 및 이득
4. 개인정보 보호에 관한 사항
5. 연구 참여에 따른 손실에 대한 보상
6. 개인정보 제공에 관한 사항
7. 동의의 철회에 관한 사항
8. 그 밖에 기관위원회가 필요하다고 인정하는 사항

② 제1항에도 불구하고 동의 능력이 없거나 불완전한 사람으로서 보건복지부령으로 정하는 연구대상자가 참여하는 연구의 경우에는 다음 각 호에서 정한 대리인의 서면동의를 받아야 한다. 이 경우 대리인의 동의는 연구대상자의 의사에 어긋나서는 안 된다.

1. 법정대리인
2. 법정대리인이 없는 경우 배우자, 직계존속, 직계비속의 순으로 하되, 직계존속 또는 직계비속이 여러 사람일 경우 협의하여 정하고, 협의가 되지 아니하면 연장자가 대리인이 된다.

③ 제1항에도 불구하고 다음 각 호의 요건을 모두 갖춘 경우에는 기관위원회의 승인을 받아 연구대상자의 서면동의를 면제할 수 있다. 이 경우 제2항에 따른 대리인의 서면동의는 면제하지 아니한다.

1. 연구대상자의 동의를 받는 것이 연구 진행과정에서 현실적으로 불가능하거나 연구의 타당성에 심각한 영향을 미친다고 판단되는 경우
2. 연구대상자의 동의 거부를 추정할 만한 사유가 없고, 동의를 면제하여도 연구대상자에게 미치는 위험이 극히 낮은 경우

④ 인간대상연구자는 제1항 및 제2항에 따른 서면동의를 받기 전에 동의권자에게 제1항 각 호의 사항에 대하여 충분히 설명하여야 한다.

제17조(연구대상자에 대한 안전대책) ① 인간대상연구자는 사전에 연구 및 연구환경이 연구대상자에게 미칠 신체적 · 정신적 영향을 평가하고 안전대책을 마련하여야 하며, 수행 중인 연구가 개인 및 사회에 중대한 해악(害惡)을 초래할 가능성이 있을 때에는 이를 즉시 소속 기관의 장에게 보고하고 적절한 조치를 하여야 한다.

② 인간대상연구자는 질병의 진단이나 치료, 예방과 관련된 연구에서 연구대상자에게 의학적으로 필요한 치료를 지연하거나 진단 및 예방의 기회를 박탈하여서는 아니 된다.

생명윤리 및 안전에 관한 법률시행 규칙

제14조(대리인의 동의를 받아야 하는 연구대상자) 법 제16조제2항에서 "보건복지부령으로 정하는 연구대상자"란 다음 각 호의 사람을 말한다.

1. 「아동복지법」 제3조제1호의 아동
2. 그 밖에 대리인의 서면동의가 필요하다고 보건복지부장관이 정하여 고시하는 사람

개인정보 수집이나 자료 보관, 비밀 유지 등과 관련하여 연구윤리위원회의 승인을 받아 진행하는 인간대상 연구는 기관에 설치된 기관윤리심의원회의 관련 규칙과 생명윤리 및 안전에 관한 법률을 면밀히 살펴보고 진행할 것을 권고한다. 또한 개인정보와 관련하여 판단이 어려운 부부은 개인정보보호위원회(http://www.pipc.go.kr/)의 유권해석을 받을 것을 권고하는 바이다.

제 5 편

통계적 추론

제20장

통계적 추론의 기초

1 통계적 추론

몇몇 보건의료 연구에서는 비교 통계량 검정의 사용을 요구하는데, 이러한 검정은 연구 참여자들을 두 개 이상의 집단으로 나누고, 집단 간의 특성을 비교할 때 주로 사용된다. 환자-대조군의 연구에서 환자군(질병을 가진 사람)과 대조군(질병을 가지지 않은 사람)이 연령 분포 및 기타 인구학적 특성에 대해 비슷하다는 것을 보여주기 위해 비교검정을 필요로 하는 것이 그 예이다.

1) 통계적 추론과 확률

통계적 추론(statistical inference) 또는 통계적 추측은 모집단에 대한 어떤 미지의 양상을 알기 위해 통계학을 이용하여 추측하는 과정을 지칭한다. 모집단의 전체 양상을 알고 그에 대한 추론을 100% 확신하기 위해서는 모집단 전체를 표본으로 조사해야 하나 이는 비용, 시간적 문제로 현실적으로 불가능한 경우가 많기 때문에 대부분의 경우 모집단에서 추출한 표본에서 얻은 정보를 대상으로 추론한다.

통계적 추론은 추정(estimation)과 가설검정(testing hypothesis)으로 나눌 수 있다. 추정(estimation)은 표본을 통해 모집단 특성이 어떠한가에 대해 추측하는 과정이다. 표본평균 계산을 통해 모집단 평균을 추측해보거나, 모집단 평균에 대한 95% 신뢰구간의 계산 과정을 나타낸다.

가설검정(testing hypothesis)은 모집단의 실제값이 얼마나 되는가 하는 주장과 관련하여, 표본이 가지고 있는 정보를 이용해 가설이 올바른지 그렇지 않은지 판정하는 과정을 나타낸다.

확률은 수학적 확률과 통계적 확률로 나누어지는데 대부분의 보건의료 연구에서는 통계적 확률이 사용된다. 통계적 확률(statistical probability, empirical probability)은 자연현상에나 사회현상과 같이 일어나는 여러 사건의 확률을 수학적 확률의 정의를 이용하여 구할 수 없는 경우에 사용된다. 통계적 확률의 예로는 암수술을 받은 환자가 5년 이상 생존할 확률, 신약을 투여한 환자가 완치할 확률 등을 들 수 있다.

2) 통계 검정을 위한 가설

가설(hypothesis)은 둘 혹은 그 이상의 변수들 간의 관계에 대한 연구자의 기대를 진술한 것으로서 연구자가 연구문제에 대해 잠정적인 해답을 내린 것이다. 과학적 연구에서는 연구문제를 가설의 형태로 바꾸고 이 가설을 자료수집과 분석을 통해 경험적(empirically)으로 검증하여 가설을 지지 또는 기각함으로써 문제의 해답을 얻게 되므로 가설은 연구에서 중요한 위치를 차지한다. 그러나 모든 연구에서 가설이 반드시 필요한 것은 아니다. 관심있는 현상에 대한 정확한 서술을 목표로 하는 서술연구, 변수들 간의 초보적인 관계를 탐색하는 탐색연구 등 변수간의 관계를 다루지 않는 연구에서는 가설을 설정하지 않는다. 가설은 연구문제 진술에 근거하여 설정된다. 문제 진술과 가설의 차이점은 문제 진술은 '연구할 현상이 무엇인지를 규명한 것'인 반면, 가설은 '연구할 현상(변수)이 어떻게 관련될 것인지에 대한 예측'이다.

다음으로는 통계적 가설(statistical hypothesis)을 얘기할 수 있다. 통계적 가설이란 어떤 모집단이나 표본에 대한 주장을 말한다.

연구자는 자신의 연구를 통해 연구가설을 입증하고자 한다. 이를 위해 연구자들은 기존에 알려진 사실인 귀무가설(영가설, null hypothesis)을 내세워 그 귀무가설이 틀렸음을 통계적 분석과정을 통해 입증함으로써 귀무가설과 대립관계에 있는 대립가설(연구가설, alternative hypothesis)을 채택하고 본인들의 연구가설이 사실임을 주장하고자 한다. 예를 들어 알레르기 질병이 있는 집단과 질병이 없는 집단 사이의 Ig E를 비교하는 검정에 대하여 설정된 가설은 다음과 같다.

① H_0 : 두 집단의 Ig E의 평균 사이에는 유의한 차이가 없다.

② H_1: 두 집단의 Ig E의 평균 사이에는 유의한 차이가 있다.

여기서 대립가설은 연구자가 궁극적으로 주장하고자 하는 가설로 연구가설과 같은 의미라고 할 수 있다. 귀무가설이 기각되기 전까지 연구자는 우선 귀무가설이 옳다는 가정을 하는데 대립가설이 사실이 아닌 경우 연구자의 기대가 수포로 돌아갈 수 있기 때문에 귀무가설을 영가설이라고도 부른다. 연구자는 연구결과를 통해 통계적으로 귀무가설을 채택할지 기각할지를 결정하게 되는데, 귀무가설이 기각되는 경우 귀무가설의 반대인 대립가설을 채택하게 된다.

그렇다면 연구자들이 대립가설이 사실임을 바로 입증하지 않고 귀무가설이 거짓임을 입증함으로써 대립가설이 사실임을 입증하는 것일까? 이는 입증의 편리성 때문이다. 대립가설이 사실임을 입증하는 것보다 이미 알려진 사실인 귀무가설이 거짓임을 입증하고 이를 통해 그에 반대되는 대립가설이 사실임을 입증하는 것이 훨씬 편리하기 때문이다.

2 가설검정과 오류

가설검정을 할 때는 일반적으로 가설 설정, 유의수준의 결정, 검정통계량과 기각역의 설정, 검정통계량 계산, 통계적 의사결정의 다섯 단계를 거치게 된다. 이러한 단계들을 거쳐 가설은 기각 혹은 채택되며, 가설검정은 실증적인 연구에서 가장 중요한 부분이라고 할 수 있다.

1) 통계적 가설검정과 오류

귀무가설과 대립가설을 설정하고 통계적 검정을 거친 후 귀무가설을 기각 혹은 채택하게 되는데 가설검정 시 우리는 가설 기각에 있어 다음의 두 가지 사항을 늘 생각해야 한다. 먼저 참인 가설을 기각해 버릴 가능성을 가능한 낮게 해야 하고, 거짓으로 생각되는 가설은 기각되도록 하는 것이 그것이다.

가설검정 시 연구자는 두 종류의 판단 오류를 범할 수 있는데, 옳은 귀무가설을 잘못 기각하는 오류와 틀린 귀무가설을 잘못 채택하는 오류가 그것이다.

① 1종 오류는 귀무가설이 실제로는 참이지만, 거짓으로 생각하고 잘못 기각하는 오류이다. 즉 어떤 현상이 실제로는 참이나 거짓으로 판정하는 것이다. 이것을 알파오류(α error)라

고 한다.

② 2종 오류는 귀무가설이 실제로는 거짓이지만, 참으로 생각하고 잘못 채택하는 오류이다. 즉 어떤 현상이 실제로는 거짓이나 참으로 판정하는 것이다. 이것을 베타오류(β error)라고 한다.

[표 20-1] 오류의 종류

	H_0 true	H_1 true(H_0 false)
H_0 채택	옳은 결정	2종 오류(Type Ⅱ error, β error)
H_1 채택	1종 오류(Type Ⅰ error, α error)	옳은 결정

보건의료 연구에서 이와 같은 오류는 때로 연구대상자의 건강에 심각한 위해를 가할 수 있는데 신약 관련 연구, 새로운 치료약 관련 실험 연구에서 그러한 사례를 들 수 있다.

예를 들어, 항암제 A가 개발되었을 때, A가 효과가 없는데 효과가 있다고 채택된다면, 1종 오류에 해당되고, A가 획기적인 효과가 있음에도 효과가 없다는 결과를 제시한다면 2종 오류에 해당될 것이다. 이 때 1종 오류를 범하게 될 경우, 환자들의 예후에 치명적인 위해를 가하게 될 것이고, 2종 오류를 범하게 될 경우에는 환자들은 효과가 좋은 약제를 사용하지 못하게 될 뿐 아니라 대규모의 연구비를 투자하여 약제를 개발한 제약회사도 손실이 클 것이다. 이 둘 중 어떤 오류가 더 심각한 것일까? 이 경우, 1종 오류가 2종 오류보다 더 심각한 오판이 될 수 있으며, 대개 양적 연구에서는 위해를 가할 수 있는 결과가 더 큰 오류를 귀무가설로 설정한다.

그런데, 이러한 오류는 진실에 대한 연구자의 판단의 문제라고 할 수 있다. [표 20-2]는 오류의 종류와 판단의 관계를 제시하고 있다.

[표 20-2] 오류의 종류와 판단의 관계

		진 실	
		H_0 true	H_1 true(H_0 false)
판 단	H_0 채택	옳은 결정	2종 오류(Type Ⅱ error)
	H_1 채택	1종 오류(Type Ⅰ error)	옳은 결정

↳ 연구결과

2) 귀무가설을 기각하기 위한 수준은 어떻게 설정할 것인가?

앞에서 우리는 1종 오류와 2종 오류의 개념을 알게 되었고 오류를 줄여야 한다는 것을 알게 되었다. 대개 귀무가설이 옳다고 가정한다면, 연구에서 어느 정도의 옳은 귀무가설을 틀렸다는 오류를 허용해야 할까? 여기서 우리는 유의수준(level of significance)이라는 개념을 살펴볼 수 있다. 유의수준은 가설검정에서 귀무가설이 실제로 참일 때, 귀무가설에 대한 판단의 오류 수준(잘못 기각할 확률)을 말한다. 즉 1종 오류가 허용되는 최대의 확률 수준을 가설의 유의수준이라고 한다. 이는 가설을 검정할 때 보통 α로 나타내며, α는 일반적으로 표본을 추출하기 이전에 설정하여 표본에서 얻은 결과가 우리의 선택에 영향을 미치지 않도록 한다. 유의수준의 결정은 연구의 이론적 배경에 기초하여 정하게 되는데 이론적 배경이 강하면 유의수준을 낮게 설정하게 된다. 일반적으로 표본통계치가 나올 확률 p가 0.05 또는 0.01인 점을 유의수준으로 설정한다.

예를 들어, 가설검정 절차에서 5%의 유의수준을 선택한다면, 그것은 귀무가설을 실제 채택하여야 하는데도 불구하고 우리가 그것을 기각할 경우가 100번 중 5번 정도임을 의미한다. 즉, 우리가 올바른 의사결정을 할 것을 약 95% 확신한다는 것이다. 이러한 경우에, 우리는 그 가설은 유의수준 0.05에서 기각되었다라고 말하는데, 이것은 곧 우리가 잘못된 의사결정을 내릴 확률이 0.05라는 것을 의미한다. 만약 연구결과에서 연구대상(표본)의 결과가 귀무가설이 사실이라는 전제하에 나오는 확률을 유의 확률(p-value)이 0.01보다 작은 수치가 나온다면 일어날 확률이 매우 낮으므로 귀무가설을 기각하고 통계적으로 유의하다고 해석할 수 있다.

대상자에게 심각한 위해를 가할 수 있는 1종 오류는 0에 가까울수록 좋은데 인간을 대상으로 하는 보건의료 연구에서는 실험환경을 통제하기가 어려우므로 주로 0.05, 0.01 수준의 유의수준을 정한다.

그런데 여기서 집중해야 할 것은 연구자들은 연구결과가 통계적으로 의미 있게 나오는 것에 집중하여 임상적 유의성에 대해 놓치게 되는 경우가 있다는 것이다. 따라서 연구결과 해석에 항상 주의해야 하며 통계적 유의성을 발견하지 못하여도 군 간 차이가 있을 때 의미있는 연구결과일 수 있다는 것을 잊지 말아야 한다. 이 경우 연구자의 판단의 길잡이로 활용될 수 있다.

마지막으로, 연구 시 모든 경우에 있어 연구자가 항상 유념해야 할 것은 본인들이 세운 가설의 검증이 이론의 가치를 증명, 진리를 발견하는 것은 아니라는 것이다. 연구의 결과는 '이

번 연구'의 결과이며 여러 연구에서 동일한 결과가 반복된다면 일반화될 수 있을 것이다.

3) 단측, 양측 검정

가설검정(hypothesis test)을 할 때 단측검정(one-sided test)과 양측검정(two-sided test)을 생각할 수 있는데 이는 가설검정을 하는 분포, 즉 sampling distribution에서 가설검정을 위해 고려하는 방향에 대한 것이다. 단측검정이든 양측검정이든 귀무가설은 기본적으로 '같다'인데, 귀무가설을 '같다'로 하는 이유는 귀무가설이 맞다고 가정하는 분포로 환산하기 때문이다.

가설검정을 할 때는 [그림 20-1]과 같이 귀무가설이 참인 분포를 통해 가설검정을 하므로 검정통계량이 표본 분포의 바깥부분에 위치할수록 귀무가설을 기각하게 된다. 귀무가설이 참이면 검정통계량(표본으로부터 구한 통계량)이 가운데로 위치해야 하는데 바깥부분에 위치하면 귀무가설이 참이 아닐 가능성이 많다. 따라서, 귀무가설을 기각하게 된다.

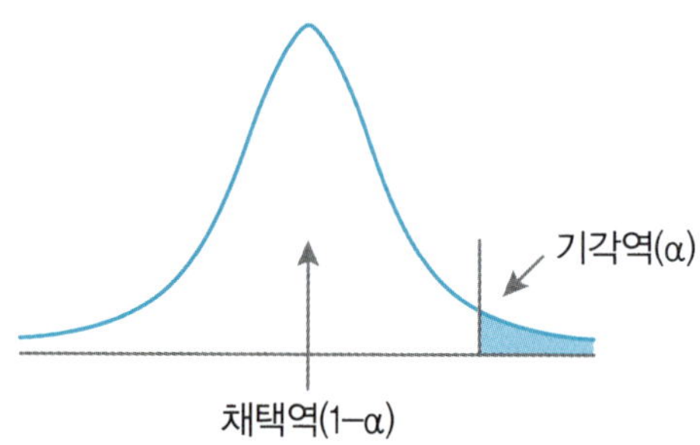

[그림 20-1] 채택역과 기각역

먼저 양측검정은 통계적 가설검정에서 대립가설이 제시하는 효과나 차이에 대한 결과가 일정 방향을 명시하지 않는 검정이다. 귀무가설이 '모집단의 평균이 어느 수와 같다' 혹은 '두 모집단의 평균이 같다'와 같이 설정된 경우, 대립가설은 '같지 않다'로 설정된 것으로 어떻게 같지 않느냐에는 관심을 두지 않고 기각역을 양쪽으로 두고 가설검정을 하는 방법을 뜻한다.

대립가설이 방향성을 규정하여, "특정값 이상이다 또는 이하이다"와 같이 한 쪽 방향으로 설정되어 있는 경우의 가설검증을 단측검정이라 한다. 예를 들어, '식이요법을 실시한 제2형

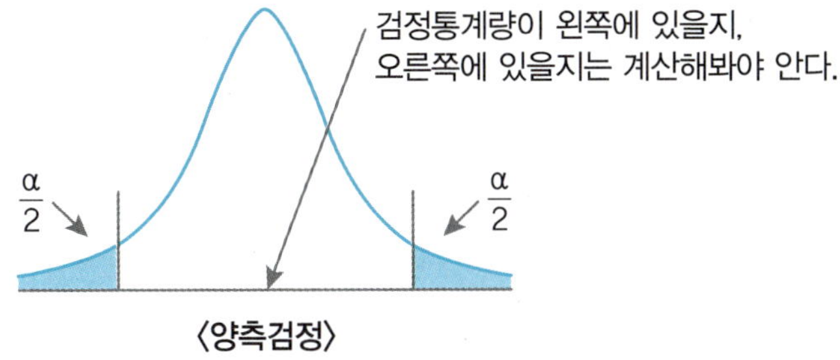

[그림 20-2] 양측검정에서의 기각역

당뇨병 환자들의 당화 혈색소(HbA1c)는 5% 이하일 것이다(즉, 실험처치〈식이요법〉는 종속변수〈당화 혈색소〉의 값을 하락시킨다)'의 경우 단순히 평균치가 5와 다르다는 것이 아니고 작을 것이라는 것을 규정하고 있으므로 단측검정이다. 단측검정을 실시할 때는, 대립가설이 분포의 한쪽 끝에만 임계영역을 두기 때문에 일방검정이라고도 한다. 한쪽 방향으로 설정되어 있기 때문에 관찰된 통계량이 반대쪽 방향으로 멀리 위치할수록 대립가설을 기각할 가능성은 증대하게 된다.

표본이 정규분포할 경우 좌우대칭이므로, 동일한 유의수준에서 관측값이 기각역에 속할 가능성은 단측검증이 양측검증에 비하여 두 배가 된다. 따라서 동일한 관측값에 대한 차이 검증에서 양측검증으로는 기각하지 못해도 단측검정으로는 기각할 수 있는 경우가 발생할

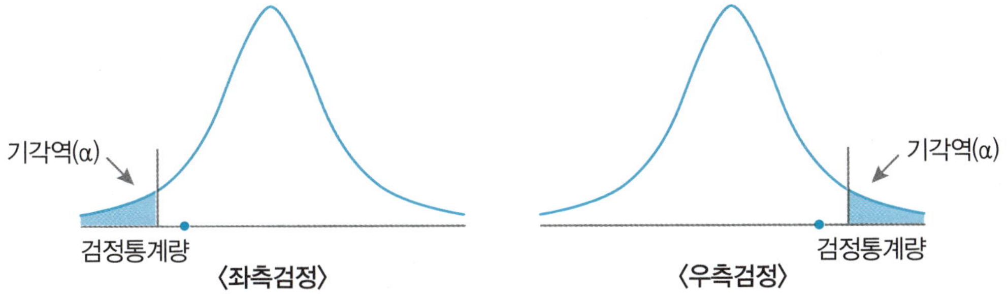

[그림 20-3] 단측검정에서의 기각역

수도 있다. 그러나 실제로 연구에서 차이검증을 할 때는 비록 연구가설의 형태는 단측검정이 더 적합하더라도 통상 양측검정을 사용하는 것이 일반적이다.

4) 검정통계량의 결정

검정통계량은 가설검정을 수행하는 동안 표본 데이터로부터 계산되는 표준화된 값이다. 검정통계량을 사용하여 귀무가설의 기각 여부를 확인할 수 있게 되는데, 검정통계량은 표본 데이터를 귀무가설 하에서 기대되는 값과 비교한다. 검정통계량은 유의확률 p값을 계산하기 위해 사용된다. 데이터가 귀무가설의 가정에 반대되는 강한 증거를 나타내는 경우 검정 통계량 값이 커지고, 검정의 p값은 귀무가설을 기각할 수 있을 만큼 충분히 작아질 수 있다.

예를 들어 t 검정의 검정통계량은 t값이다. 유의수준 α를 0.05로 하고 양측 t 검정을 수행하여, $t=2.50$을 얻었다고 가정해보자. 이 t값은 p값 0.0124에 해당하게 된다. 제시된 결과에서 유의확률 p값이 α보다 작기 때문에 통계적으로 유의하다고 판단하고 귀무가설을 기각한다.

각 가설 검정마다 귀무가설에서 가정된 확률 모형을 기반으로, 각기 다른 검정통계량을 사용하게 된다. 일반적인 검정 및 검정통계량은 [표 20-3]과 같다.

[표 20-3] 검정 및 검정통계량

가설검정	검정통계량
Z 검정	Z
t 검정	t
분산분석	F
χ^2 검정	χ^2

제21장

통계적 검정방법의 선정

1 연구방법에 따른 분석계획 수립

1) 양적 연구의 자료분석 계획

양적 연구의 자료분석을 위해서는 통계학적 자료분석을 떼놓고 얘기할 수 없다. 분석에 앞서 다음의 사항들을 숙고한 후 자료를 분석한다면 분석 후의 오류를 줄일 수 있을 것이다.

① 보건·의학의 주 연구대상은 인간이다.
② 연구자의 성급함이 연구결과를 왜곡시킬 수 있다.
③ 연구자가 수집한 최초의 자료는 여러 가지 잡음들이 뒤섞여 있다.
④ 자료분석에서 적합한 통계적 방법을 적용하지 않아 발생하는 문제점을 생각할 수 있다.

이를 바탕으로 연구가설을 분석하기 전 반드시 자료를 확인해야 한다. 그러기 위해서는 자료를 확인할 수 있는 절차를 미리 생각해 둘 필요가 있다. 확인된 자료에서 기술통계량을 구하고 연구대상자들의 일반적 특성 또는 주요 측정 변수의 분포를 제시하는 것이 첫 번째 할 일이다.

그 다음으로 측정한 변수가 종속변수와 독립변수, 측정 수준에 따라 범주형과 연속형인지 확인하고 정규분포 여부에 따라 모수 분석과 비모수 분석으로 나누어 적용할 수 있다. 이렇게 자료의 특성에 맞게 검정방법을 선택하고, 제시된 유의확률을 이용하여 가설검정을 통해 귀무가설과 대립가설 중 한 가지를 기각 혹은 선택하면 된다.

2) 질적 연구의 자료분석 계획

질적 연구에서는 연구자에게 요구되었던 통계분석이나 합리적 수리능력같은 분석에서의 객관성이나 합리적 사고 이외의 더 고차원적인 연구 능력이 요구된다.

질적 연구에서는 분석과 자료수집의 두 가지 활동이 동시에 이루어지거나 순환적으로 일어난다. 양적 연구에서처럼 현장에서 자료를 수집한 후 분석을 시작하는 것이 아니라, 현장에서 자료를 수집한 순간부터 분석을 시작함으로써 자료수집과 함께 분석이 점진적으로 발전하게 되는 특징이 있다.

질적 연구에서는 양적 연구에서 이용되는 것과 같은 자료분석 방법이나 명확한 통계분석법이 존재하지 않는다. 그러나 분석을 위해서는 다음의 몇 가지 절차 및 주의사항이 필요하다.

① 녹취된 면접 내용을 필사하는 작업은 가능한 빨리 시작하는 것이 바람직하다.

② 질적 데이터의 분석은 확고하게 일치된 규칙이나 원칙이 존재하는 것은 아니다. 연구자는 의미를 가진 단위를 찾고자 기록된 내용을 심사숙고하여 읽는 것에서 분석을 출발한다. 이 과정에서 간단한 기록을 하거나 새로운 아이디어를 메모해 주는 것이 필요하다.

③ 연구자는 어떤 핵심적인 내용을 추출하기 위해 목적에 부합되는 개별 데이터를 찾아서 코드를 부여하고 범주화해야 한다. 이 단계에서는 범주를 만들고 코딩하는 작업이 진행된다.

④ 자료 코딩은 의미를 가진 단위인 개개의 정보들을 파악하여 최종보고서에서 제시하게 될 개념이나 주제와 연결짓는 작업이다. 이 단계에서는 개방 코딩을 하는 것이 바람직하여 기존의 개념에 의지해서 자료를 이해하고자 하는 유혹에 빠지지 않도록 해야 한다.

⑤ 때로는 질적 자료를 분석하거나 제시하는데 있어 수치적 자료를 사용하는 것이 타당할 수도 있다.

⑥ 질적 연구에서 예외적 사례는 확신을 얻기 위해 사용된다. 질적 분석에서 질적 연구자가 예외적 사례를 찾는 것은 양적 연구자가 허위가설에 의존하는 것과 같다.

최근 질적 연구에서의 소프트웨어 활용은 생산되는 사용자의 편의성을 높이기 위해 호환성을 높이고, 제품의 다양성이 확보되면서 시장의 규모가 점점 커져가고 있다. 컴퓨터 소프트웨어를 사용하여 자료분석을 해 본 경험이 있는 각국의 연구자들을 대상으로 소프트웨어 프로그램 활용 동향을 파악한 조사에 의하면, 대학원생의 약 70%가 학위과정에 소프트웨어를 활용한 질적 자료분석 강좌가 개설되어 있다고 답해, 각국에서 컴퓨터 소프트웨어를 활용한 질적 자료분석에 대한 교육이 많이 이루어지고 있음을 알 수 있다. 그리고 근거이론, 문화기술지, 실행연구, 내러티브, 담론분석 등 다양한 질적 연구방법론에도 소프트웨어를 활용하여 자료를 분석하고 있는 것으로 나타났다(Gibbs, Taylor & Fielding, 2007). [표 21-1]은 질적 연구를 위해 사용되는 다양한 소프트웨어의 종류와 특징을 설명하고 있다. 이를 활용하여 질적 연구를 수행한다면 질적 연구 수행에 효율성을 제고할 수 있을 것이다.

[표 21-1] 질적 연구 소프트웨어 종류의 특징

프로그램	ATLAS.ti	Hyper Research	MAXqda	The Ethnograph	NUDIST	Nvivo
언어	영어, 독일어 등	영어, 독일어, 스페인어, 프랑스어, 중국어, 일어 등	영어, 중국어, 아랍어	영어 등	영어(한글읽기 가능)	영어(한글읽기 가능)
자료 유형	텍스트, 오디오, 비디오, 그래픽	텍스트, 미디어, 그래픽, 오디오	미디어, 텍스트	미디어, 텍스트	텍스트, 미디어	미디어, 텍스트, 그림, 표
검색 및 자동 코딩	중간 검색 및 자동코딩	검색 및 자동코딩	텍스트, 메모 찾기	자동코딩 지원 안됨	중간검색 및 자동코딩, 문서와 노드 선별	중간검색 및 텍스트 결과 노드화
도식방법	위계적 네트워크 구조 지원	코드 간 연결관계 지원	사이드웨이 나무구조 지원	사이드웨이 나무구조 지원	위계적 나무 구조, 노드구조, 자동지원	문서, 노드, 속성 지원
양적 자료 활용	빈도 분석, spss 호환	빈도 출력 지원	빈도 출력지원, 코드 분리	빈도 출력 지원, excel 호환	사례별 데이터베이스, 백분율, spss 호환	단어, 줄, 노드 수 계산, spss 호환

2 자료의 분포에 따른 자료분석

일반적으로 모집단으로부터 표본을 무작위 추출하여 그 표본으로부터 도출한 데이터를 분석함으로써 모집단의 속성을 추정하고자 한다. 그러나 모집단으로부터 무작위로 표본을 뽑을 경우 표본추출 오류가 발생할 수 있다. 즉 추출한 하나의 표본이 모집단의 거의 모든 속성을 제대로 대표하고, 자료분석 결과가 모집단의 속성을 정확하게 파악할 수 있을지에 대한 질문을 제기할 수 있다. 이런 의문에 대한 해답을 얻기 위해 여기에서는 정규분포와 두 가지의 모수추정 방법(모수·비모수 분석)에 대해 살펴보고자 한다.

1) 정규분포

보건의료 연구에서 가장 많이 사용되는 분포는 정규분포(normal distribution)이다. 신장, 몸무게, 혈압과 같은 변수들을 분석할 때 정규분포를 따른다는 가정을 하고 통계분석을 한다.

정규분포의 모양은 평균을 중심으로 좌우 대칭이며, 평균, 중앙값, 최빈값이 정확히 일치하는 연속형 분포이다. 정규분포는 평균 주변에 모든 값들이 모여 있고, 양극단으로 갈수록 X축에 무한히 접근하지만 X축에 닿지는 않는다. 또한 분포의 평균과 표준편차가 어떤 값을 갖더라도 정규곡선과 X축 사이의 전체 면적은 1이다.

[그림 21-2]는 정규분포의 확률밀도 곡선을 보여준다. 정규분포 곡선에서는 평균에서 일정 거리에 있는 측정값들의 사례 수가 일정 비율을 차지하는 특성이 있다. 정규분포는 평균과 표준편차에 따라 모양과 위치가 다르기 때문에 서로 분포가 다른 두 곡선의 성격을 비교하거나 특정 정규분포에서 확률을 계산하기 위해서는 정규분포의 평균과 표준편차를 표준화하여 표준적인 정규분포를 만들어야 한다. 표준 정규분포(Standard Normal Distribution)는 모든 정규분포의 평균을 0으로, 분산을 1로 표준화시킨 정규분포를 말한다. 한 분포가 정규분포를 이루고 있을 때 평균으로부터 −3S~+3S(S : 표준편차) 사이에 거의 전체의 분포를 포함하고 있으므로 이 분포를 표준 정규분포로 전환했을 때 표준 점수도 거의 −3~+3 사이에 있게 된다.

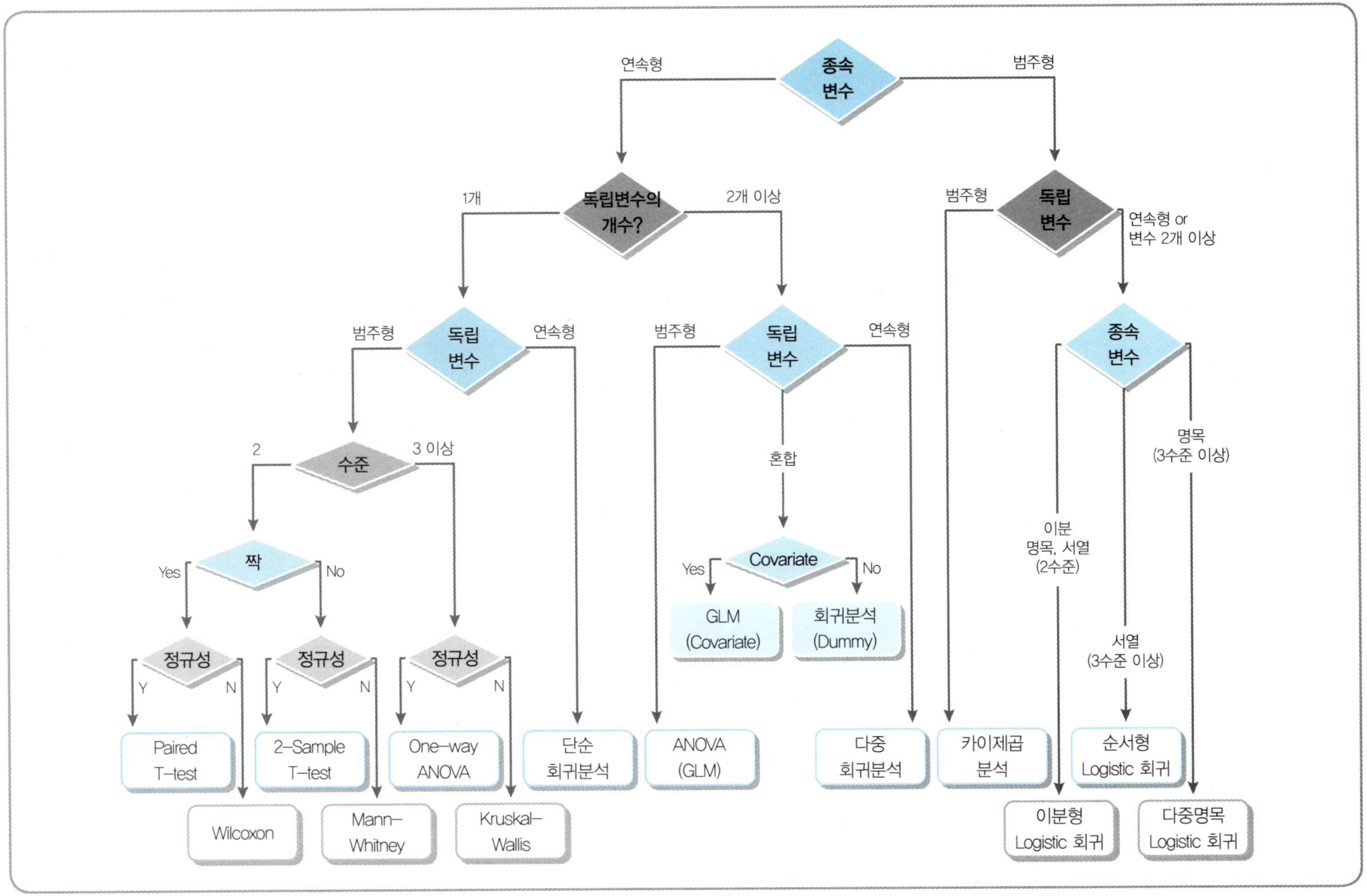

[그림 21-1] 변수의 특성과 정규성 여부에 따른 통계분석 방법

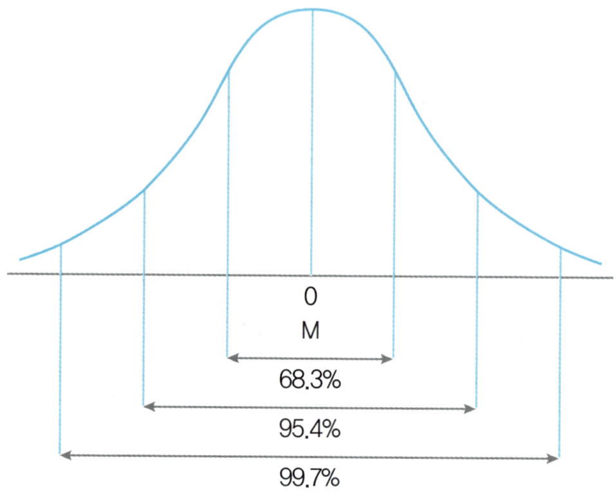

[그림 21-2] 정규분포의 확률밀도 곡선

2) 추론 통계 방법

가설을 검증하기 위한 추론 통계 방법에는 모수 통계(parametric tests)와 비모수 통계(nonparametric tests)가 있다. 연구자가 모수 통계 혹은 비모수 통계 방법을 선택하기 전 고려해야 할 사항은 자료의 정규 분포 여부와 변수의 성격, 변수로부터 추출된 통계량이 등간격인지의 여부이다.

차이 검정을 위한 모수적/비모수적 통계기법은 [표 21-2]와 같이 제시할 수 있다.

먼저 모수 통계는 연속변수로 측정되고, 자료의 분포가 정규분포할 때 사용된다. 모수통계에는 t검정(t-test), 일원분산분석(ANOVA), 상관관계(Pearson's correlation), 회귀분석 등이 있다. 비모수 통계는 표본의 크기가 너무 작거나, 표본의 분포가 정규분포가 아니거나, 명목변수 혹은 서열척도로 측정되었을 때 사용된다. 비모수 통계에는 Mann-Whitney U test, Wilcoxon signed ranksum test, Kruskal-Wallis test, Friedman test, Chi-square test, Spearman's rho test 등이 있다. 각 통계 방법은 22장에서 자세히 다루기로 한다.

[표 21-2] 차이 검정을 위한 모수/비모수적 통계기법

변수의 수	독립성	검정대상	통계 방법	모수/비모수
2개	독립 표본	집단의 평균	t–test	모수
		점수의 순위	Mann Whitney U–test	비모수
	쌍체 표본	집단의 평균	paired t–test	모수
		점수의 차이와 순위	Wilcoxon signed ranksum test	비모수
3개 이상	독립 표본	집단의 평균	ANOVA	모수
		점수의 순위	Kruskal–Wallis test	비모수

제22장

통계분석의 기초

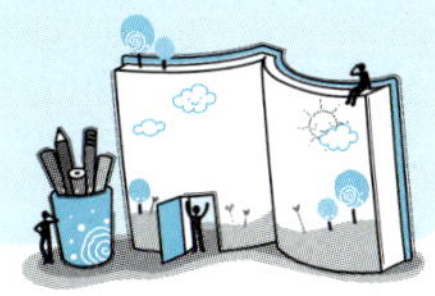

보건의료 연구에서는 기본적으로 관찰되는 모든 현상(속성)을 계량화한다. 질적인 변수와 양적인 변수 모두 계량화될 수 있으며, 통계분석은 계량화된 자료들을 목적에 따라 기초 정보를 제공하는 데 그 목적이 있다. 기술통계와 추론통계 간 차이를 구분하는 핵심은 파악하고자 하는 대상에 있다. 기술통계는 주로 표본의 속성을 파악하는 데 주안점을 두는 반면, 추론통계는 주로 표본 속성을 통한 모집단 속성 추정에 주안점을 두는 경향이 강하다. 모집단으로부터 추출할 수 있는 표본의 종류는 매우 다양하기 때문에, 연구자가 직접 추출한 표본이 연구자가 관심을 갖는 특정한 구성이나 변수에 대해 어떤 고유한 생각이나 태도 또는 행동을 하는지에 관한 기초 정보를 제공하는 것은 독자들이 표본의 고유한 속성을 이해하는 데 매우 유용할 것이다.

1 통계 프로그램

자료의 수집과 입력이 끝나면 자료분석을 시작한다. 현재 연구자들이 가장 많이 사용하고 있는 통계 프로그램은 SPSS(Statistical Packages for the Social Sciences), SAS/STAT software, AMOS(Analysis of MOment Structures), Stata, SPSS modeler, HUGIN 등이 있다. SPSS와 SPSS modeler는 통계적 분석과 데이터 마이닝 등에 사용되는 프로그램 package로 원래 사회과학에서 사용하기 위해 만들어졌다. AMOS는 구조 방정식 모형 분석 프로그램이며, Stata는 경제학을 비롯하여 사회학, 정치학 등 사회과학 전반은 물론 점차 의학 분야에서도 저변이 확대되어 점점 활용 예가 많아지고 있다. HUGIN은 데이터 마이닝에 사용되는 프로그램이다.

통계 프로그램 사용 시에는 연구자가 정련된 자료를 자료의 특성에 맞는 분석방법으로 이용하여 분석하는 것이 중요하다. 특히 측정 변수의 수준에 따라 분석방법이 달라지므로 변수의 수준(명목, 서열, 비율, 등간)을 잘 파악하고 이해하는 것이 필요하다.

2 변수의 종류

1) 변수의 종류

가설을 작성하기 위해서는 가설의 서술에 포함되어 있는 변수에 대한 이해가 필요하다. 어떤 자료를 관측하거나 측정할 때, 관측되는 특성에 따라서 관측 값들 사이에 차이가 있을 수 있다. 이러한 관측 값들 간에 존재하는 변이성 즉 연령, 신장, 체중 등과 같이 개체에 따라 변화가 가능한 특성을 변수(variable)라고 하며, 개체에 따라 변화하지 않는 특성을 상수(constant)라고 한다. 개념이 정의되고 측정방법이 결정되면 그것을 변수라고 할 수 있다. 변수에는 다른 변수에 영향을 미치는 독립변수(independent variable)와 독립변수의 변화에 따라 그 값이 변화하는 종속변수(dependent variable), 독립변수와 종속변수 사이에 중간 역할을 하는 매개변수(mediating/intervening variable), 독립변수와 종속변수의 관계를 혼란시키는 혼란변수(혼동변수 confounding variable) 등이 있다. 이러한 변수들에 대한 이해와 변수들 간의 관계를 통해 가설설정을 할 수 있다.

(1) 독립변수(independent variable)

독립변수는 연구의 결과에 대한 원인, 선행되는 요인으로 예측변수(predictor variable)라고도 불린다. 이 변수는 연구자의 의도에 의해 조작되어 다른 변수를 변화시킨다. 예를 들어 '비만 유무에 따라 고혈압 유병률에 차이가 있다'에서 '비만'은 독립변수가 된다. 연구자는 비만을 측정하고자 대상자의 키와 몸무게를 측정하여 BMI 산출 시 25 이상을 비만이라는 조작적 정의를 한다.

그러나 변수에 따라 측정 가능한 조작적 정의와 그렇지 않은 경우가 있다. 독립변수를 실험 상황이나 중재효과의 유무로 그룹을 나누어 종속변수의 상태를 비교하는 경우에는 독립변수가 조작가능하다. 예를 들어 새로운 진통제 개발 시 신약 투여군과 위약군으로 나누어

투약 후 통증정도를 검사한다면 약의 투여 여부라는 독립변수는 조작 가능할 수 있다. 그러나 인간의 특성을 독립변수를 사용할 때, 그 독립변수는 조작적 정의를 내리기 어려울 수 있다. 예를 들어 '불안'이라는 변수는 불안의 정도는 인간의 내부에서 발생하며 측정하는 시기에 따라 매우 달라질 수 있으며 엄격한 통제는 불가능하다. 또한 폐암과 담배와의 관계를 파악하고자 담배를 피우지 않은 사람들에게 담배를 피우게 할 수 없는 윤리적 문제로 조작이 어려운 경우도 있다.

(2) 종속변수(dependent variable)

종속변수는 독립변수에 따라 영향을 받아 변화하는 변수이므로 결과변수(outcome variable)라고도 한다. 즉 독립변수의 조작과 변화가 종속변수의 선행조건이 된다. '비만 유무에 따라 고혈압 유병률에 차이가 있다'라는 선행예제에서 '고혈압의 유병률, 즉 고혈압 진단여부'가 종속변수가 된다.

그런데 보건의료 분야의 연구자들은 흔히 독립변수의 통제에 관심을 쏟는 나머지 종속변수의 타당성과 신뢰성을 간과하는 경향이 있다. 이러한 경향은 연구개념들이 조작적 정의과정을 거쳐 측정 가능한 변수로 변경되면 의례히 타당성과 신뢰성이 있다고 잘못 인식하는 데서 비롯된다. 만약 타당성과 신뢰도가 낮은 도구를 사용하여 종속변수를 측정한다면 그 결과는 신뢰하기 어렵다.

(3) 매개변수(intervening variables, mediating variables)

매개변수는 변수들 간의 함수적 관계를 설명할 때, 독립변수와 종속변수의 사이에 존재하는 변수이다. 매개변수는 독립변수의 결과이며 동시에 종속변수를 결정하는 결정요인이다. 예를 들어 A → B → C에서 B가 매개변수로서 A의 효과가 B를 거쳐 C에 전달되고 있다. A가 C에 직접 연결될 수도 있지만 전체적 또는 부분적으로 A는 B에 효과를 미치고, B가 C에 미치는 효과가 발생할 때, B는 A와 C 사이의 매개변수이다. 즉 A(소득수준)가 C(비만률)에 미치는 효과, 즉 A(소득수준) → C(비만률)가 B의 수준(예:성별, 연령, 지역 등)에 따라 달라지면 B를 매개변수라고 한다.

(4) 외생변수(exogenous variable, confounding variable)

외생변수는 일종의 원인변수로서 연구의 선행 요인인 독립변수는 아니나 종속변수에 영향을 주는 변수 중 하나를 말한다. 자료수집 과정이나 실험설계 시 외생변수를 통제하지 않으면 종속변수에 효과나 영향이 알려지지 않아 자료수집이나 결과 해석에 오류나 불확실성을 초래할 수 있다. 그리하여 연구자들은 우연에 의해 발생하는 결과를 독립변수와 종속변수와의 결과로 인식해 잘못된 결론을 도출할 수 있다. 따라서 연구자는 발생 가능한 외생변수를 파악하고 통제하여 잘못된 결과에 도달하지 않도록 해야 한다. 예를 들어 '흡연과 폐암의 상관관계'에 관한 연구를 진행하던 중 '라이터를 소지하는 것과 폐암에 걸리는 것은 양의(positive) 상관관계가 있다.'라는 연구결과가 도출되었다면 연구자는 당황하게 될 것이다. 폐암에 걸리지 않기 위해서는 라이터를 버려야 하나? 당연히 이는 혼란변수를 고려하지 못한 것이다. 라이터와 폐암사이에는 흡연의 유무라는 혼란변수가 있다. 흡연자들은 라이터를 소지하고 있고 이로 인해 폐암환자에서 라이터 소지가 높다는 잘못된 해석을 할 수 있다. 연구에서 외생변수를 발견, 통제하면 독립변수와 종속변수의 관계를 더 확실하게 할 수 있다.

2) 변수의 측정 수준

변수의 측정 수준은 명목, 서열, 등간, 비율 측정의 4가지 수준으로 구별될 수 있으며, 제시된 순서대로 가장 낮은 수준부터 높은 수준까지 구분된다. 변수란 어떤 개념을 측정 가능한 형태로 측정 수준에 따라 자료를 수집하는 방법과 통계 측정 방법이 달라지므로 연구자는 측정 수준에 대해 정확히 알고 있어야 한다.

(1) 명목척도 측정(nominal-scale measurement)

명목척도 측정은 측정의 네 범주 중 가장 낮은 수준의 측정으로 속성의 유무에 따른 분류만 가능하고 이에 대한 분류 구분을 위하여 숫자를 부여하는 변수이다. 각 범주에 해당하는 대상들은 다른 범주에 속할 수 없는 서로 상호 배반적인 특징을 가지게 된다. 가령 생물학적 성별을 나타내기 위해서 남자를 1, 여자를 2라고 구분한다고 할 때, 남자에 표기한 사람은 여자에 속할 수 없다.

또한 이 숫자가 어떤 계량적 의미를 가지지는 못한다. 출신지역의 예를 들면, 1(서울), 2(경기도), 3(경상도), 4(전라도), 5(충청도)라고 정한 경우, 5(충청도)가 1(서울)보다 크다는 의미가 아니다. 이와 같은 예에서도 볼 수 있듯이 명목척도는 크다, 많다는 계량적 의미보다는 분류를 위해 주어진 값이다.

(2) 서열척도 측정(ordinal-scale measurement)

서열척도 측정이란 측정대상을 순서적으로 배열할 수 있는 방법을 말한다. 서열이란 '~보다 크다', '같다', '~보다 작다'와 같이 상대적인 값을 가지는 표식이나 명칭의 집합(높음, 중간, 낮음)으로 이루어진다. 이 측정 결과로 측정 대상의 대소 관계는 알 수 있지만 그 사이의 거리를 측정할 수는 없다. 가장 쉬운 예로 30명의 학생을 생물학 학점의 성적순으로 세우고, 성적이 좋은 학생부터 1, 2, 3, …, 30이라는 수치를 주었을 때 그 수치를 서열척도라고 할 수 있다. 즉 학생의 성적이 1등, 2등, 3등, …, 30등이라는 서열 관계는 성립되지만 그들 사이의 차이는 알 수 없다. 수식으로 표현하자면, 1등 > 2등 > 3등 > …… > 30등이라는 부등식의 관계는 성립되지만 5등 = 2등 + 3등과 같은 등식 관계는 성립되지 않는다.

또 다른 서열변수의 예로 지역 노인 요양시설 설립에 대해서 찬성 또는 반대의 정도를 '절대찬성 – 찬성 – 중립 – 반대 – 절대반대'로 표시하는 예 등을 들 수 있다.

(3) 등간척도 측정(interval-scale measurement)

등간척도 측정은 동일한 측정 단위 간격마다 동일한 차이를 부여하는 척도를 말한다. 등간이라는 의미는 척도 상의 모든 단위 사이의 간격이 일정하다는 뜻인데, 등간척도는 서열척도와 마찬가지로 측정 대상의 범주를 서열화할 수도 있고 동일한 간격으로도 표시할 수 있다. 등간척도는 변수들의 동일한 특성의 차이를 동일한 특정의 차이로 나타낼 수 있다. 단, 등간척도의 경우 연산은 가능하지만 '0점'이라는 개념(절대 0이 아니고 상대적인 의미의 0임) 때문에 비율개념 혹은 배수로의 계산은 불가능하다. 등간척도에 속하는 예로는 섭씨온도, 화씨온도, 지능검사(IQ) 점수 등과 같은 예를 들 수 있다.

(4) 비율척도 측정(ratio-scale measurement)

비율척도는 측정 수준 중 가장 최상 수준의 척도이다. 비율척도에 의하여 측정된 변수는 명목, 서열, 등간의 특성을 모두 가지고 있으며, 절대적인 영점을 가지고 있다. 비율척도의 예로는 길이, 높이 측정, 무게, 인구 등을 들 수 있다. 다른 척도들은 척도가 가지고 있는 제한점 때문에 연산의 한계가 있으나, 비율척도는 모두 절대 영점에서 시작하기 때문에 사칙연산(+, −, ×, ÷)이 모두 가능하다. 예를 들어, 몸무게가 60kg인 사람은 20kg인 사람의 3배의 몸무게가 되며 20kg은 60kg의 1/3이 된다.

3 기술통계

기술통계(descriptive statistics)는 수집된 자료를 숫자와 표, 그래프 등으로 표기하는 방법이다. 이를 위해 논문에서 언급할 변수들의 분포를 최우선적으로 분석할 필요가 있다. 측정한 변수가 연속형 변수이면 대푯값(산술평균, 중위수 등)과 산포도(표준편차, 사분위수 범위 등)로, 범주형 변수면 각 범주의 빈도와 백분율을 보여주면 좋다. 물론 연속형 변수도 경우에 따라 범주화하여 빈도를 보여줄 수 있을 것이다. 이 장에서는 도수분포표, 백분율, 그래프, 대푯값, 산포도를 통한 일원 변수의 기술통계를 다룰 예정이다.

1) 도수분포표(Frequency distribution table)

도수분포표는 아무런 규칙 없이 나열된 자료에 정보의 손실 없이 어떤 규칙을 부과한 것이다. 도수분포표 상에서는 자료를 가장 낮은 값에서 높은 값의 순으로 배열하여 각 점수의 빈도와 백분율을 보여주는데, 이때 모든 백분율의 총계는 100이어야 한다. [표 22-1]은 일개 지역 청소년 20명의 우식 치아 개수의 조사 점수이다.

[표 22-1] 청소년 20명의 우식 치아 개수

1	1	2	2	2	2	3	3	3	3
3	3	4	4	4	4	5	5	5	6

제시된 자료는 조직적으로 체계화되어 있지 않은 원자료(raw data)로써 자료에 대한 전반적인 파악이 불가능하다. [표 22-2]의 도수분포표는 각 측정값에 순서를 부여하고 나타난 빈도(도수)를 세어서 그 빈도를 제시하고 집단의 특성을 한 눈에 파악할 수 있게 한 것이다.

2) 그래프(Graph)

그래프는 수집된 자료가 분포된 정도를 그림으로 표현하는 것이다. 이는 통계 자료가 지니고 있는 뜻을 시각적으로 이해하기 쉽게 표현하는 것으로 자주 쓰이는 그래프로는 히스토그램, 꺾은 선 그래프, 백분율 분포, 도수다각형, 줄기 잎 그림 등이 있다.

[표 22-2] 청소년 20명의 우식 치아 개수 도수분포

치아 우식	빈도/도수	백분율(%)
1	2	10
2	4	20
3	6	30
4	4	20
5	3	15
6	1	5
합계	20	100

(1) 히스토그램

히스토그램은 도수분포표의 내용을 직사각형으로 표시한 것이다. [그림 22-1]은 청소년 20명의 우식 치아 개수에 대한 히스토그램을 제시한 것이다. 청소년의 우식 치아 개수가 수평축에 있고, 수직축에는 해당 급간의 명수가 제시되어 있다.

(2) 꺾은 선 그래프

꺾은 선 그래프는 계급 구간의 가운데 점인 계급값과 그 계급의 도수가 만나는 점을 모든

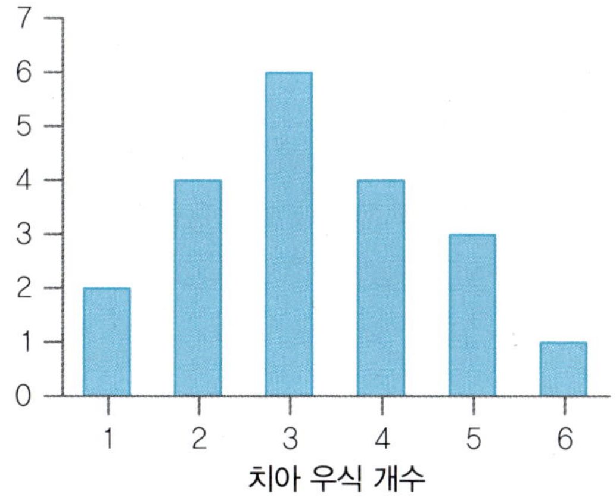

[그림 22-1] 청소년 20명의 우식 치아 개수 히스토그램

계급에 대해 차례로 직선으로 연결한 것으로, 둘 이상의 자료 분포를 비교할 때 유용하게 사용된다. 꺾은 선 그래프는 그리기 쉽고, 숫자들 사이에 숨어 있는 자료의 경향을 잘 나타내주기 때문에 자료의 분석이나 예측에 많이 사용된다. 그러나 도수의 급간 설정에 따라 자료의 왜곡이 많이 나타나는 그래프이기도 하다.

또한 꺾은 선 그래프는 계급 구간의 크기를 계속 작게 줄여나가고 관측 값의 수를 증가시키면 원활한 곡선이 될 수 있다.

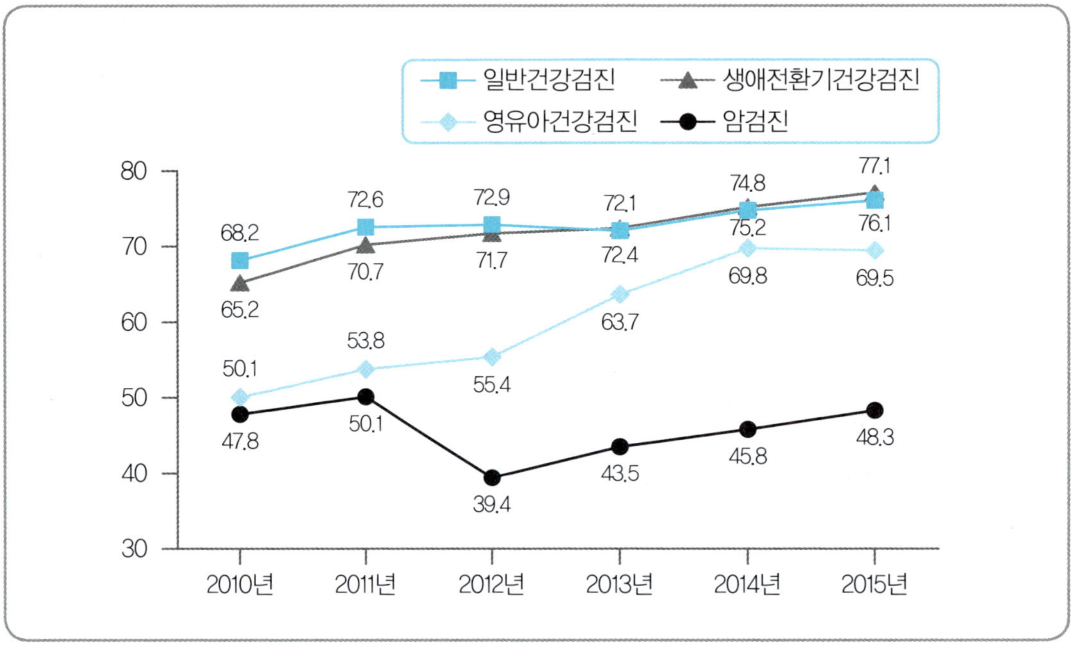

[그림 22-2] 연도별 건강검진종별 수검률 추이(국민건강보험, 2015)

(3) 줄기-잎 도표(stem and leaf diagram)

수집된 자료의 양이 많을수록 자료의 특성을 일목요연하게 파악하기 어렵기 때문에 자료들을 잘 정리하여 보여줄 필요가 있다. 줄기-잎 도표는 데이터를 크기 순서로 배열하되, 줄기에 해당하는 단위를 정하고, 그 단위 아래 단위의 데이터를 잎으로 크기 순서로 배열한 도표를 말한다. 각 측정값을 2개의 부분으로 나타나게 되는데, 한 자리 또는 그 이상의 앞자리 숫자는 줄기(stem)가 되고, 꼬리 부분의 숫자는 잎(leaf)이 된다.

[표 22-3] 통계학 성적

55	83	62	58	71	39	57	70	79	43
74	75	96	59	75	85	60	38	55	77
51	66	69	65	65	80	47	78	50	56
62	60	82	54	60	85	53	42	45	90
61	66	71	42	72	67	81	66	83	78

[표 22-3]은 학생 50명의 통계학 성적이다. 위 자료를 바탕으로 줄기-잎 도표를 표현하는 방법은 먼저 최소값(38점), 최대값(96점)을 파악하고, 이들 자료에 알맞은 줄기-잎 도표에서 줄기에 해당하는 수를 정한다. 여기서는 편의상 30, 40, 50, 60, 70, 80, 90점대를 줄기에 해당하는 숫자로 정한다면, 줄기는 3, 4, 5, 6, 7, 8, 9가 되고, 꼬리에 해당하는 숫자들을 잎으로 한 후 줄기가 있는 행에 잎을 크기 순서대로 나열한다면 [그림 22-3]과 같은 줄기-잎 도표를 얻을 수 있다.

통계학점수
stem-and-Leaf Plot

Frequency	Stem & Leaf
2.00	3 . 89
3.00	4 . 223
2.00	4 . 57
4.00	5 . 0134
6.00	5 . 556789
6.00	6 . 000122
7.00	6 . 5566679
5.00	7 . 01124
6.00	7 . 557889
5.00	8 . 01233
2.00	8 . 55
1.00	9 . 0
1.00	9 . 6

Stem width: 10.00
Each leaf: 1 case(s)

[그림 22-3] 통계학 성적의 줄기-잎 도표 (spss 결과)

3) 대푯값(Representative value)

자료가 지닌 분포의 모양을 이해하기 위한 값이 도수분포나 시각적 도표라면 대푯값은 자료가 지닌 뜻을 이해하기 위한 합리적인 계산값이다. 즉 자료를 가장 대표하는 값이 차지하는 지점이며 분포에서 자료의 중심값이다. 대푯값에는 평균값(mean), 최빈값(mode), 중앙값(median)이 있다.

(1) 평균값(mean)

평균값은 측정된 모든 값을 합한 후 측정수로 나눈 값이다. 평균에는 산술평균, 가중평균(weighted mean), 기하평균(geometric mean) 등이 있으며, 대부분 중심 위치의 측도의 대푯값으로 산술평균을 가장 많이 사용한다. 산술평균은 mean 혹은 average라고 부른다.

평균은 양적인 자료에서 사용하며, 가장 많이 사용되는 대푯값이며, 등간척도, 비율척도 같은 연속변수에 사용된다. 자료가 좌우대칭인 (혹은 비대칭이 심하지 않은) 경우 사용되는 값이다. 그러나 평균은 다른 자료들보다 아주 크거나 작은 극단값(outlier)에 영향을 많이 받는다. 평균을 구할 때 자료에 극단값이 존재한다면, 그 극단값을 제외한 나머지 자료로부터 평균을 구하거나 중앙값을 대푯값으로 사용하기도 한다.

(2) 중앙값(median)

중앙값은 측정값들을 가장 작은 값부터 크기 순서대로 나열했을 때 가장 중앙에 위치한 값을 말한다. 측정된 자료 수가 홀수일 때는 크기 순서에서 가운데 순위의 값은 하나이지만 자료 수가 짝수일 때 가운데 값은 두 개다. 즉 측정값의 수를 n이라 하면, 중앙값은 다음과 같이 구할 수 있다.

① **n이 홀수**: (n+1)/2 번째 측정값

② **n이 짝수**: n/2번째와 n/2 +1번째 측정값

이상점에 영향을 많이 받는 평균과 달리 중앙값은 이상점에 무관하다. 따라서 중심위치의 측도로 평균이나 중앙값이 많이 쓰이는데 분포의 비대칭이 심해 평균의 사용이 부적절한 경우에는 대푯값으로서 평균보다 더 큰 의미를 갖게 된다.

(3) 최빈값(mode)

최빈값은 수집된 자료 중 가장 많은 빈도를 나타내는 관측값으로 평균이나 중앙값과 달리 여러 개가 존재하는 경우도 있다. 그러나 이 값이 반드시 자료의 중심을 나타내는 값은 아니다. 최빈값은 주로 명목변수에 사용된다. 명목척도로 측정된 값을 평균으로 계산하는 것은 무의미하다. 예를 들어 성별을 구분하기 위해 남자를 0, 여자를 1로 기호화하였을 때 성별의 평균이 0.6이라는 것은 아무런 의미를 갖지 못한다.

이때는 대푯값으로 최빈값을 사용하는 것이 바람직하다.

(4) 평균, 중앙값, 최빈값의 비교

위에서 살펴본 세 가지 값은 중심경향을 나타내는 공통점이 있으나 각각의 특성과 용도 앞

서 제시한대로 자료가 오른쪽 혹은 왼쪽으로 치우쳐 평균의 사용이 어려울 때는 중앙값을 사용하도록 하고, 자료가 대칭일 경우에는 평균과 중앙값이 같아 보편적으로 대푯값으로 쓰이는 평균을 사용하도록 한다.

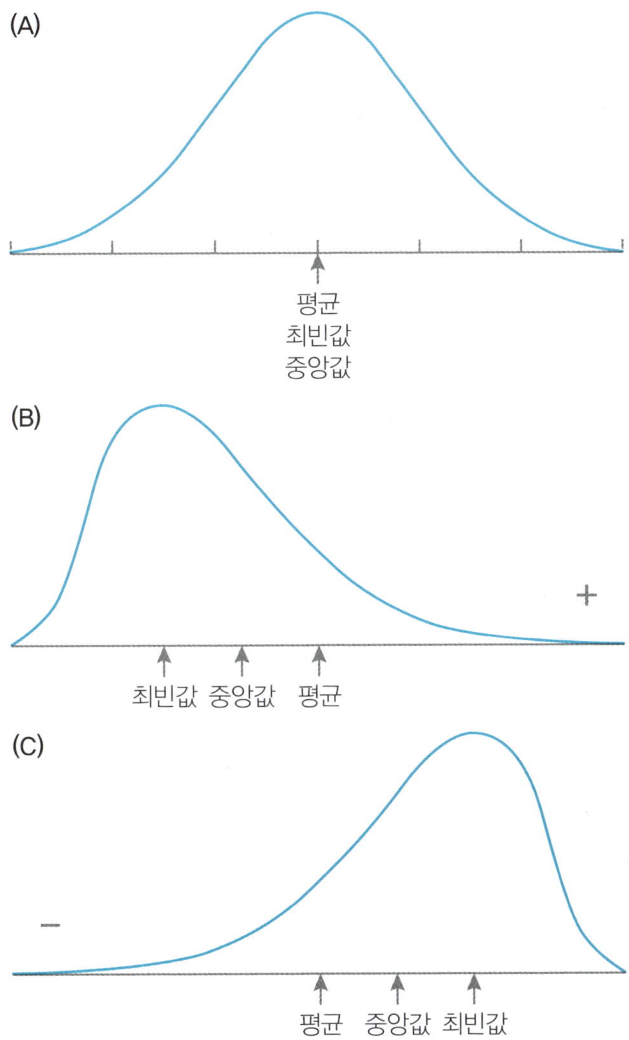

[그림 22-4] 자료의 분포 측도에 따른 대푯값

4) 산포도(Degree of scattering)

대푯값이 측정된 자료를 서술하는데 사용되는 값이라면 산포(disperse)는 측정된 자료값들이 퍼져있는 정도를 서술하는데 사용되는 값이다. 분포의 모양을 평가하는 것은 자료값의 퍼져 있는 정도나 다양성에 대한 정보를 제공해준다. 산포도는 측정된 자료값들이 평균을 중심으로 얼마나 집중되어 있는지 혹은 얼마나 퍼져 있는지를 평가하는 값이다. 산포도에는 분산과 표준편차, 표준점수, 사분편차, 범위 등이 있다.

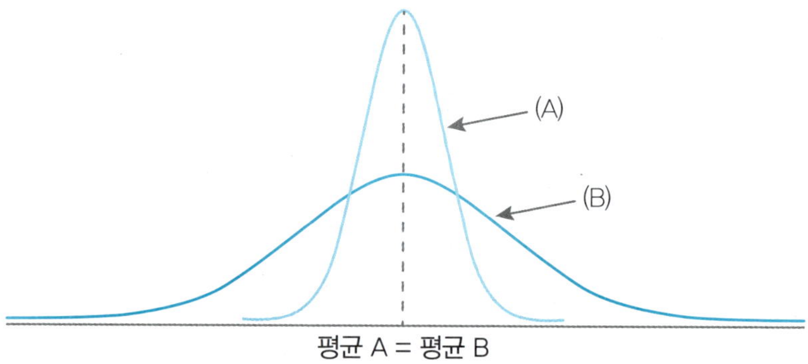

[그림 22-5] 같은 평균값을 가졌으나 서로 다른 분포를 보이는 경우

(1) 범위(range)

범위(range)는 산포도를 알아보는 방법 중 가장 쉽게 구할 수 있는 방법으로서 관찰 혹은 측정된 자료가 흩어져 있는 정도를 측정하는 방법 중 하나이며, 측정된 값의 최대값과 최소값의 차이를 말한다. 가장 측정하기 쉬운 방법이긴 하나 극단값의 영향을 많이 받으며, 최고값과 최소값에 의해서만 범위가 결정되기 때문에 측정값들이 실제로 어떻게 분포되어 있는가를 알 수 없다. 또한 관측되는 숫자가 많아질수록 그 범위가 커지기는 해도 줄지는 않기 때문에, 자료들을 대략적으로 검토하였을 때 측정된 값들이 거의 비슷하고 측정값이 많이 않은 경우 사용하는 것이 좋다.

(2) 분산(variance)과 표준편차(standard deviation)

분산(variance)과 표준편차(standard deviation)는 산포도로서 가장 많이 사용되며, 평균과 함께 제시되는 값이다.

분산(variance)이란 변수의 흩어진 정도를 계산하는 지표이다. 일반적으로 연구에서 분산은 수학적 공식을 사용하여 계산하며, 변수의 값이 평균으로부터 얼마나 떨어져 있는지의 정도를 나타내는 값이다. 분산이 클수록 자료값의 흩어짐이 커진다.

표준편차(standard deviation)란 각 측정값들과 평균값의 거리로, 분산의 제곱근이다. 표준편차는 전체 분포를 근거로 하여 개별 측정값들의 위치를 파악하는데 사용된다. 자료를 대표하는 평균이 대부분 평균값인 것처럼 표준편차는 편차의 평균이라고 할 수 있다. 평균이 자료의 분포를 요약하여 하나의 값으로 나타내 주는 값이라면 표준 편차는 각 점수들이 평균으로부터 얼마나 떨어져 있는지를 보여주는 값이라 하겠다.

(3) 표준점수(standard score)

표준점수(standard score)는 원래 측정된 점수를 집단의 평균을 중심으로 표준편차 단위로 전환한 점수이다. 표준점수의 가장 대표적인 예로는 Z점수와 T점수가 있다. Z점수는 평균으로부터의 편차 점수를 표준편차로 나누어 얻어진 점수로 평균이 0, 표준편차 1인 점수척도로 전환된다. 예를 들어 중간고사에서 통계학 점수가 72점이고, 역학 점수가 85점인 경우 점수 자체를 비교하기가 어려우므로 쉽게 비교하기 위해 원래의 점수를 표준점수로 변환하는 경우를 말한다.

T점수는 원래의 점수 분포를 평균 50, 표준편차 10으로 하는 점수 분포로 변환시켜 놓은 환산점수이다. T점수는 원래의 점수의 평균과 표준편차를 계산한 후, 각 점수의 편차를 계산하고, 얻어진 각 편차를 표준편차로 나누어서 Z 점수를 산출한 후, Z점수에 10을 곱하고, 50을 더한다.

표준점수는 백분위 등과 마찬가지로 해석하기 어려운 원점수를 주어진 집단에 비추어 상대적 의미에서 해석하게 해주는 값이다. 표준점수는 출발점과 단위를 같게 함으로써 여러 다른 집단들의 점수를 비교하거나 통합할 때 합리적으로 비교할 수 있게 한다.

(4) 사분범위(interquartile range)

사분위수는 자료를 크기순으로 배열하고, 누적 백분율을 4등분한 각 점에 해당하는 값을 말한다. 제1사분위수는 누적 백분율이 25%에 해당하는 점수이고, 제2사분위수는 50%, 제3사분위수는 75%, 제4사분위수는 100%에 해당하는 점수이다. 특히 제2사분위수는 누적 백분율이 50%에 해당하므로, 중앙값과 동일하다.

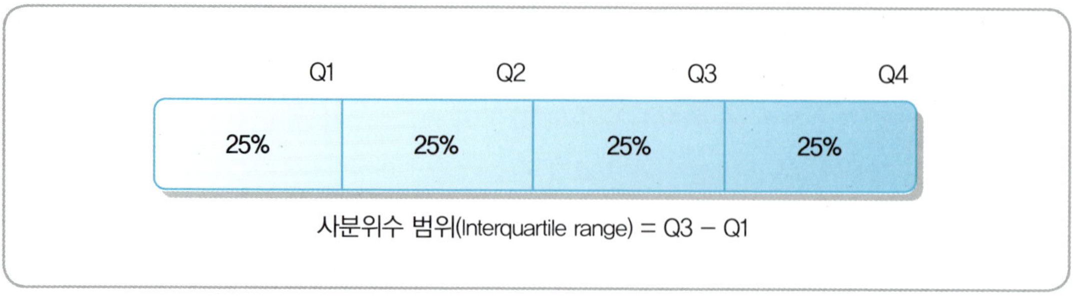

[그림 22-6] 사분위수 범위(Interquartile range)

사분범위(interquartile range)는 제3사분위수와 제1사분위수의 차이를 말한다.
사분범위는 범위(range)에 비해 극단적인 측정값의 영향을 덜 받는 비교적 안정된 값이다.

4 추론통계

추론통계는 확률이론에 근거해 모집단에서 무작위로 추출한 특정한 표본에서 수집한 데이터를 분석해 얻은 연구결과가 모집단의 속성을 제대로 반영하는지를 확인하는 과정 또는 절차다. 따라서 표본에 대한 속성 파악에 주안점을 두는 기술통계와 달리 추론통계는 모집단의 속성을 파악하는 데 주안점을 둔다는 차이점이 있다. 본 장에서는 모수 통계와 비모수 통계를 나누어 설명할 것이다.

1) 모수 통계

(1) 두 집단의 차이

두 집단의 차이를 구하기 위해서 t-test는 모집단의 분산이나 표준편차를 알지 못할 때 모집단을 대표하는 표본으로부터 추정된 분산이나 표준편차를 이용하여 검정하는 방법이다. 이는 '두 모집단의 평균 간의 차이는 없다'라는 귀무가설과 '두 모집단의 평균 간의 차이가 있다'는 대립가설 중 한 가지를 선택할 수 있도록 하는 통계방법이다. 즉 서로 다른 두 집단 간 평균을 비교하는 통계분석 기법으로, 두 집단 간의 평균 차이에 대한 통계적 유의성을 검증하는 방법이다. t-검정은 두 집단의 데이터 존재유무나 두 집단의 동일성에 따라 크게 일 표본, 독립표본, 그리고 대응표본 t-검정의 세 가지로 구분할 수 있다.

① 일 표본 t-검정

t-검정은 기본적으로 두 집단 간 평균 차이를 비교하므로, 두 집단의 속성을 나타내는 데이터가 있어야 하는데, 연구 여건상 두 집단 중 한 집단의 속성을 나타내는 데이터만 구하는 경우도 발생할 수 있다. 이 때 일 표본 t-검정을 사용하게 된다. 다만 이 경우엔 데이터를 구할 수 없거나 구하지 못한 집단의 평균을 미리 알고 있어야 한다.

일 표본 t-검정의 예

2019년 국내 종합병원 방사선 개인 피폭량 평균값이 0.67(mSv/yr)라고 가정해보자. 이때 S 종합병원 영상의학과 의료진 30명의 평균 방사선 피폭량을 국내 방사선 피폭량 평균값과 비교하는 연구의 예를 들어보자.

본 연구의 연구가설은 S 종합병원 영상의학과 의료진의 방사선 피폭량의 평균은 국내 방사선 개인 피폭량의 평균값과 차이가 있을 것이라는 것이다. 의료진 30명의 방사선 피폭 정도를 측정 후 정규성 검정 결과 Shapiro-wilk의 *p*-value가 .350으로 정규 분포를 만족하므로 일 표본 t검정을 시행하였다.

검정 기준 값을 국내 방사선 개인 피폭량의 평균값인 0.67로 두고 일 표본 t-검정 시행결과 다음과 같은 결과가 도출되었다.

▶ T검정

일표본통계

	N	평균	표준 편차	표준 오차 평균
개인피폭선량	30	.13884	.017968	.003280

일표본통계

	검정값=0.67					
	t	df	유의수준(양쪽)	평균 차이	차이의 95% 신뢰구간	
					하한	상한
개인피폭선량	-161.916	29	.000	-.531163	-.53787	-.52445

일 표본 t-test 결과 평균은 0.139, 표준편차 0.018이었고 $p < .001$(t=161.92)보다 작고, 평균 차이는 -0.530이었다. 따라서 국내 방사선 개인 피폭량의 평균과 S 종합병원 영상의학과 의료진의 평균은 차이가 있다는 대립가설을 채택할 수 있고, S 종합병원 영상의학과 의료진은 국내 방사선 개인 피폭량보다 0.53 낮게 나타났다.

② 독립표본 t-검정

독립표본 t-검정(independent sample t-test)은 독립적으로 존재하는 두 집단 간의 평균 차이를 검증하는 통계분석 기법이다. 양적연구 중 실험연구에서 가장 많이 사용되는 방법으로, 주로 실험군과 대조군의 통계적 차이를 검증하는 모수적 검증방법이다.

독립표본 t-검정에서는 두 집단 구성원 모두에 대한 데이터를 갖고 있으므로 각 집단의 개별적 표준오차를 각각 구할 수 있고, t-통계량을 도출하는 데 이 표준오차들을 모두 사용할 수 있다. 또한 두 집단 내 변화량 즉, 두 집단의 퍼짐정도(분산)의 동질성에 대한 위배 여부를 Levene의 등분산 검정을 통해 확인할 수 있다.

여기서 '등분산'이란 종속변수에 대한 두 집단의 분산 동질성을 나타낸다. 만일 Levene 통계량의 유의확률이 .05보다 크다면 각 집단의 분산은 동질하다는 가정이 성립됨을 의미한다.

독립표본 t-검정의 예

간호사-의사 협력이 중환자실 간호사의 간호업무성과와 조직몰입에 미치는 영향

권의옥, 이명하, 정석희, 김희선(2019)은 간호사-의사 협력이 중환자실 간호사의 간호업무성과와 조직몰입에 미치는 영향을 확인하기 위한 서술적 조사연구를 시행하였다. 연구대상자는 중환자실에 근무하는 간호사 203명으로, 일반적 특성에 따른 간호사-의사 협력, 간호업무성과, 조직몰입의 차이는 independent t-test, One-way ANOVA로 분석하였고, 사후 검정은 Scheffé test를 실시하였다. 대상자의 간호사-의사 협력, 간호업무성과, 조직몰입 간의 상관관계는 Pearson's correlation coefficients를 산출하였다. 연구결과 일반적 특성에 따른 간호사-의사 협력의 차이는 중환자실 간호사 1인당 병상 수에 따라 차이가 있었고, 중환자실에 전담의사가 있는 경우에 간호사-의사 협력수준이 높았고, 그 외의 특성들과는 차이를 보이지 않았다. 또한 간호사-의사 협력이 중환자실 간호사의 간호업무성과와 조직몰입에 유의한 영향을 미치는 것으로 파악하였다. 이러한 결과를 기반으로 간호사-의사 협력 수준을 향상시키기 위해 간호사와 의사 간의 환자정보에 대한 공유가 활발하게 이루어질 수 있도록 더불어 상호존중의 인간관계를 지향하는 협력적인 직무환경을 조성해야 할 필요가 있으며 이를 위해 간호부서와 간호단위 내에서 효율적인 환자 정보 공유 시스템 개발, 환자정보 공유를 위한 주기적인 컨퍼런스 개최 등의 다양한 활동을 개발하고, 이러한 활동들에 대한 구체적인 지침을 수립할 것을 제언하고 있다.

출처: 권의옥, 이명하, 정석희, 김희선. (2019). 간호사-의사 협력이 중환자실 간호사의 간호업무성과와 조직몰입에 미치는 영향. Journal of Korean Academy of Nursing Administration, 25(3), 186-197.

[표 22-4] Differences in Absence According to Health Status (N=929)

Variables Categories			Non absence	Absence	x^2 or t	p
			N(%) or M±SD	N(%) or M±SD		
Physical health problem	Hearing loss	No	856(92.4)	70(7.6)	14.61†	.017
		Yes	1(33.3)	2(66.7)		
	Skin problem	No	841(92.6)	67(7.4)	7.75†	.019
		Yes	16(76.2)	5(23.8)		
	Back pain	No	762(93.4)	54(6.6)	12.04	.001
		Yes	95(84.1)	18(15.9)		
	Upper limbs myagia	No	607(94.3)	37(5.7)	11.80	.001
		Yes	250(87.7)	35(12.3)		
	Lower limbs myagia	No	699(92.6)	56(7.4)	0.63	.429
		Yes	158(90.8)	16(9.2)		
	Headache, eye fatigue	No	723(93.2)	53(6.8)	5.58	.018
		Yes	134(87.6)	19(12.4)		
	Abdominal pain	No	845(92.5)	69(7.5)	3.20†	.104
		Yes	12(80.0)	3(20.0)		
	Dyspnea	No	850(92.3)	71(7.7)	0.26†	.477
		Yes	7(87.5)	1(25.0)		
	Cardiac disease	No	854(92.3)	71(7.7)	1.67†	.276
		Yes	3(75.0)	1(25.0)		
	Fatigue	No	682(92.4)	56(7.6)	0.13	.716
		Yes	175(91.6)	16(8.4)		
	Total		1.0±1.3	1.6±1.6	−3.14	.002
Mental health problem	Depression or anxiety	No	847(92.4)	70(7.6)	1.35†	.237
		Yes	10(83.3)	2(16.7)		
	Insomnia or sleep disturbance	No	832(92.2)	70(7.8)	0.01†	1.000
		Yes	25(92.6)	2(7.4)		
	Total		0.0±0.2	0.1±0.2	−0.53	−.596
Subjective well-being			15.4±4.8	15.2±5.0	0.45	.654
Subjective health status			2.1±0.6	2.4±0.6	−3.81	<.001

† Fisher's exact test.

③ 대응표본 t-검정

대응표본 t-검정은 독립표본 t-검정과 마찬가지로 실험 연구에서 자주 사용되는 통계분석 기법으로 실험 처치 전후에 측정값을 수집한 후 두 측정값 사이의 평균 차이를 검증하는 방법이다. 독립표본 t-test가 2개의 독립적인 표본, 즉 상이한 두 집단에 대한 평균 비교라면, 대응표본 t-test는 동일한 표본을 대상으로 시간 간격을 두고서 데이터를 두 번

수집해서 각 데이터 평균 간 차이를 검증한다는 점에서 독립표본 t-검정과 다르다.

대응표본 t-test의 예

동영상 간호과정을 적용한 사전브리핑이 시뮬레이션 교육에 미치는 영향

최은희(2019)는 동영상 간호과정을 적용한 사전브리핑의 영향을 파악하기 위한 비동등성 대조군 전후 실험설계연구를 시행하였다. 연구대상자는 간호학과 4학년에 재학생 128명으로, 실험군과 대조군의 일반적 특성과 비판적 사고의 동질성 검증은 ▯5 -test, independent t-test로 분석하였다. 종속변수에 대한 동영상 간호과정을 적용한 사전브리핑의 영향을 확인하기 위하여 independent t-test를 활용하였으며 비판적 사고 성향의 교육전후 비교는 paired t-test를 이용하여 분석하였다.

연구결과 실험군의 시뮬레이션 실습 전후 비판적 사고는 유의하게 상승되었으며 대조군은 차이가 없었다. 실험군과 대조군의 임상수행능력(t=2.03, p=.044)은 시뮬레이션 실습 후에 유의하게 상승하였다. 특히, 태도(t=4.63, p<.001)가 대조군에 비해 실험군이 유의한 차이가 있었으나 지식과 기술(t=0.97, p=.335)은 유의한 차이가 없었다.

[표 22-5] Comparison of Critical Thinking Disposition between the Two Groups (n=128)

	Pre-ttest	Posttest 1[†]	*t*	*P*
	M±SD	M±SD		
Experiment (n=69)	2.84±0.34	2.94±0.36	2.73	.008
Control (n=59)	2.81±0.33	2.77±0.33	1.10	.277

[표 22-6] Comparison of Variables between the Two Groups (n=128)

Variables	Experiment (n=69)	Control (n=59)	*t*	*P*
	M±SD	M±SD		
Simulation immersion	3.74±0.56	3.72±0.57	0.19	.851
Simulation immersion	3.87±0.58	3.75±0.51	0.88	.382
Simulation immersion	4.01±0.73	3.95±0.70	0.44	.657
Simulation immersion	16.73±5.16	14.83±5.36	2.03	.044
Attitude	4.48±1.42	3.31±1.44	4.63	<.001
Knowledge and skill	12.25±3.98	11.53±4.45	0.97	.335

본 결과를 토대로 동영상을 활용한 간호과정을 적용한 사전브리핑이 간호대학생의 임상수행능력과 비판적 사고성향 향상에 도움을 줄 수 있음을 확인하였으므로 사전브리핑의 방법 및 과정에 따른 효율성을 명확히 할 필요가 있으며 응급간호시뮬레이션 시나리오 뿐 만 아니라 다양한 시나리오의 사전브리핑 효과도 확인해볼 것을 제언하였다.

출처: 최은희. (2019). 동영상 간호과정을 적용한 사전브리핑이 시뮬레이션 교육에 미치는 영향. 한국간호시뮬레이션 학회지, 7(1), 1-11.

(2) 세 집단 이상의 차이

분산분석은 두 개 이상 집단들의 평균 간 차이에 대한 통계적 유의성을 검증하는 방법이다. 각 집단의 분산을 분석하지만 실제로는 각 집단의 평균이 동일하다는 가설을 검정하는 것이 된다.

① 일원 분산분석

분산분석[ANOVA(ANalysis Of VAriance)]은 각 케이스의 관찰값과 평균 간 차이인 편차를 제곱해 합산한 후 표본크기로 나눈 분산을 이용해 2개 이상 집단 간 평균 차이를 검증하는 방법이다. 분산분석은 기본적으로 각각의 모집단은 서로 독립적이며, 정규분포를 가정하고 있으며, 독립변수에 대한 종속변수의 분산은 모두 같은 값을 가진다고 가정하고 귀무가설과 대립가설을 비교, 검증하는 방법이다.

일원 분산분석의 예

지방 종합병원을 방문한 허혈성 뇌졸중 노인 환자의 건강정보 활용능력과 뇌졸중 지식이 자가간호 이행에 미치는 영향

박영남, 김철규(2019)는 지방 종합병원을 방문하는 허혈성 뇌졸중 노인 환자의 건강정보 활용능력과 뇌졸중 지식, 자가간호 이행의 상관관계를 확인하고, 건강정보 활용능력과 뇌졸중 지식이 자가간호 이행에 미치는 영향을 분석하기 위한 서술적 조사연구를 시행하였다. 연구대상자는 청주시 2개 종합병원의 신경과, 신경외과에서 뇌졸중으로 진단받고 외래 추적 중인 92명으로, 기술통계와 independent t-test, one-way ANOVA, Pearson's correlation coefficient, 다중회귀분석(enter multiple regression)을 시행하였다.

연구결과 지방 병원을 내원하는 허혈성 뇌졸중 노인 환자의 자가간호 이행에 긍정적인 영향을 미치는 요인은 뇌졸중 지식이었고, 부정적인 요인은 혼자 사는 경우와 뇌졸중 이환 기간이 1년 미만인 경우였으며, 건강정보 활용능력은 영향요인이 아니었다.

이에, 뇌졸중이 처음 발병한 혼자 사는 노인을 대상으로 입원 시부터 개별적인 교육을 시행함으로써 뇌졸중 지식을 높여 자가간호 이행을 증진시키도록 할 것을 제언하고 있다.

출처: 박영남, 김철규. (2019). 지방 종합병원을 방문한 허혈성 뇌졸중 노인 환자의 건강정보 활용능력과 뇌졸중 지식이 자가간호 이행에 미치는 영향. Korean Journal of Adult Nursing, 31(5), 573–583.

[표 22-7] Distribution of EQ-5D levels according to demographic and socioeconomic status

Classification		EQ-5D	
		M±SD	*P*-value*
Gender	Male	0.96±0.004	0.000
	Female	0.94±0.005	
Age	20s	0.96±0.004	0.001
	30s	0.96±0.005	
	40s	0.96±0.005	
	≥50s	0.94±0.006	
Education level	Middle school	0.94±0.007	0.000
	High school	0.96±0.004	
	College or university	0.96±0.004	
Household income	Lower	0.92±0.013	0.000
	Lower middle	0.96±0.003	
	Middle high	0.97±0.003	
	High	0.97±0.003	
Smoking habits	Never	0.96±0.004	0.041
	Current	0.95±0.005	

* By t-test or one-way ANOVA.

② 이원 분산분석

이원 분산분석(two-way ANOVA)은 요인(factor)이 두 개일 때의 분산분석법이다. 독립변수의 수가 두 개 이상일 때 집단 간 차이가 유의한지를 검증하는 데 사용한다.

예를 들어 한·중·일 국가 간 성별과 학력에 따른 체중을 비교할 때 독립변수는 성별과 학력 2개이고, 독립변수의 집단은 3개(한·중·일), 종속변수는 체중 1개가 된다. 이원 분산분석에서는 교호작용이라는 개념이 있는데, 교호작용에 대한 자세한 설명은 반복 측정 분산분석에서 자세히 설명하기로 한다.

③ 반복측정 분산분석

반복측정 분산분석(Repeated measures ANOVA)은 다변량 분산분석(Multivariate Anlysis of Variance: MANOVA)을 확장한 개념이다. 분산분석(ANOVA)이 종속변수가 하나인 경우에 할 수 있는 것이라면, 다변량 분산분석은 종속변수가 2개 이상일 때 집단

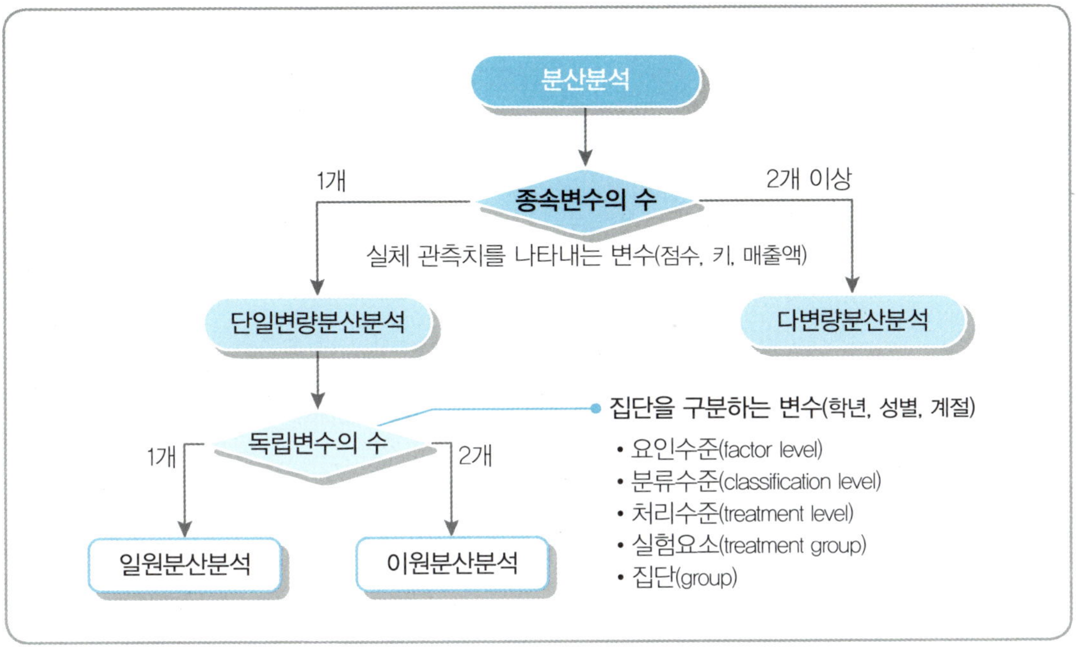

[그림 22-7] 분산분석의 단계

간 평균차이가 있는지 알아보기 위해 사용된다.

반복측정 분산분석은 동일 개체에 대해 시간의 흐름에 따라(시점에 따라) 종속변수를 여러 번 반복하여 측정한 자료를 분석하는 것을 말한다. 반복측정된 자료는 변수 상호 간에는 독립적일 수 있지만 변수 내에서는 서로 상관성이 있는 특성을 가진다. 반복측정 분산분석은 개체 자신이 대조군이 될 수 있기 때문에 별도의 대조군이 필요하지 않아 비교 분석에서 유리할 수 있고, 작은 변동도 찾아낼 수 있기 때문에 연구의 정확도가 증가된다.

[그림 22-8]은 반복측정 자료수집의 예를 나타낸 것이다.

위의 예제에서 보면 혈당 측정 수치의 변화에는 신약과 placebo라는 약제의 종류 외의 시간의 흐름이라는 요인이 더 추가된다. 이처럼 반복측정 자료에서는 개체(투약 그룹)별 차이 외에 동일 개체를 반복 측정한다는 시간의 흐름에서 오는 개체 내 요인(개체 내 상관)효과라는 것이 하나 더 존재하게 되고, 이로 인해 개체 간의 차이 효과와 개체 내의 차이 효과를 잘 분리하여, 그들의 효과를 파악하는 것이 반복측정 분산분석의 목적이다. 따라서 반복측정 분산분석에서는 개체 내 상관의 일관성을 의미하는 구형성 검정(sphericity test)과 그룹 별로 분산 구조가 동일한 동일성 검정을 통과한 후 반복측정 분산분석의 결과 해석을 수행하게 된다.

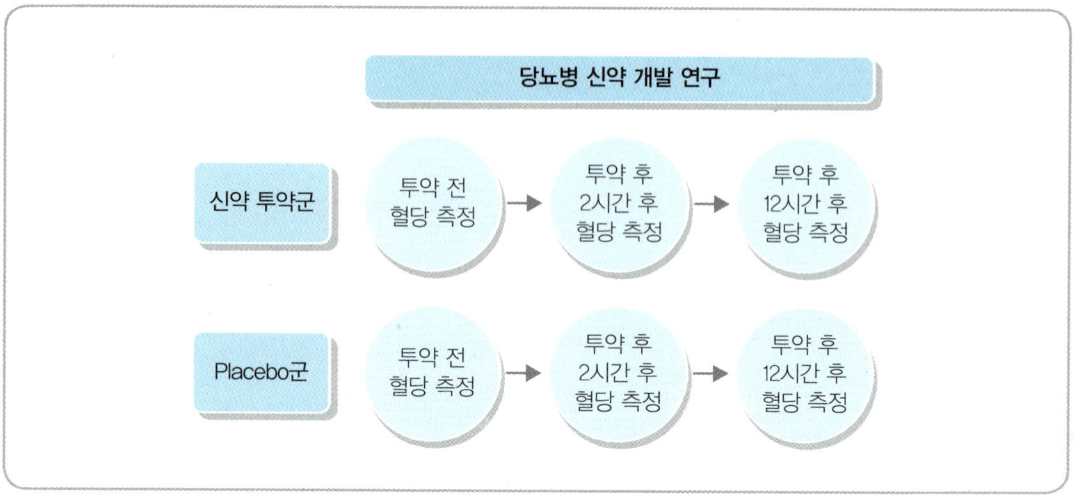

[그림 22-8] 반복측정 자료수집의 예

반복측정 분산분석에서 연구자는 개체 간의 차이, 시간의 차이, 시간과 그룹 간(시간×그룹)의 교호작용을 검정하는 데 관심을 가진다. 교호작용이란 '둘 또는 그이상의 위험요인이 있는 질병 발생률이 개별 효과의 결과로 기대되는 발생률과 다른 것'이다(McMahon, 1972). [그림 22-9]는 교호작용에 대한 설명이다.

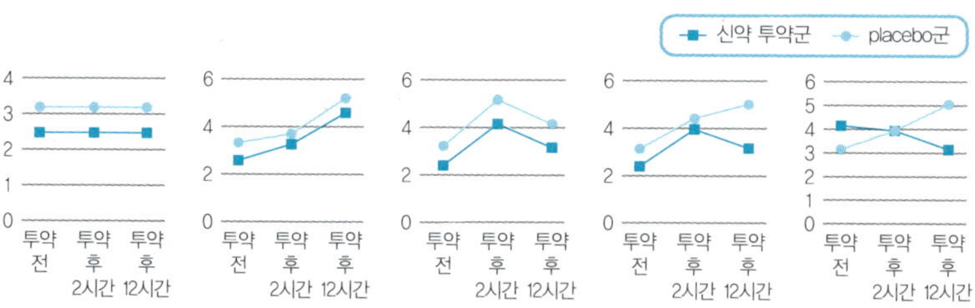

Time	효과 없음	효과 있음	효과 있음	효과 있음	효과 있음
Group	효과 없음	효과 있음	효과 있음	효과 있음	효과 있음
Time + Group	효과 없음	효과 있음	효과 없음	효과 있음	효과 있음

[그림 22-9] 개체 간 효과와 개체 내 효과 별 교호작용의 차이

반복측정 분산분석의 예

신생아집중치료실 입원 미숙아 어머니를 위한 임파워먼트 프로그램이 스트레스, 불안, 우울 및 양육자신감에 미치는 효과

신영희, 임정희, 김가은(2018)은 미숙아 어머니 임파워먼트 프로그램이 스트레스, 불안, 우울, 양육자신감에 미치는 효과를 규명하기 위한 비동등성 대조군 전후시차 설계(nonequivalent control group nonsynchronizeddesign)의 유사 실험연구를 시행하였다.

연구대상자는 NICU에 입원한 합병증이 없는 재태기간 37주 미만, 출생 시 체중 1,000 g~2,500 g의 경증 미숙아 어머니 실험군과 대조군 각 군당 22명씩 총 44명으로, 임파워먼트 프로그램 제공 전후 부모 스트레스, 불안, 우울, 양육자신감으로 측정한 결과, 실험군 어머니들의 부모 스트레스와 우울은 낮추고, 양육자신감을 증진하는 효과가 있었으나 불안 완화에는 효과가 없는 것으로 확인되었다.

출처: 신영희, 임정희, 김가은. (2018). 신생아집중치료실 입원 미숙아 어머니를 위한 임파워먼트 프로그램이 스트레스, 불안, 우울 및 양육자신감에 미치는 효과. Child Health Nursing Research, 24(2), 252–261.

[표 22-8] Anxiety, Depression, and Parenting Confidence over Time between the Two Group (*N*=44)

Variables	Group	Posttest*	Posttest 1†	Posttest 2‡	Posttest 3§	Source	F	P
		M±SD	M±SD	M±SD	M±SD			
Anxiety	Exp.	2.43±0.43	2.32±0.49	2.33±0.51	1.81±0.41	Group	3.35	.074
	Cont.	257±0.69	2.65±0.49	2.48±0.53	1.95±0.49	Time	20.31	< .001
						G*T	0.79	.505
Depression	Exp.	0.78±0.56	0.51±0.45	0.47±0.32	0.22±0.76	Group	29.26	< .001
	Cont.	1.02±0.70	1.03±0.63	1.28±0.43	0.21±0.25	Time	9.02	< .001
						G*T	3.76	.026
Parenting confidence	Exp.	2.08±0.28	–	2.49±0.43	3.27±0.25	Group	0.83	.368
	Cont.	2.25±0.30	–	2.45±0.43	2.96±0.29	Time	130.14	< .001
						G*T	9.05	.001

*One to three days after admission; †One to three days before discharge; ‡One to three days after discharge; §At one month after discharge; Exp.=Experimental group; Cont.=Control group; G*T–gROUP*Time

5 상관관계와 요인분석

1) 상관분석

상관관계는 연속적 속성을 갖는 두 변수들 간 상호 연관성에 대한 기술통계 정보를 제공해 줄 뿐만 아니라, 두 변수 간의 상호 연관성에 대한 통계적 유의성을 검증해 주는 통계분석 기법이다. 상관관계를 분석하는 목적은 변수들 간에 상관이 있는지, 상관이 있으면 어느 정도인지, 양(+)의 관계에 있는지, 음(−)의 관계에 있는지를 분석함으로써 둘 이상의 변수 간에 어떤 선형적 관계가 있는지를 분석하기 위함이다. 이 때 둘 이상의 변수는 서로 완전히 독립적일 수도 있고, 서로 상관이 있는 관계일 수도 있다. 이 변수들 간의 관계에 대한 강도를 상관관계(correlation coefficient)라고 한다.

두 개의 변수인 "X"와 "Y"의 상관관계를 분석할 때, "X가 증가하면 Y가 증가할까?" 혹은 "X와 Y는 선형의 관계가 있을까"라는 질문을 가질 수 있다.

상관관계 분석의 예

간호대학생의 노인에 대한 사회적 거리감 영향요인

하지영, 박주영(2019)은 간호대학생의 노인에 대한 사회적 거리감 영향요인을 검증하기 위한 서술적 조사연구를 시행하였다.

연구대상자는 D시 소재 K대학교 간호대학생 138명을 대상으로 편의표집 하였으며, 빈도, 백분율, 평균과 표준편차, Independent t-test (Shapiro-Wilk test에서 정규분포하지 않거나 연속변수가 아닌 경우 Mann-Whitney U 또는 Kruskal-Wallis test), One way ANOVA, Pearson's correlation coefficient, 다중회귀분석(multiple regression analysis)을 실시하였다.

연구결과 대상자의 노인에 대한 지식이 높고(r=.20, p=.022) 노인에 대한 태도가 긍정적이며(r=−.31, p<.001), 낙인이 낮을수록(r=−.27, p=.008) 사회적 거리감을 낮게 지각하는 것으로 나타났으나 상관의 정도가 높지는 않았다. 또한 낙인과 태도 사이에 유의한 양의 상관관계(r=.53, p<.001)가 있는 것으로 나타났고, 지식과 태도 간 상관관계(r=−.07, p=.435)는 유의하지 않았다.

출처: 하지연, 박주영. (2019). 간호대학생의 노인에 대한 사회적 거리감 영향요인. Journal of Korean Academy of Community Health Nursing, 30(4), 539-549.

[표 22-9] The Correlations among Variables (*N*=137)

Variables	Knowledge	Attitudes	Elderly stigma
	r(*p*)	r(*p*)	r(*p*)
Attitudes	−0.7(.435)		
Elderly stigma	−.12(.165)	.53(<.001)	
Social distance	.20(.022)	−.31(<.001)	−.27(.008)

상관관계 통계결과 해석 시 연구자가 가장 주의해야 할 사안 중 하나는 통계적 유의성이라는 숫자가 갖는 매력에 현혹되어서는 안 된다는 것이다. 즉, 두 변수 간의 관계를 이론적으로 설명하지 못하는 가운데, 단지 상관계수에만 의지해 두 변수 간 관계를 해석한다면 심각한 오류를 범할 수 있다는 것이다. 특히 두 변수 간 관계를 설명하는 Pearson's r이 높게 나타났지만, 실제로는 두 변수 간에 이론적으로 아무런 연관성이 없을 수도 있는데, 이 경우를 '거짓 관계(spurious relationship)'라고 지칭한다. 따라서 두 변수 간의 상관계수가 매우 높다고 하더라도, 문헌고찰을 통해 이론적으로 두 변수 간 연관성이 있는지 없는지를 반드시 확인해야 한다.

2) 요인분석

요인분석(factor analysis)은 변수들 간의 상관관계를 고려하여 저변에 내재된 개념인 요인들을 추출해내는 분석방법이다. 즉 먼저 수많은 변수 중 잠재된 몇 개의 변수(요인)을 찾아내고, 그 변수들이 얼마나 밀접하게 다른 변수들과 관련되어 있는지에 따라 변수들을 범주(cluster)로 분류한다. 이렇게 분류된 범주를 확인하고 판단에 따라 변수를 가장 적절한 범주에 분류할 수 있다. 밀접하게 관련된 변수들은 모두 요인으로 분류된다. 몇몇 요인들을 자료 안에서 확인할 수도 있다. 다른 말로 표현하면, 요인분석은 변수들 간의 상관관계를 고려하여 서로 유사한 변수들끼리 묶어주는 방법이라고 할 수 있다.

요인분석은 다양한 목적을 사용될 수 있는데 요인분석 수행의 목적을 다음과 같이 분류될 수 있다.

(1) 입력된 변수들의 특성 파악

다수의 입력변수들끼리의 상관관계가 어떤지를 파악한다. 어떤 통계분석을 시행하기에 앞서 변수를 탐색하는 과정은 자료의 특성을 이해하는데 매우 도움이 된다.

(2) 새로운 변수의 생성

원래 자료의 많은 수의 변수들을 분석에 입력하기에 앞서 본래의 변수들보다 더 적절한 변수들을 생성하게 해준다. 원래 자료의 변수만을 사용하여 분석하는 것보다 새로운 변수를 추가하여 분석을 수행하게 되면 더 좋은 분석결과를 얻을 수 있다.

(3) 데이터 축소(data reduction)

요인분석을 통한 데이터의 축소로 인해 연구자는 분석 결과를 용이하게 해석할 수 있다. 회귀분석이나 의사결정 나무 분석 시 100개의 변수가 있다고 할 때 회귀분석의 수식이나 의사결정 나무의 모양은 너무 복잡해서 결과를 이해하기가 너무 힘들뿐더러 해석을 하기 힘들다. 그러나 요인분석을 통해 축소된 데이터는 몇 개의 범주로 묶여 모델이 단순해지고 이해와 해석이 쉬워진다.

요인분석은 이론적 구조를 확인하고 이론적으로 개발된 구조의 정확성을 확인하는 데 사용되며, 측정도구를 개발하는 과정, 특히 태도, 믿음, 가치 그리고 견해 등과 같은 심리적인 변수들과 관련된 측정도구를 개발하는 과정에 사용된다. 따라서 측정도구는 통증, 불안과 같은 이론적 개념을 조작할 수 있게 한다. 요인분석은 희망을 측정하는 리커트 척도처럼 도구의 구성타당도를 설명하는데 사용된다.

6 예측 분석

1) 회귀분석

회귀분석(regression analysis)은 변수와 변수 사이의 관계를 알아보기 위한 통계적 분석방법으로 독립변수의 값에 의한 종속변수의 값을 예측할 때 사용된다. 어떤 변수가 다른 변수에 영향을 주고받는 경우 영향을 주는 변수를 독립변수(설명변수 : independence variable)라 하고, 영향을 받는 변수를 종속변수(반응변수 : dependent variable or response variable)라고 하며, 회귀분석에서는 이 두 변수 간의 관계식 즉 관계 정도에 관심을 가지게 된다. 이처럼 변수 간의 관련성을 수식을 통해 표현할 수 있다면 한 변수의 변화로부터 다른 변수의 변화를 예측(prediction)할 수 있다. 또한 어떤 변수가 다른 변수의 변화에 영향을 주고 있는가도 판단할 수 있게 된다.

따라서 회귀분석은 본질적으로 인과관계가 있는 두 변수 간의 함수식을 분석대상으로 하고, 다음의 두 가지 측면에서 이용된다.

첫째, 관측된 두 변수의 값을 기초로 두 변수 간의 함수관계가 성립하는지, 함수관계 성립 시 어떤 특징을 갖는 함수관계인지 이해하는데 이용된다.

둘째, 그 값이 알려진 독립변수를 기초로 종속변수의 값을 추정 또는 예측하는 데 이용된다.

회귀분석에서 종속변수의 기호는 Y이고 독립변수의 기호는 X이다. 회귀분석을 하기 전에 변수들 내에 존재하는 관계를 파악하기 위하여 산점도와 두 변수 간의 관계행렬을 조사한다. 회귀분석의 목적은 산점도에 측정값을 가장 잘 반영하는 회귀직선을 만드는 것이다. 회귀직선은 흔히 산점도에 겹쳐서 그린다. 다양한 형태의 자료를 분석하기 위하여 많은 종류의 회귀분석이 개발되어 왔다.

2) 선형 회귀분석

단순 선형 회귀분석(simple linear regression analysis)은 하나의 예측 변수가 하나의 결과 변수를 예측하는 통계분석 기법이다. 회귀분석의 핵심은 회귀계수(regression coefficinet)를 구하고, 이 회귀계수가 통계적으로 어느 정도 의미가 있는지를 파악하는 데 있다. 이 분석 기법의 기본 목적은 예측변수로부터 실제로 측정한 결과변수의 데이터에 가장 근접한 변수 Y 값을 추정하는 것이다. 주의할 점은 단순 회귀분석의 경우 제3의 통제 변수(control variable)가 없기 때문에, 예측변수와 결과변수 간의 인과성을 밝혀낼 수는 없다.

단순 회귀분석에서는 두 가지의 가정(assumption)이 있다. 먼저 각 독립변수 간에는 상관관계가 없어야 한다. 만일 상관관계가 존재하게 되면 각 독립변수의 회귀계수는 왜곡되어 의미를 상실할 가능성이 크다. 다음으로 독립변수와 종속변수 간에는 통계적으로 유의한 인과관계가 있어야 한다. 인과관계가 존재하지 않거나 존재하더라도 유의하지 못한 회귀식은 의미가 없다.

단순 회귀분석은 1차 방정식에 근거한 단순 회귀선으로 기본적인 작동원리를 이해할 수 있다. 즉, Yi=a+bXi+ei로 표현할 수 있다. 이 방정식에서 변수 Y에 대한 케이스 i의 실제 관찰값은 세 가지 요소로 구성된다. 첫째 요소인 a는 변수 Y의 절편 또는 Y의 회귀상수(regression constant)로서 변수 X가 0일 때 Y값을 나타낸다. 둘째 요소인 bXi는 변수 X가 변수 Y와 맺고 있는 관계를 수량화한 것이다. 여기서 b는 이 방정식의 기울기(slope)로서 회귀계수(regression coefficient)라고 하며, 변수 X의 값이 한 단위 변할 때 변하는 변수 Y의 값을 나타낸다. 마지막 요소인 ei는 케이스 i의 오차(error), 잔차(residual) 또는 추정오차(error in estimation)라고 하며, 변수 X와 Y 간 모델로 설명되지 않는 케이스 i의 Y값으로 정의할 수 있다. 도출한 회귀상수와 회귀계수는 변하지 않으므로, 변수 Y에 대한 각 케이스 i의 관찰값이 다양할수록, 결국 잔차는 다양할 수밖에 없다. 따라서 단순 회귀분석은 변수 X와 Y의 관계 속에서 잔차의 변화량을 최소화하는 회귀모델을 구함으로써 데이터에 가장 적합한 변수 Y값을 추정할 수 있는 최적의 선형 회귀선을 도출하는 것이 핵심이다.

3) 로지스틱 회귀분석

로지스틱 회귀분석(logistic regression analysis)은 독립변수의 선형 결합을 이용하여 사건의 발생 가능성을 예측하는데 사용되는 통계기법이다.

단순 선형 회귀분석의 예

뇌전증 소아청소년 환아와 가족의 삶의 질에 영향을 주는 요인에 관한 연구

이명은, 김가은, 이향운, 김의정(2019)는 뇌전증 소아청소년과 그 가족의 삶의 질을 향상시키기 위해 뇌전증 소아청소년과 가족의 삶의 질에 어떠한 요인이 영향을 미치는 지를 알아보고자 시행하였다. 연구대상자는 일 대학병원에서 뇌전증으로 진단받고 신경과, 소아청소년의학과 외래 통원 치료를 받는 만 6~17세까지의 환자 및 가족 63명을 대상으로, 뇌전증 소아청소년과 가족의 삶의 질과 변수들 간의 연관성을 확인하기 위하여 변수의 종류에 따른 독립 t 검정(t-test), 일원분산분석(one way analysis of variance), 상관분석(Pearson correlation analysis)을 시행하였다. 기초분석에서 연관성을 보인 변수로 단순선형회귀과 다중회귀분석을 시행하였다.

연구결과 부모의 스트레스가 클수록, 뇌전증 환아의 행동문제가 심할수록, 부모의 불안이 높을수록, 뇌전증 환아의 주의력 문제가 클수록 뇌전증 소아청소년과 그 가족의 삶의 질이 낮았다. 이 중 부모의 스트레스와 뇌전증 환아의 행동문제가 뇌전증 소아청소년과 그 가족의 삶의 질에 독립적으로 유의한 영향을 미치는 요인이었다. ICIS 총점과 연관성을 보이는 변인을 분석하고자 단순선형 회귀분석(univariate linear regression analysis)을 시행한 결과 뇌전증 환아의 CPRS(β = 0.363, p = 0.004, adjusted R2 = 0.118), 부모의 STAI(β = 0.377, p = 0.003, adjusted R2 = 0.128), 부모의 QRS(β = 0.564, p < 0.001, adjusted R2 = 0.307), 뇌전증 환아의 CBCL(total behavior problems score) (β = 0.503, p < 0.001, adjusted R2 = 0.241)이 ICIS 총점에 통계적으로 유의한 영향력을 보였다.

[표 22-10] The univariate linear regression analysis for significant predictors of the quality of life of epilepsy children and adolescent and family

	B	SE	β	t	*p*	VIF
CPRS	0.919	0.304	0.363	3.022	0.004	1.000
			Adjusted R^2 0.118			
STAI	0.227	0.073	0.377	3.130	0.003	1.000
			Adjusted R^2 0.128			
QRS	1.404	0.265	0.564	5.293	0.000	1.000
			Adjusted R^2 0.307			
CBCL-total behavior problems	0.649	0.144	0.503	4.509	0.000	1.000
			Adjusted R^2 0.241			

CBCL : The Child Behavior Checklist, CPRS : Conners Parent Rating Scale, QRS : Questionnaire on Resources and Stress, STAI : State-Trait Anxiety Inventory, SE : Standard errors, VIF : Variance inflation factor

본 결과를 토대로 동영상을 활용한 간호과정을 적용한 사전브리핑이 간호대학생의 임상수행능력과 비판적 사고성향 향상에 도움을 줄 수 있음을 확인하였으므로 사전브리핑의 방법 및 과정에 따른 효율성을 명확히 할 필요가 있으며 응급간호시뮬레이션 시나리오 뿐 만 아니라 다양한 시나리오의 사전브리핑 효과도 확인해볼 것을 제언하였다.

출처: 이명은, 김가은, 이향운, 김의정. (2019). 뇌전증 소아청소년 환아와 가족의 삶의 질에 영향을 주는 요인에 관한 연구. 생물정신의학, 26(2), 79-87.

로지스틱 회귀의 목적은 일반적인 회귀분석의 목표와 동일하게 종속변수와 독립변수 간의 관계를 구체적인 함수로 나타내어 향후 예측 모델에 사용하는 것이다. 이는 독립변수의 선형 결합으로 종속변수를 설명한다는 관점에서는 선형 회귀분석과 유사하다. 하지만 로지스틱 회귀는 선형 회귀분석과는 다르게 종속변수가 범주형 데이터를 대상으로 하며 입력 데이터가 주어졌을 때 해당 데이터의 결과가 특정 분류로 나뉘기 때문에 일종의 분류(classification) 기법으로도 볼 수 있다.

흔히 로지스틱 회귀는 종속변수가 이항형 문제(즉, 유효한 범주의 개수가 두개인 경우)를 지칭할 때 사용된다. 이외에, 두 개 이상의 범주를 가지는 문제가 대상인 경우엔 다항 로지스틱 회귀(multinomial logistic regression) 또는 분화 로지스틱 회귀(polytomous logistic regression)라고 하고 복수의 범주이면서 순서가 존재하면 서수 로지스틱 회귀(ordinal logistic regression) 라고 한다. 로지스틱 회귀분석은 의료, 통신, 데이터마이닝과 같은 다양한 분야에서 분류 및 예측을 위한 모델로서 폭넓게 사용되고 있다.

로지스틱 회귀분석의 예

간호사–간호사 및 간호사–의사 협력 정도와 의료 오류 발생 간의 관계

이영주, 황지인(2019)은 병원에 근무하는 간호사를 대상으로 간호사와 간호사 간 협력, 간호사와 의사 간의 협력 정도를 살펴보고, 간호사의 의료 오류 경험과의 관계를 분석하기 위해 횡단적 조사연구를 시행하여, 간호사–간호사 협력, 간호사–의사 협력 간의 상관관계는 피어슨 상관계수(Pearson's correlation coefficients), 의료 오류 발생과 간호사–간호사 협력, 간호사–의사 협력과의 관계는 다중 로지스틱 회귀분석을 실시하였다.

연구결과, 간호사–간호사 및 간호사–의사 협력과 의료 오류 발생과의 관계를 살펴보기 위하여, Table 4의 모형 1에서는 간호사–간호사 협력 및 간호사–의사 협력에 대한 총 점수를 포함하여 분석하였다. 그 결과, '간호사–의사 간 협력' 점수만이 유의하였다(Chi–square=79.45, p<.001). 즉 '간호사–의사 협력' 점수가 1단위 상승 시 오류 발생이 60% 감소하는 결과를 보였다(Odds Ratio (OR)=0.40, 95% Confidence Interval (CI)=0.18~0.89). 모형 2에서는 단변량 분석에서 유의하였던 간호사–간호사 협력 및 간호사–의사 협력 도구의 하위 영역 점수를 포함하여 분석하였다. 그 결과, '간호사–의사 간 협력 관계'의 하위 영역 점수만이 유의하게 나타났다(x2=82.62, p<.001). 즉 '간호사–의사 간 협력 관계' 점수가 1단위 상승 시 간호사들이 경험하는 오류가 57% 감소하였다(OR=0.43; 95% CI=0.21~0.87).

출처: 이영주, 황지인. (2019). 간호사–간호사 및 간호사–의사 협력 정도와 의료 오류 발생 간의 관계. Journal of Korean Academy of Nursing Administration, 25(2), 73–82.

[표 22-11] Results of Logistic Regression Analyses for the Occurrence of Medical Errors (*N*=264)

Variables	Model 1			Model 2		
	OR	95% CI	*p*	OR	95% CI	*p*
Age (year)	0.85	0.70~1.03	090	0.87	0.72~1.05	.153
Marital status (=yes)	1.74	0.58~5.22	.323	1.66	0.55~5.07	.371
Income per month (10,000 won)						
300~349	0.75	0.23~2.49	.643	0.85	0.26~2.79	.786
≥350	4.90	0.73~32.95	.102	5.17	0.76~34.94	.092
100~299 (reference)						

Clinical experience						
37~60 months	0.15**	0.05~0.51	.002	0.14**	0.04~0.50	.002
61~120 months	0.23*	0.06~0.92	.037	0.18*	0.04~0.76	.019
≥121 months	0.55	0.06~5.37	.606	0.42	0.04~4.28	.462
≤36 months (reference)						
al expe	1.00	0.99~1.01	.008	1.00	0.99~1.01	.904
Work unit						
Medical ward	0.47	0.20~1.14	.094	0.53	0.22~1.29	.160
Intensive care units	0.14***	0.05~0.39	<.001	0.16**	0.05~0.44	.001
Others	0.18**	0.05~0.63	.008	0.21*		.014
Surgical ward (reference)						
Job position (=manager)	0.32	0.04~2.62	.288	0.30	0.04~2.37	.252
Nurse–nurse collaboration	0.63	0.09~4.33	.642			.412
Communication				0.58	0.16~2.12	
Nurse–physician collaboration	0.40*	0.18~0.89	.025			.959
Sharing of patient information				1.03	0.38~2.79	
Nurse–physician relationship				0.43*	0.21~0.87	.018

*p<.05, **p<.01, ***p<.001; OR=Odds ratio; CI=Confidence interval.

4) 가변수(dummy variables)

회귀분석은 기본적으로 연속형 변수들 간의 선형 관계를 분석하기 위한 통계적 방법이나 실제로는 범주형 자료를 독립변수로 분석해 주어야 하는 경우도 적지 않다. 예를 들어, 40세 이상 성인의 수축기 혈압을 예측할 때 나이, 허리둘레, BMI와 같은 연속형 변수 뿐 아니라 성별(남/여), 흡연력(흡연/비흡연/과거흡연), 고혈압 가족력(유/무) 등과 같은 범주형 변수들도 영향요인이 될 수 있기 때문이다.

회귀모형에서 예측변수들(predictive values)은 다양한 형태를 가질 수 있지만 수량 응답값(numeric responses)이어야만 한다. 명목형 범주 변수들은 순서화되거나 순위가 할당될 수 없는 응답값을 갖는다. 범주형 응답을 이분형(0 또는 1) 변수로 변환시키는 가변수(dummy variables)를 만들 수 있다. 추가적으로 로지스틱 회귀모형(logistic regression model)을 적용할 때, 비율변수나 구간변수를 변수의 수준에 따른 비차비를 추정하기 위해 가변수로 변환시키는 것이 도움이 된다. 변수의 값이 0과 1의 값으로 입력된 변수이다. 다시 말해 가변수는 복수의 집단 중에서 특정 집단을 지칭하는 변수로서 1의 값을 갖는 집단을 지칭하는 변수이다. 남녀의 성을 여자=1, 남자=0으로 입력하는 것은 여성을 지칭하는 가변수의 예이다.

7 기타 고급 통계

1) 교란(confounding)과 효과수정(effect modification)

연구자들이 다변량 통계모형(multivariate stastical models)을 사용하는 이유 중 하나는 변수들 사이에서 일어날 수 있는 교호작용(interaction)을 조사하는 것이다 다변량 통계모형은 제3변수(a third variables)가 서로 다른 두 변수들 사이의 실제 관계를 감추거나 왜곡시키는 경우에 특히 유용하다. 교란(confounding)과 효과수정(effect modification)을 포함한 여러 종류의 제3변수 효과(a third variable effects)가 일어날 수 있다.

교란(confounder)은 노출변수와 결과변수 사이의 연관성을 실제보다 더 유의하게 또는 덜 유의하게 나타나게 만들 수 있다. 교호작용(interaction term)이라고 부르는 효과수정(effect modifier)은 다양한 노출들로부터 서로 다른 생물학적 응답을 경험한 사람들로 구분된 집단을 생물학적으로 나타내는 제3변수이다.

생물학적으로 다른 집단들에 대한 결과를 묶는 것은 의미가 있는 차이를 감출 수도 있다. 그러므로 효과보정이 일어날 때에는 연관성의 보정된 측도나 조측도를 보고하지 않아야 한다.

교란변수나 효과수정 변수가 되기 위해서는 제3변수가 예측변수와 결과변수 모두와 독립적으로 연관되어 있어야 한다는 두 가지 연관성이 확인되어야 한다. 노출과 결과 사이의 관계에 대한 조 비차비는 제3변수의 각 수준에 따른 분리된 연관성의 측도로 계산할 수 있다. 즉 남성과 여성에 대한 비차비를 분리해서 계산할 수 있다. 조 측정치와 층-특수 측정치(crude and stratum-specific measure)는 동일성 또는 교호작용에 대한 브레스로우-데이 검정(Breslow-Day test), -2 로그 우도 검정(-2 log likelihood test) 또는 다른 적절한 통계 검정을 이용하여 비교할 수 있다. 적절한 검정을 실행한 후 다음과 같이 해석할 수 있다.

① 조 비차비와 층-특수 비차비가 비슷한 값을 갖는다면, 교란이나 효과수정이 일어나지 않았다는 것이다. 그러므로 조 측정치를 보고한다.

② 층-특수 연관성의 측도가 서로 같지만 조 연관성의 측도와는 차이가 있다면, 제3변수

는 교란변수이다. 그러므로 보정된 측정치를 보고한다.

③ 층-특수 연관성의 측도가 서로 다르고 조 연관성의 측도와도 차이가 있다면, 제3변수는 효과수정 변수이다. 그러므로 층-특수 측정치를 보고한다.

2) 생존분석(survival analysis)

생존분석(survival analysis)은 어떠한 현상이 발생하기까지에 걸리는 시간에 대해 분석하는 것이다. 예를 들면, 생명체의 관찰시작부터 사망에 이르는 시간을 분석하는 것을 들 수 있다. 생존분석은 연구모집단에 속한 사람들이 연구시작 시점부터 사망 또는 다른 결과물과 같이 잘 정의된(well-defined) 사건까지 경험한 지속시간의 분포를 조사한다. 생존분석에는 다음과 같은 측도들을 이용한다.

① 생존시간의 중위수(median survival time)
② 집단 후 누적 생존(cumulative survival)
③ 누적 생존율을 보여주는 카플란 마이어표(Kaplan-Meier plots)

한 모집단에서의 생존시간이 다른 모집단에 비해 더 짧은가를 결정하기 위해 로그-순위 검정(log-rank test)을 사용할 수 있다. 두 모집단에서 (사망과 같은) 사건의 지속시간을 비교한 위험비(hazard ratio)를 추정하는 콕스의 비례위험 회귀분석(Cox proportional hazards regression) 또한 생존분석에서 사용될 수 있다.

3) 지리정보시스템/공간분석(Geographic Information System, GIS)

지리정보시스템(Geographic Information System, GIS)은 지리적 자료를 수집, 관리, 분석할 수 있는 정보시스템으로 방대한 지형공간 정보를 시스템에 데이터베이스화하여 다양한 목적에 따라 결과물을 생산, 활용할 수 있는 시스템이다.

지리정보시스템의 데이터베이스는 공간자료(spatial data)와 속성자료로 이루어져 있는데, 공간자료란 지형요소에 대한 유형, 위치, 크기, 다른 지형요소와의 공간적 위상관계 등을 말하며, 벡터자료(vector data)와 레스터자료(raster data)로 구분된다. 속성자료는 지형요소의 속성에 대한 자료로서 수학적 의미를 포함하는 정량적 자료와 지도명, 주기, 라벨 등 대상물 설명에 필요한 정성적 자료가 있다.

위성위치확인시스템(global positioning system, GPS) 좌표나 지리적 자료가 수집된다면, 공간 소프트웨어 프로그램(spatial software program)이 지리적 부분에 대한 분석을 수행하는데 유용할 것이다. 이러한 지리적 자료를 지리정보시스템(GIS)에 통합시킬 수 있으며, 지리정보시스템은 다음과 같은 공간 분석에 대하여 사용할 수 있다.

① 모란계수(Moran's coefficient)나 기어리 계수(Geary's coefficient)와 같은 통계량을 이용한 공간 질병 집락(spatial disease cluster)의 확인
② 사회적 또는 물리적 환경과 질병 사이의 연관성에 대한 결정
③ 위치 사이의 거리에 대한 추정
④ 건강 서비스의 접근과 관련이 있는 지리적 요인의 확인

제6편

결과 보고

제23장

논문 체계: 논문 구조

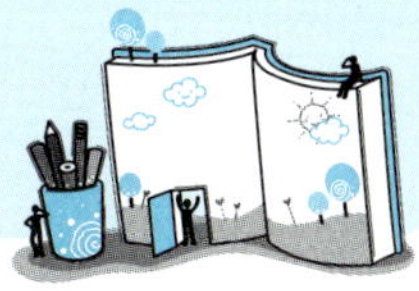

연구결과의 발표는 연구자가 연구의 전 과정에서 다룬 연구내용과 활동들, 그리고 그 결과들을 전달할 목적으로 쓴 글로서, 논문이나 보고서 형태로 작성되어 학술대회 발표 또는 전문학술지 게재를 통해 의료소비자를 비롯한 임상실무자, 교육자 및 보건정책개발자들에게 전달한다. 즉, 연구결과의 발표를 통해 학문적 지식체를 발전시키고, 결과의 활용을 통해 보건의료 분야의 실무적 향상과 정책 개발에 기여할 수 있다. 또한 연구자 스스로는 학자로서 인정받을 수 있는 기회와 함께 연구의 평가를 통한 후속 연구에 대한 문제를 파악할 수 있다. 이 장에서는 논문에 포함할 내용 및 형식에 대해 논의하고자 한다.

1 초록(abstract)

초록은 본문을 읽지 않고도 논문의 근간이 되는 내용을 정확하게 이해할 수 있도록 짜여진 요약문이다. 제목 다음으로 많이 읽히는 부분으로, 일반 독자가 연구의 내용을 파악하는데 기본이 되는 부분이며, 편집장이 심사자를 선택하는데 참고로 하는 부분이기도 하다. 짧고, 이해하기 쉬워야 하고, 정보를 제공할 수 있어야 하며, 흥미로워야 한다.

연구자들이 논문에 대한 주제를 정하거나 논문의 최신 경향을 알아보고자 확인하는 데이터베이스와 검색엔진이 초록을 기준으로 점검한다. 따라서 초록에 정확하고 함축적인 연구의 내용이 담길 수 있도록 하는 것은 매우 중요한 과정이다.

초록은 국문과 영문의 2가지 형태로 작성되는데 분량은 단어수로 산정하여 100, 150, 200, 250단어 이내로 기술하도록 요구하는 경우가 대부분이며, 공백 포함한 글자 수로 제한하는 경우도 있다. 초록의 분량 제한도 분명 지켜야 되는 규정이지만, 여타 규정에 비해 그 구속력이 약하기 때문에 일부 초과하는 부분에 있어서는 대부분 수용하는 편이다. 그러나 터무니없이 규정 단어 이상 초과한다면 내용이 짧고 간결해야 하는 초록의 특성에 부합하지 않기 때문에 주의하도록 한다.

초록의 유형은 Structured abstract(정형초록)과 Unstructured abstract(비정형초록)으로 구분한다. 단락이나 소제목의 지정 없이 내용만 나열하는 UA에 비하여 SA은 내용을 구조적으로 구분하여 Subheading을 표시하도록 한 것으로 영문 논문에서는 Purpose(Background, Objective, Aim) – Methods(Materials and methods, Patients and methods, Design) – Results(Main Outcome, Outcome) – Conclusions 등 4단 구성이 가장 일반적이며 4단 구성 외에 단락 구성과 제목을 별도로 지정하여 작성해야 되는 경우도 있다.

초록은 보충설명 없이도 그 대의가 전달되도록 고안되어야 하고 표, 그림, 인용 문구 등이 있어서는 안 된다.

논문 초록의 하단에는 논문 내용의 중심이 되는 중심어 또는 주요어(keywords)를 3–5개 가량으로 선정하여 제시한다. 주요어의 제시는 국문과 영문의 형태로 이루어지며, 최근에는 많은 저널들이 MeSH(www.ncbi.nlm.nih.gov/mesh/MBrowser.html)에 등재된 용어의 선정을 원칙으로 하고 있다.

[표 23-1] 초록의 구성 및 내용

① Purpose(연구의 목적)

이 연구를 수행하는 목적을 제시해야 한다. 초록의 이 부분은 연구배경이라 불리며 쉽게 써야 한다. 연구주제를 선택한 목적에 대해서 기술하는데, 우선 연구목적을 기술하고 그 다음에 논문의 목적에 대해서 기술한다.

② Methods(연구재료와 방법)

연구설계, 연구대상, 측정한 사항 등 목적을 실현하기 위해서 사용한 가장 중요한 방법이나 그 방법의 요약을 기술한다. 연구에서 사용한 모든 방법이나 상세한 방법에 대해서는 본문에서 다루고, 여기서는 그 요점만을 적는다.

③ Results(연구결과의 요약)

연구의 주요 발견을 강조한다. 얻어진 데이터를 간결하게 기술한다. 데이터에 대한 상세한 설명은 본문에서 다루고, 여기서는 요점만을 적는다.

④ Conclusions(결론)

데이터를 논리적으로 분석해서 얻어진 결론을 간결하게 기술한다.

[표 23-2] 초록 작성 시 유의사항

① 추상적인 표현은 피하고 중요하다고 생각되는 수치 등을 분명히 표시한다.
② 공간을 많이 차지하지 않도록 하기 위해 꼭 필요한 경우 외에는 현재/과거완료형 시제의 사용은 피하는 것이 좋다.
③ (1),(2),(3)...등으로 번호를 붙이거나 줄을 바꾸어 쓰는 방법은 많은 지면을 차지하므로 사용하지 않는다.
④ 독자에게 전달하고 싶은 것이 많이 있더라도 한두 가지만 언급한다.
⑤ 'Abstract' 그 자체가 완결된 문서가 되어야 한다. 일반적으로 자주 쓰이는 약어를 제외하고는 설명이 필요한 약어 사용은 피한다. 또한 상식적인 약어 외에 사용한 것에 대해서는 반드시 그 정의를 'Abstract' 내에 달아 준다.
⑥ 일반적으로 'Abstract'에 문헌 인용은 피하는 것이 좋다. 단, 반드시 필요할 경우에는 본문에서 같은 논문을 인용하고 있더라도 생략하지 않은 형태로 인용해야 한다.

[표 23-3] 초록 작성 예시

Purpose: This study aimed to identify the effects of utilizing Smartphone Application Peer Support (SAPS) on health behavior and body mass in dex (BMI) among overweight or obese breast cancer survivors (BCS).

Methods: A nonequivalent control group with a non-synchronized design was utilized and 36 participants (experimental group 14, control group 22) were recruited from August 2017 to September 2018. Participants were 40~65 years old, overweight or obese, had completed primary cancer treatment within the 12 months prior to the study, and had not done regular exercise during the last 6 months. The 3-month SAPS consisted of exercise and diet education (once p/2 weeks), peer support (once p/week), and self-monitoring using smartphone applications (5 times p/week). All participants underwent assessments at baseline, right after SAPS, and at 3 months after SAPS. Data were analyzed using repeated measures ANOVA.

Results: At the completion of SAPS significant differences were found between groups in motivation for exercise (t=-3.24, p=.005), physical activity (t=-4.15, p〈.001), total calorie intake (t=3.42, p=.002), calories from fat (t=-3.01, p=.005), intake of vegetables (t=-2.83, p=.008), and BMI (t=5.21, p〈.001). Significant differences in BMI (t=4.13, p〈.001) remained up to 3 months after SAPS completion. No significant differences was shown between groups in self-efficacy for exercise, either immediately after or 3 months after SAPS.

Conclusions: The SAPS has the potential to improve motivation for exercise, health behavior, and BMI of BCS. However, special efforts are required to encourage participants to complete the intervention and maintain long-term effects for future trials.

Key words: Peer Group; Smartphone; Breast Neoplasms; Health Behavior; Body Mass Index

출처: 박가은, 이해정, 김현열. (2019). 스마트폰 앱을 활용한 동료지지가 유방암 생존자의 건강행위와 체질량지수에 미치는 효과. Journal of Korean Academy of Nursing, 49(5), 550-561.

2 서론 및 문헌고찰

논문의 서론(introduction)은 연구의 전체적인 방향을 제시함으로써 독자의 관심을 유발하는 부분이다. 연구에 관해 함축적으로 어필하기 위해 연구자는 연구주제를 대표하는 문제 현황 또는 인용구를 활용하기도 하고 연구문제의 필요성과 목적, 관련된 문헌고찰, 연구틀, 연구 질문 혹은 가정과 같은 내용을 포함할 수 있다. 학위논문의 경우 문헌고찰과 연구틀을 별도의 절로 구성할 수도 있다. 연구자는 보고할 연구자료나 결론을 서론에 포함시키지 말고, 반드시 이전의 관련된 연구만 언급해야 한다.

[표 23-4] 서론의 필수요소

① **연구주제(research question)의 배경**
연구의 전반적인 주제를 몇 마디 언급하면서 서론을 시작한다.

② **관련 분야에 관한 이전의 연구**
연구를 시작하기 전에 광범위하게 문헌을 찾아보았더라도 투고 원고를 쓸 때는 새롭게 다시 찾아볼 필요가 있다. 연구를 시작하기 전에 문헌을 고찰하지 않았다면 다른 어떤 사람이나 많은 사람들이 이미 연구하였던 주제라는 사실을 뒤늦게 알게 될 수도 있다. 적어도 10년 전까지의 문헌을 찾아보고, 관련된 논문을 초록만이 아니라 처음부터 끝까지 다 읽어보아야 한다.

③ **이전 연구의 문제점**
선학들의 연구를 서술한 후, 왜 이 연구를 하게 되었는지를 설명해야 하므로 이전의 연구에서 무엇이 잘못되었는지를 지적해야 한다.

④ **그 문제점을 해결한 방법**
과거의 연구를 어떻게 개선시켰다는 것을 기술하면서 서론을 끝맺어야 한다. 이 부분이 자신의 연구설계, 표본, 측정방법의 혁신성을 강조하는 기회이다. 서론은 전체 연구를 개괄하는 한 문장으로 끝내는 것이 좋다.

1) 연구의 필요성과 목적

연구의 필요성에서는 연구를 시도하게 된 이론적 경험적 근거와 함께 본 연구와 관련된 주제들이 어떻게 연구되어 왔고, 연구자가 시도하려는 연구가 이전 연구들과 어떤 차별성을 갖는지 등을 기술함으로써 연구의 목적과 필요성을 명확하게 보여준다.

2) 연구문제/연구 내용

양적 연구에서는 연구문제를 행동적 용어로 구체화하여 진술하기를 요구하기 때문에 연구의 목적을 의문문으로 고쳐서 질문한 후에 그에 대한 답을 찾는 것을 연구의 문제로 한다. 만약 가설이 유도되었다면 관심 있는 변수가 무엇이며, 변수들간의 관계가 연구를 통하여 어떤 결과를 나타낼지 기대하는 결과를 언급하여야 한다. 또한 연구자는 문헌고찰이나 연구방법 장에 가설에서 사용한 개념을 좀 더 정확히 이론적 정의와 조작적 정의로 제시함으로써 연구에서 사용한 개념에 대하여 독자가 명확히 이해하도록 돕는다.

3) 문헌고찰 및 연구틀

문헌고찰은 시행하려는 연구와 관련된 지식수준 및 이론적 실무적 연구결과들을 요약하여 제시하고 이를 통해 본 연구에서 제시한 연구문제가 왜 필요한가를 명확히 설명해야 한다.

좋은 문헌고찰의 조건은 연구자가 기존의 근거들과 매우 친숙해야 한다는 것이며, 문헌고찰을 통해 핵심적으로 다루어야 할 내용은 다음과 같다.

① 연구주제에 대해 이미 선행된 논문들과 결과는 무엇인가?

노인 암환자의 건강정보 이해능력을 반영한 항암화학요법 자기관리 프로그램 개발 및 평가

환자 스스로가 자신의 질병 상태를 효과적으로 관리하고 적절한 의사 결정을 내리기 위해서는 건강정보 이해능력이 필요한데, 이는 질병관련 지식과 자가간호 이행을 결정짓는 매우 중요한 요소이다[8]. 하지만 건강정보 이해능력은 노인이 일반 성인보다 낮았으며[5], 건강정보 이해능력이 낮은 암 환자는 정신적 디스트레스에 보다 취약하고, 신체적 활동이나 삶의 질이 저하되는 것으로 나타났다[9]. 따라서 노인 암환자의 자기관리 교육에는 자가간호 이행과 건강정보 이해능력을 강화할 수 있는 전략들을 고려할 필요가 있다. 지금까지 노인 암환자의 신체적 기능을 고려한 국외 연구는 있었다[10]. 노인 암환자의 건강정보 이해능력을 반영한 중재 연구는 거의 없으며, 더구나 항암화학요법을 받는 암환자를 대상으로 한 자기관리 프로그램을 적용한 국내외 연구는 찾을 수 없었다. **(선행연구 결과)**

이에 본 연구에서는 Fransen 등[8]의 원인경로 모델을 이론적 기틀로 하여 노인 암환자의 건강정보 이해능력을 반영한 프로그램을 개발하고 그 효과를 규명하고자 한다. **(논문에서 진행하고자 하는 바를 기술)**

출처: 김윤선, 태영숙, 정귀임. (2019). 노인 암환자의 건강정보 이해능력을 반영한 항암화학요법 자기관리 프로그램 개발 및 평가. Journal of Korean Academy of Nursing, 49(4), 472–485.

② 선행논문들의 단점은 무엇인가 또는 선행논문에서 검증되지 않은 내용들은 무엇이고 따라서 본 논문에서 무엇을 검증하려 하는가?

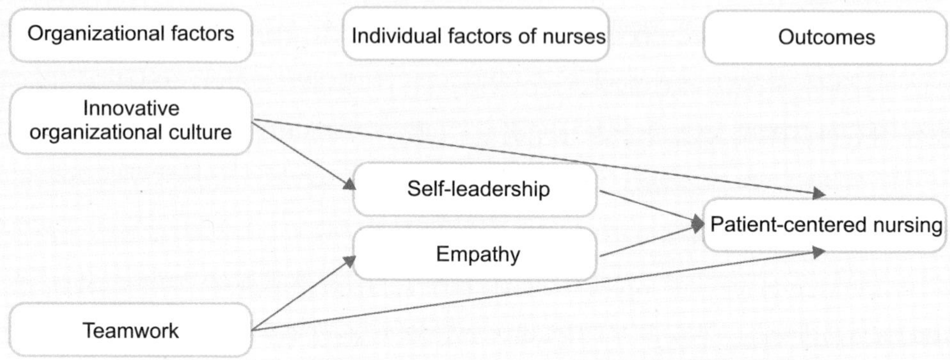

[Figure 1] Conceptual framework.

출처: 정현, 박명화. (2019). 상급종합병원 간호사의 환자중심간호 예측모형. Journal of Korean Academy of Nursing, 49(2), 191–202.

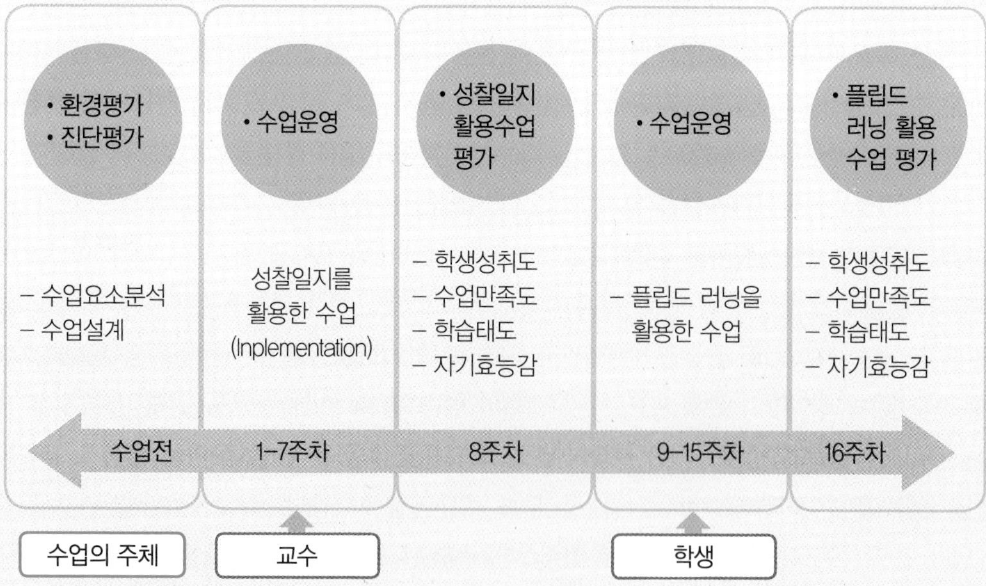

[그림 1] 연구의 Framework

출처: 김현. (2017). 보건교육 수업에서 플립드 러닝을 적용한 사례 연구: 성찰일지를 적용한 수업과의 비교. 교육문화연구, 23(5), 135–148.

전문학술지 논문의 문헌고찰은 간결해야 하고 10~15개 정도의 문헌으로 제한한다. 학위논문의 경우 연구문제에 대한 학생의 지식수준을 보여주기 위해 연구방법 및 연구주제에 관해 광범위한 문헌고찰을 포함한다.

연구자는 연구틀에서 주요 개념을 정의하고 개념 간의 관계도 서술하여야 한다. 연구목적, 연구질문 그리고 가정 간의 명확한 관계를 제공하기 위해 연구자는 개발된 이론적 모형을 활용하기도 하고 개념지도 혹은 모델을 개발할 수도 있다.

4) 연구가설

연구가설이란 연구결과로서 예측되는 변수에 대한 주장이다. 연구문제가 변수들간에 어떠한 연관성을 가지고 있는지를 나타내는 질문의 형태를 가진 문장이라면 연구가설은 이 의문에 대한 예상되는 해답으로, 변수의 연관성을 시험적이고 통계적 검증이 가능한 구체적인 형태의 문장으로 기술한다. 따라서 질적 연구에서는 가설이 없다.

때로 가설은 이론적 체계에서 나오기도 한다. 연구자들은 이론에서 가설을 유추해내고 이 가설을 실제로 검증한다. 이론의 타당성은 가설의 검증을 통해 평가된다.

연구가설1. 사회적 지지(가족 지원, 동료 지원)가 강할수록 장애 노인의 우울 정도는 낮아질 것이다.

연구가설2. 장애 노인의 우울 정도가 낮을수록 삶의 질(여가활동, 생활지원서비스, 치료서비스)이 향상될 것이다.

출처: 김미애, 박희준, 서창교. (2017). 고령화 사회에서 장애 노인의 삶의 질에 영향을 미치는 요인.

3 연구방법

연구방법에는 연구 수행에 대해 간결하고 명확한 정보를 제공하여야 한다. 연구설계, 연구대상자, 연구도구, 자료수집 방법, 자료분석 방법을 기술한다. 학위논문이나 연구비 수혜에 대한 보고서일 경우 연구방법에 대해 더욱 상세히 써야 한다. 그러나 저널 출판을 할 때는 연구방법 부분은 대개 압축하여 쓴다. 이미 연구를 마친 상태에서 결과를 기술하는 것이므로 논문에서는 연구방법론이 과거형으로 서술되어져야 한다.

1) 연구설계

연구자는 연구설계 기술 시 우선 실험설계인지 혹은 비실험설계인지를 밝혀야 한다. 또한 실험연구 설계를 이용하였을 경우는 비실험연구 설계보다 변수 및 대상자군, 처치 등에 대해 상세히 기술하고, 복잡한 연구설계를 사용할 경우 연구설계를 표나 그림을 이용하여 제시하기도 한다. 그 밖의 연구설계에서는 외생변수를 포함하여 실험상황을 어떻게 통제하였는지 언급해야 한다.

연구설계

본 연구는 임상실습 전 동료멘토링 학습을 적용한 OSCE 프로그램이 간호학생의 핵심기본간호술에 대한 수행자신감 및 비판적 사고성향에 미치는 효과를 파악하기 위한 비동등성 대조군 전후 실험설계(nonequivalent control group pretest-posttest design)의 유사 실험연구이다.

[표 23-5] Study Design

Variables	PretestI	Treatment	PosttestI	Pretest2	Treatment	Posttest2
Cont.	CI	XI	C2			
Exp.				EI	X2	E2

Cont.=Control group; Exp.=Experimental group;
CI=Characteristics of Participants and self—confidence on core basic nursing skills and critical thinking disposition; XI= OSCE program; E2=self—confidence on core basic nursing skills and critical thinking disposition; EI=Characteristics of Participants and self—confidence on core basic nursing skills and critical thinking disposition; X2= peer mentoring learning—based OSCE program; E2=self—confidence on core

출처: 윤매옥, 주연숙. (2017). 임상실습 전 동료멘토링 학습을 적용한 OSCE 프로그램이 간호학생의 핵심기본간호술 수행자신감과 비판적 사고성향에 미치는 효과. 디지털융복합연구, 15(7), 285-295.

2) 연구대상자 및 자료수집

대상자는 모집단의 특성을 먼저 언급한 후 대상자 선정기준, 대상자 특성과 대상자 크기를 결정한 근거를 제시한다. 조사연구 설계인 경우 연구의 타당성이 일반화 가능성에 달려있고, 연구결과의 일반화는 모집단을 표본이 얼마나 대표하는가 하는 대표성에 관련된 것이므로 모집단에서 연구대상자를 추출한 방법을 상세히 설명해야 한다. 연구대상자가 여러 그룹(실험군과 대조군, 비교군 등)으로 나뉠 경우 각 그룹의 표본 할당 방법과 표본의 크기를 설명해야 한다. 또한 대상자의 중도 탈락이 있을 경우 최종 대상자 수를 제시하고 탈락 이유 및 탈락률에 대해서도 논의해야 한다.

자료수집 방법에 대해서는 대상자로부터 자료를 얻은 절차에 대하여 설명한다. 연구가 이루어진 기간 및 연구 지역/기관의 특성에 대해 기술하고, 연구대상자의 권리 보호와 연구동의서 작성과정을 간단하게 기술한다. 연구대상자의 특성을 자료수집 장이나 연구결과 장에

연구대상

본 연구대상자는 부산광역시 소재 해동병원과 한빛내과의원 인공신장실에서 만성신부전을 진단받고 정기적으로 주 2회 이상 혈액투석 치료를 받고 있는 환자를 편의 추출하였다. 대상자의 선정기준은 1) 만 18세 이상으로 만성신부전 진단 후, 영구적 혹은 일시적 혈관통로를 통해 혈액투석을 3개월 이상 시행하고 있는 자, 2) 정신과 질환치료에 대한 병력이 없고, 설문지 내용을 이해할 수 있는 자이다. 제외기준은 3개월 이내의 투석 환자이다. 3개월 이내의 기간은 질병에 적응이 되지 않은 상태로 신체적, 정신적으로 민감한 시기라고 보고[16]하였기 때문에 제외하였다.

표본 수는 G*Power 3.1.9.2 프로그램을 이용하여 위계적 회귀분석에 필요한 최소 표본 수를 산출하였으며, 선행연구[3,9,18]를 토대로 6개 예측변수(성별, 동반질환, 직업유무, 혈액투석 기간, 증상경험, 회복탄력성)를 선정하였고, 유의수준 .05, 중간 효과크기 .15, 검정력 .80으로 하였다. 위계적 회귀분석에 필요한 최소 표본 수는 98명으로 탈락률을 고려한 106명을 연구대상자로 선정하였다. 그 중 응답이 불성실한 1부를 제외하고 105부를 통계분석에 사용하였다.

출처: 조연희, 이윤미. (2019). 혈액투석 환자의 증상경험과 삶의 질 관계에서 회복탄력성의 조절 및 매개효과. Korean Journal of Adult Nursing, 31(1), 68–77.

연구 진행 및 자료수집 방법

실험군은 8주간의 대사증후군 관리교육을 포함한 수중운동 프로그램을 참여하였으며, 참여 전후에 G보건진료소에서 대사증후군 관련 요소 자료와 스트레스에 관한 측정을 하였다. 대조군은 G보건진료소를 방문하여 대사증후군 관련 요소와 스트레스를 측정한 후 8주 후에 재측정을 하였다. 대조군의 경우 첫 회 측정할 때와 8주째에 측정할 때 파스를 선물하였으며 윤리적 측면에서 대조군을 위해 재측정이 끝난 직후에 대사증후군 관련 교육 자료를 배포하고 1시간가량 대사증후군 관리방법에 관한 교육을 하였다. 실험군도 수중운동을 시행하는 동안 첫 주, 4주째, 8주째에 파스를 선물하였다.

출처: 김지영, 김종임. (2018). 수중운동 프로그램이 성인여성의 대사증후군 위험요소와 스트레스에 미치는 효과. 근관절건강학회지, 25(2), 75–83.

표로 제시하기도 한다. 실험연구인 경우에는 실험절차를 설명하고, 외생변수를 포함한 실험상황을 어떻게 통제하였는지, 실험 처치 제공 시 일관성 유지를 위한 연구자의 노력 등을 언급해야 한다.

3) 연구도구/측정방법

연구방법에서 가장 중요한 부분은 측정도구에 관한 서술인데, 측정도구에 대한 기술은 가급적 구체적이어야 한다. 예를 들어 간단히 '연구문제에 관한 질문지를 대상자에게 배부하였다'라고 쓰는 것은 좋지 않다. 질문 문항수가 얼마이며, 개방형 질문인지, 폐쇄형 질문인지, 질문을 어떻게 구성하였는가 등을 자세히 설명하는 것이 바람직하다. 사용한 도구를 선택한 근거와 함께 개발 당시와 본 연구에서의 도구의 신뢰도와 타당도를 제시한다. 아무리 좋은 결과가 도출되었다고 하더라도 신뢰할 수 없는 도구를 사용하거나 일관성 없는 측정방법을 적용했다면 연구로서의 가치를 인정받을 수 없다. 만약 도구의 문항 수나 내용 등을 변형한 경우 반드시 선행연구를 통해 타당성을 확보하여야 하며, 도구 수정을 위한 예비조사나 수정 작업 과정, 점수 척도, 수정한 도구의 신뢰도, 도구를 해석하는 방법 등을 밝혀야 한다.

연구도구 승인 지침

원도구	Open access journal에 수록	저자에게 연락하여 사용 승인 요청 (국외 open access journal에서 각 논문의 저작권자는 저자임) (국내 open access journal의 경우에는 저자에게 저작권자 확인이 필요함. 학회지가 저작권을 가지는 경우가 종종 있음)
	Subscription journal에 수록	학술지 copyright center에 먼저 연락하여 사용 승인 요청 (저자에게도 연락하는 것이 안전함)
	미출판 학위논문에 수록	저작권자(저자)에게 연락하여 사용 승인 요청 • 학위논문은 peer review를 거치지 않은 것이므로 가능한 사용 지양
	원도구가 학술지와 논문에 수록안됨	저작권자(저자)에게 연락하여 사용 승인 요청
번안 도구		원저자에게 먼저 연락하여 한국어판 도구의 사용에 대해 문의함 (번안자가 원저자에게 받은 승인이 번안 연구에만 해당될 수 있으므로 원저자와 연락하는 것이 안전함).

번안 도구	번안자의 승인은 필수이며 번안자의 도구가 게재된 저널의 출간 종류(open access vs. subscription journal)에 따라 위의 원도구 승인 지침의 과정을 따라 사용 승인 요청
수정된 도구	위의 번안 도구와 동일하게 적용 • 수정한 저자가 자신의 연구안을 위해 도구 수정 후 철저한 타당도 검증을 하지 않은 수정 도구라면 가능한 사용 지양

- 모든 도구는 개발/번안/수정된 후 타당도와 신뢰도가 평가된 도구(도구개발연구를 통해)를 사용해야 함
- 개인의 연구(도구개발연구 아닌)를 위해 도구를 개발, 번안, 수정하고 타당도 검증이 이루어지지 않은 경우 해당 도구의 사용은 지양함
- 연구자는 연구의 계획 단계에서 위의 지침에 따라 도구 사용승인을 구해야 함. 또한 논문의 본문에 사용한 도구에 대해 원도구/번안도구/수정도구 저자를 반드시 인용해야 함
- 연구도구와 관련된 윤리적, 법적 문제의 모든 책임은 저자에게 있으며 이에 동의하는 경우에만 본 학회지에 투고할 수 있음

출처: 한국간호과학회 도구 사용 승인 지침

최근에는 연구도구 사용에 있어 타당도와 신뢰도가 검증된 도구의 사용과 함께 원도구 개발자에게 사전 도구사용 승인을 받은 후 연구를 진행하도록 하고 있다. 이에 따라 학회 차원에서 도구 승인에 대한 지침을 제시하거나 논문 작성 시 도구사용 승인 및 도구의 신뢰도와 타당도에 관한 부분을 구체적으로 명시하도록 하고 있다.

자료수집 방법에서는 측정도구를 가지고 대상자로부터 자료를 얻은 절차에 대하여 설명한다. 실험연구인 경우에는 실험절차를 설명하고, 면접을 하였을 경우에는 면접시간, 장소, 방법에 대하여 보고서에 써야 한다. 관찰을 하였을 때에는 관찰법을 설명하고, 질문지를 배부한 경우에는 배부 및 회수 방법에 대해 보고해야 한다. 자료를 수집하는 동안 예기치 못한 일이 발생했을 때는 그 일이 연구결과에 미치는 영향에 대해서도 보고해야 한다.

연구도구

돌봄난이도

본 연구에서 생존자를 돌보는 가족이 인식하는 돌봄난이도는 Oberst 등[21]이 개발한 Oberst Caregiving Burden Scale(OCBS) 도구를 저자에게 사용 승인 받은 후 다음과 같은 절차를 거쳐 사용하였다. 우선 Waltz 등[22]이 제시한 이중 번역 방법을 적용하여 한국어와 영어 사용이 가능한 간호대학 교수와 영문학 박사가 원도구의 문항을 영어에서 한국어로 번역하였다. 그 이후 간호

학을 전공한 한국어와 영어 사용이 능통한 전문가 1인이 다시 영어로 역번역하였으며, 원 도구와 역번역한 영어문항을 한국어와 영어 사용에 능통한 간호학 박사 1명에게 대조하도록 하여 문항의 의미 차이가 있는지 검토하였다. 이후 문항 간 의미 차이가 없도록 수정한 후 최종 문항은 연구자들 간의 논의를 통해 한국어 문항이 확정되었다. 이렇게 확정된 한국어 문항의 내용타당도 검증을 위해 경상대학교병원 뇌졸중 집중치료실 수간호사 1명과 5년 이상 경력간호사 3명, 뇌졸중 환자의 남녀 배우자 각 2명, 도구 개발 경험이 있는 간호학과 교수 2명에게 번역된 도구의 목적과 취지를 설명한 후 '매우 타당하다'(4점)부터 '매우 타당하지 않다'(1점)로 구성된 Likert 4점 척도로 측정하였다. 내용타당도지수(Content Validity Index, CVI)는 15문항 모두에서 .80 이상이었다. 구성타당도 검증을 위해 뇌졸중 생존자를 돌보고 있는 가족들 110명을 대상으로 문항분석을 수행하였으며, 개별항목과 척도 사이에 산출된 상관관계 계수가 .3 이상인 값을 선택하여 15문항 모두 채택되었다. 본 도구에서 돌봄난이도는 생존자에게 개인 간호 제공, 이동 지원, 증상 관찰, 감정 및 행동 관리 등과 같은 활동을 수행하는 데 걸리는 '시간'과 생존자를 돌보는 가족이 느낀 '어려움'을 각각 측정하는 도구이다. 돌봄난이도의 '시간'을 측정하는 항목은 '없음'(1점)에서 '2주에 10번 이상'(5점)의 Likert 5점 척도로 구성되어 있고, '어려움'을 측정하는 항목은 '어렵지 않다'(1점)에서 '매우 어렵다'(5점)의 Likert 5점 척도로 표현하도록 구성되어 있으며 총점이 높을수록 '시간' 혹은 '어려움' 측면에서 돌봄난이도가 높은 것을 의미한다. Bakas 등[23]의 연구에서 Cronbach's α는 .84~.94였으며 본 연구에서 Cronbach's α는 .85~.87이었다.

출처: 이지연, 장희경. (2018). 급성기 뇌졸중 생존자를 돌보는 가족의 자가 관리 영향요인. Korean Journal of Adult Nursing, 30(6), 669–680.

4) 자료분석 방법

양적 연구에서는 자료분석 방법에 주로 통계분석 방법과 자료를 처리하기 위해 사용한 컴

자료분석

수집된 자료는 SPSS/WIN 23.0 프로그램을 이용하여 분석하였다. 대상자의 일반적 특성, 의도적 간호순회 수행 정도와 간호순회인식, 셀프리더십, 간호조직문화 정도는 기술통계를 이용하였다. 의도적 간호순회 수행군과 미수행군의 근무 시간대별 일반적 특성의 차이는 independent t-test, x2 test를 이용하였고, 근무 시간대별 간호순회인식, 셀프리더십 및 간호조직 문화의 차이는 independent t-test를 이용하여 분석하였다. 의도적 간호순회 수행에 영향을 미치는 요인을 파악하기 위해서 단변량 분석에서 통계적으로 유의한 변수를 투입하여 이분형 로지스틱 회귀분석(binary logistic regression analysis)을 시행하였다.

출처: 한재선, 김윤희. (2019). 상급종합병원 간호사의 의도적 간호순회 수행 영향요인. Journal of Korean Academy of Nursing Administration, 25(5), 437–447.

퓨터 프로그램에 대하여 기술한다. 자료의 분석 방법의 선택은 연구목적, 연구자가 연구하고자 하는 변수의 수, 종류에 따라 달라진다. 일반적으로 연구보고서에는 연구자가 자료의 처리와 분석에 이용한 컴퓨터 프로그램을 보고하고 분석도구는 사용한 통계도구의 이름을 쓰면 된다.

4 연구결과 및 고찰

1) 연구결과

연구 성과물을 제시하는 첫 단계인 연구결과에서는 통계분석 과정을 통한 데이터를 제시한다. 연구결과의 기술은 연구가설이나 연구목적 순으로 정리하는 것이 바람직하며, 만일 서술통계와 추론통계를 함께 사용하였다면 대개 서술통계 결과를 먼저 제시한다. 연구결과를 보고할 때 그 결과가 가설을 지지하거나 지지하지 못하였더라도 가능한 한 정확하고 완전하게 제시하여야 하며, 추후 논의 과정을 통해 기대한 결과와 다른 이유에 대해 추가적인 논의와 후속 연구의 방향성을 제시할 수 있다.

대체로 분석 결과의 제시는 이해를 돕기 위해 표나 그림으로 제시하는 것이 좋다. 정확하고 일목요연한 표나 그림의 제시는 불필요하고 장황한 설명을 피하게 하고, 중요한 연구결과를 연구 소비자에게 알기 쉽게 부각시킬 수 있어 결과적으로 경제적이다.

연구자는 연구결과 기술 시 과거형으로 기술하되 연구자료가 가설을 '증명하였다', '입증하였다', '확증하였다', '논증하였다'라고 보고하여서는 안 된다. 연구가설이 '지지되었다', '받아들여졌다', '기각되었다' 등의 문구로 보고하여야 한다. 통계 수치는 표기 단위를 통일하고 통계 수준에 따라 통계값, 자유도, 유의수준 등의 제시가 필요하다. 타겟 저널을 염두에 두고 연구결과를 쓸 경우에는 출판된 논문의 구조와 형식을 참조하여 쓰는 것이 도움이 될 것이다.

2) 고찰/논의

연구결과의 제시만으로는 산출된 결과가 유의미한 것인지 여부를 판단할 수 없다. 연구자는 선행연구에서 얻어진 결과를 가지고 기존의 지식체들과 비교 분석을 통해 연구의 실제적인 의미를 부여하고 연구의 가치를 재해석하는 단계를 거치게 된다.

만약 선행연구와 같은 연구결과를 나타낸 경우에는 결과가 같음을 제시하며 연구자의 해석이 정당함을 제시할 수 있고, 반대로 선행연구와 상반되는 결과를 나타내었다면 상반된 결과에 관한 연구자의 해석을 제시하고 그 해석의 의의에 관해 논의할 필요가 있다.

하나의 연구를 통해 결정적인 발견을 찾아내는 것이 아니기 때문에 결론을 서술할 때 일시적인 혹은 확실치 않을 때 사용하는 표현을 사용한다.

5 결론 및 제언

결론은 연구의 요약, 결과 해석 및 시사점, 연구의 제한점, 그리고 활용방안 제언 및 후속연구를 위한 제언을 언급할 수 있다. 연구자는 본 연구가 지식, 이론, 실무에서 어떤 의의가 있는지 논의한다. 즉, 구체적으로 어떤 학문적 발전에 기여하고, 실무 영역에 적용될 수 있는지 기술한다.

연구자는 비록 독자가 이 연구의 취약점을 충분히 알고 있다고 생각되더라도, 연구자 스스로가 이 연구의 제한점 및 문제점을 제언 부분에서 제시하여야 한다. 표본수의 부족이 연구결과에 미치는 영향, 연구설계의 문제점, 도구의 취약점 등을 연구자만큼 잘 아는 사람은 없으며, 연구의 문제점과 제한점을 연구 소비자에게 알리는 것은 연구자로서의 책임과 의무이다. 이렇게 연구의 제한점을 씀으로써 연구자가 연구의 제한점을 충분히 알고 있으며, 연구를 해석할 때 이 문제점을 충분히 고려하여 해석하였음을 연구 소비자에게 알릴 수도 있다. 이 연구결과를 바탕으로 앞으로의 연구방향 및 연구의 문제점을 극복하는 방법을 제시하여 연구 수행의 가치를 보여주고, 지속적인 연구가 진행될 수 있는 방향성을 제시한다.

연구의 제한점은 결론 및 제언에 제시하기도 하지만 연구자의 기술 특성에 따라서는 서론이나 논의에서 함께 기술되기도 한다.

6 참고문헌

연구논문에서 인용이란 자신의 이론 전개에 따른 연구자의 이론 또는 문헌을 끌어들여 자신의 논리를 정당화하는 것이다. 즉, 타인의 논문 및 저서 중의 문장 일부를 그대로 또는 그 내용을 다르게 표현하여 자신의 논문 속에 삽입하여 자신의 논리를 뒷받침하는 것이라고 할 수 있다.

최근 출판윤리의 문제가 부각되면서 많은 학자들이 표절 문제로 거론되고 있다. 타인의 자료를 인용한 경우에는 본문에 명확하게 인용 표시를 하고 참고문헌 부분에서 정확한 서지사항을 기술하는 것이 중요하다. 참고문헌은 보고서 전체 진술들의 타당성을 증명해주는 역할을 할 뿐 아니라 논문 전체의 수준을 평가하는 중요한 척도가 되므로 논문 출판의 전 과정에 걸쳐 상세하게 점검해야 할 부분이다.

참고문헌 제시에서 기술 내용을 재인용한 경우에는 재인용한 출처를 기입해 주어야 한다. 직접인용의 경우에는 반드시 쪽 번호까지 기입해야 하고, 간접인용의 경우도 쪽 번호를 기입하는 것이 바람직하나 생략도 가능하다.

일반적인 학위논문 참고문헌의 기재 순서는 국한문을 먼저 기재하고, 다음에 외국문헌을 수록한다. 국한문의 경우 이름의 '가나다' 순으로 하고, 해외 문헌은 last name(姓) 및 이름의 알파벳 순으로 한다. 참고문헌 작성 시 본문에 참조한 문헌은 반드시 모두 수록해야 하며, 참고문헌은 가급적 원저를 직접 참조하는 것이 원칙이다.

저널의 경우 저널에서 규정한 참고문헌 표기 원칙을 따른다.

1) 대표적인 참고문헌 스타일

(1) Citation–Sequence Style(Vancouver, NLM Style)

의학이나 생명공학 분야에서 많이 사용하는 스타일이다. 본문에서 인용 순으로 번호를 붙이고 참고문헌 목록의 번호를 일치시켜 참조하도록 하는 방법이다.

① 장점

㉠ 본문에 번호만 있으므로 독자가 본문을 읽는데 방해하지 않는다.

㉡ 참고문헌 리스트를 만들고, 본문에 표시하는 것이 간단하다.

② 단점

㉠ 본문 상에 번호만 있으므로 참고문헌 리스트를 보기 전에는 참고문헌에 대한 정보를 전혀 알 수 없다.

㉡ 본문의 내용이 바뀌는 경우 참고문헌의 수정이 복잡하다.

㉢ 저자의 문헌리스트를 활용하기 어렵다.

(2) Name-Year Style(APA, Chicago, Harvard Style)

주로 사회과학 분야와 공학, 식물학, 지구과학 등의 분야에서 사용한다. 논문의 끝부분에 저자의 알파벳순으로 참고문헌 목록을 정리하고 본문에서는 참고문헌의 저자와 연도를 기입한다.

① 장점

㉠ 본문 내용의 순서가 바뀌어도 참고문헌 리스트의 수정은 필요없다.

㉡ 본문을 읽으면서 참고문헌의 저자명과 연도를 알 수 있어 편리하다.

㉢ 참고문헌이 저자순으로 되어있어 동일 저자의 참고문헌을 한 번에 볼 수 있다.

② 단점

㉠ 본문에 표시하는 것이 복잡하다. 동일저자의 여러 논문, 저자가 없는 논문 등의 변수가 많다.

㉡ 참고문헌이 여러 개의 경우, 본문의 내용이 끊겨 독자들이 논문을 읽는 것을 방해한다.

(3) Citation-Name Style

논문의 끝부분에 저자의 알파벳순으로 참고문헌 목록을 정리하고 본문에서는 그 참고문헌의 번호를 기입한다.

보건의료분야에서 많이 사용되는 NLM style은 기본적으로 Vancouver style을 기본으로 더 확장시킨 것으로 대부분의 의학 학술지 특히 개방잡지인 경우 이것을 따라가고 있다. 이 방법의 특징은 Vancouver style을 따라 기술하면서 매우 자세하게 우리가 고려할 수 있는 모든 종류의 참고문헌을 인쇄물 이외에 전자물이나 웹 자료 등을 모두 고려하여 작성하여 어떠한 경우도 여기에 따라 기술할 수 있다는 점이다. 특히 최근 PubMedCentral의 등장으로 참고문헌 방식이 NLM style에 맞는 것이 작업하기에 편하여 더욱 더 많이 사용하고 있다. 비록 Endnote 같은 참고문헌 관리 프로그램이 있다고 하지만 NLM style을 적용하면 특별히 프로그램을 이용하지 않고 작성을 편리하게 할 수 있다.

최근에는 온라인 검색이 활성화되어 참고문헌 서지사항 마지막에 DOI(Digital Object Identifier)를 기재하고 있는데 주요 온라인 저널은 저작권 정보를 함께 포함하고 있으므로 http://www.crossref.org에서 DOI번호로 문헌을 검색할 수 있다.

• **저널**

[Vronesi U, Maisonncuve P, Decensi A]. [Tamoxifen: an ending star]. [J Natl Cancer Inst].
└ Authors └ Article Title └ Journal Title
[2007 Feb 21];[99][(4)]:[258–60].
└ Date of Publication └ Volume └ Issue └ Location (Pagination)

• **단행본**

[Belitz HD, Grosch W, Schieberle P]. [Food chemistry]. [3rd rev. ed]. [Burghagen MM, translator].
└ Authors └ Title └ Edition └ Secondary Author
[Berlin]: [Springer]; [2004]. [1070p].
└ Place of Publication └ Publisher └ Date of Publication └ Pagination

• **학술대회 자료**

[Belitz HD, Grosch W, Schieberle P]. [Food chemistry]. [3rd rev. ed]. [Burghagen MM, translator].
└ Authors └ Title └ Edition └ Secondary Author
[Berlin]: [Springer]; [2004]. [1070p].
└ Place of Publication └ Publisher └ Date of Publication └ Pagination

• **보고서**

[Sontag ED] [(Department of Mathematics, Rutgers University, New Brunswick, NJ)].
└ Authors └ Author Affiliation (Performing Organization)
[Control of nonlinear systems]. [Final report 15 Mar 2004–31 Jan 2005]. [Washington]:
└ Title └ Edition └ Place of Publication
[Army Medical Department (US)]: [2004]. [5p]. [Report No.:AFRLSRARTR050271].
└ Publisher └ Date of Publication └ Total Number of Pages └ Report Number
[Contract No.: FA95500410172].
└ Contract Number

• **학위논문**

[Overlock JA]. [The relationship between balance and fundamental motor skills in children five to nine years of age] [(master's thesis)]. [(Corvallis (OR))]: [Oregon State University]; [2004]. [111p].
└ Authors └ Title └ Book Type └ Place of Publication └ Publisher └ Date └ Total Number of Pages

• **인터넷 자료**

[Hooper JF]. [Psychiatry & the Law: Forensic Psychiatric Resource Page] [(Internet)].
└ Authors └ Title └ Type of Medium
[Tuscaloosa (AL)]: [University of Alabama, Department of Psychiatry and Neurology]; [1999 Jan 1]
└ Place of Publication └ Publisher └ Date of Publication
[(updated 2006 Jul 8]; [cuted 2007 Feb 23.)] [Available from: http://bama.ua.edu/~jhooper/].
└ Date of Cilation └ Date of Update Revision └ Availability

[그림 23-1] The NLM Style Guide for Authors, Editors, and Publishers. 2nd ed.

출처: http://www.nlm.nih.gov/citingmedicine

7 부 록

부록은 본문 내용이나 저자의 필요성에 따라 작성할 수 있다.

학위논문에서는 연구방법상의 세밀한 기법(예: 설문조사서, 실험관찰기법 등), 부수적 또는 중간 산물에 해당하는 성격, 또는 개별자료(raw data) 등을 수록할 수 있다.

몇몇 저널들은 결론과 참고문헌 목록 사이에 정보나열의 형태를 부록으로 삽입하기도 한다. 이러한 부록의 형태는 다음의 내용을 포함할 수 있다:

① 저자의 소속과 연락 정보 (제목 쪽에 표시되지 않은 경우)

② 논문에 대한 각 저자의 기여도

③ 연구에 도움을 주었지만 저자 기준을 충족하지 못한 사람들에 대한 감사

④ (연구참여자가 제출한 사전 동의서와 프로젝트를 검토한 위원회의 명칭과 장소에 대한 공표와 같은) 연구의 윤리적 특면에 대한 정보

⑤ 모든 자금 출처에 대한 목록

⑥ 가능한 이해의 충돌에 대한 고지(개인의 재정적 이해의 충돌과 재정적 관심을 갖는 조직에 고용되는 것과 관련한 잠재적 갈등 모두)

8 표와 그림

표와 그림은 본문의 내용을 한 눈에 보여줄 수 있도록 정리한 내용으로 통계적 자료나 과정의 진행 등을 도식화 하여 표현하고자 할 때 활용할 수 있다.

표(tables)는 본문 안에 한 문장이나 두 문장으로 쉽게 기록할 수 없는 통계 결과들을 정리하고 표현하는데 사용한다. 표는 본문에 내용이 없을 때에도 독립적으로 해석하고 이해할 수 있을 만큼 충분한 정보를 제공하여야 한다. 표의 번호와 제목은 상단에 기입해야 하며, 표의 자료는 필자 본인이 작성한 것이 아니면 그 출처를 도표의 하단에 밝혀야 한다. 표의 출처 표시, 표 전체에 대한 특이할 만한 사항 및 표의 일부분에 대한 각주는 이 순서에 따라 표 바로 밑에 기입해야 한다.

표와 그림

"영적 간호 임파워먼트 프로그램에 참여한 실험군은 참여하지 않은 대조군보다 내적 측면(자아존중감, 실존적 안녕감)의 임파워먼트가 증가할 것이다." 가설 검정 결과, 자아 존중감(t=8.23, p<.001)과 실존적 안녕감(t=6.84, p<.001) 모두 지지되어 내적 측면의 임파워먼트가 증가한다는 가설은 지지되었다(Table 4).

영적 간호 임파워먼트 프로그램에 참여한 실험군은 자아 존중감이 실험 전 30.20±3.12점에서 실험 후 33.78±2.73점으로 3.59±2.22점이 증가하였고 통계적으로 유의한 반면, 대조군은 실험 전 29.44±3.84점에서 실험 후 29.69±3.38점으로 0.26±1.23점으로 차이가 크지 않았다. 실존적 안녕감은 실험군이 실험 전 36.41±3.09점에서 실험 후 39.66±3.79점으로 3.24±3.11점이 통계적으로 유의하게 증가한 반면, 대조군은 실험 전 37.08±4.25점에서 실험 후 36.53±3.68점으로 0.54±1.54점이었다.

[표 23-6] Differences in Dependent Variables between Experimental an Control Groups (N=80)

Variables		Groups	Pre-test Mean±SD	Post-test Mean±SD	Difference Mean±SD	t	P
Intrapersonal component	Self-esteem	Exp. (n=41)	30.20±3.12	33.78±2.73	3.59±2.22	8.23	<.001
		Cont. (n=39)	29.44±3.84	29.69±3.38	0.26±1.23		
	Existential well-being	Exp. (n=41)	36.41±3.09	39.66±3.79	3.24±3.11	6.84	<.001
		Cont. (n=39)	37.08±4.25	36.53±3.68	0.54±1.54		
Interactional component	Empathy	Exp. (n=41)	63.78±4.95	105.07±17.82	106.08±14.12	-0.41	<.001
		Cont. (n=39)	62.92±6.14	5.33±0.42	5.24±0.41	-0.83	
Behavioral component	Spiritual care competence	Exp. (n=41)	79.10±10.36	105.05±4.49	25.95±9.24	16.25	<.001
		Cont. (n=39)	80.56±7.51	81.23±6.68	0.67±3.08		

Exp.=experimental group; Cont.=control group.

SD=Standard Deviation

출처: 김진, 차남현. (2019). 영적 간호임파워먼트 프로그램이 간호대학생의 심리적 임파워먼트에 미치는 효과. 동서간호학연구지, 25(2), 117-127.

그래프(graph)나 그림(figures)은 결과를 전달할 때 자료에 대한 시각적 표현이 단어를 이용하는 것보다 더 효과적일 경우 사용된다. 그래프는 독자들이 본문의 관련 내용을 읽지 않고도 해석할 수 있도록 제목, 그림, 부호의 설명(legend) 또는 핵심(key)에 대한 충분한 정보를 제공하여야 하고 동일 계열 그림(chart, graph)의 눈금은 통일시킨다. 또한 저자들에 의해 제공된 고해상도의 사진, 지도, 흐름도와 영상들이 그림으로 사용될 수 있는데, 사진은 통상적으로 사전 승인 없이 사용해서는 안 된다.

표와 그림에 대한 언급은 해당 본문에 반드시 있어야 하며, 위치는 그 언급이 있었던 직후가 바람직하다.

9 점검표 작성

논문이 완성되면 투고를 준비하기 위한 마지막 점검이 필요하다. 다음은 성공적인 논문 작성을 위한 가이드이다.

[표 23-7] 성공적인 논문 게재를 위한 원고의 구성

절	내용
제목	내용을 잘 드러내면서 눈에 띄는 제목
초록	핵심어를 활용하여 한 눈에 연구 전체를 파악할 수 있도록 한다.
키워드	논문의 내용을 잘 드러내야 한다.
서론	연구의 배경지식을 충분히 담아야 한다. 연구의 목적을 정확히 표현해야 한다.
연구방법	연구설계를 확인한다. 연구의 대상 및 연구에 필요한 표본 산출 과정을 기술한다. 윤리적 고려사항(IRB 승인, 사전 동의서 획득 등)에 대하여 기술한다. 핵심 노출과 결과 및 기타 변수들을 정의한다. 자료수집 방법을 설명한다. 분석에 사용된 통계 방법들을 기술한다.
연구결과	서론에서 제시한 연구 질문에 응답 의의가 있는 결과들을 보고한다.
논의 / 고찰	핵심 연구결과와 연구목적(가설)과의 연관성을 요약한다. 선행연구 결과와의 비교 및 연구결과의 해석을 통해 연구의 의미에 대해 논의한다. 연구의 일반화에 대하여 논의한다.
결론 및 제언	연구의 제한점에 대하여 논의하고 후속 연구에 대한 방향을 제시한다.
참고문헌	인용한 모든 자료를 나열한다.
부록	저널에서 요청 시 저자 각각의 기여 내용, 모든 지원 내역을 밝힌다. 잠재적 이해의 충돌을 밝힌다.
각주	필요한 부가 정보를 담아야 한다.
표, 그림, 그래프	완전하고 함축적이며 명확해야 한다.

다수의 점검표들이 다양한 연구 형태에 대한 보고서에 포함될 내용들에 대하여 발전되어 왔다. 가장 널리 사용되는 점검표들의 예시는 다음과 같다.

[표 23-8] 일반적인 보고 가이드라인

연구방법	점검표	
체계적 문헌고찰	PRISMA	(개입의 평가에 대한) 체계적 문헌고찰과 메타-분석에 대하여 선호하는 보고 항목들
메타-분석	PRISMA	
	MOOSE	역학에서 관찰 연구에 대한 메타-분석
단면적 연구	STROBE-cross-sectional	역학에서 관찰 연구들의 보고를 강화한다
환자-대조군 연구	STROBE-case-control	
코호트 연구	STROBE-cohort	
실험 연구	CONSORT	(무작위화 통제 시험에 대한) 시험을 보고하는 표준들을 통합한다
	TREND	비무작위화 설계를 갖는 평가의 보고서를 명료하게 한다
질적 연구	COREQ	질적 연구를 보고하기 위한 범주들을 통합한다

[표 23-9] 무작위 임상시험을 보고할 때 포함해야 할 CONSORT 2010 점검표*

대주제/소주제	항목 번호	점검항목	관련 페이지
제목과 초록			
	1a	제목에 무작위 임상시험임을 밝힘	
	1b	시험설계, 방법, 결과, 결론을 구조적으로 요약(구체적인 지침을 위해, 초록을 위한 CONSORT 참고 [21,31])	
서론			
배경과 목적	2a	과학적 배경과 근거에 대한 설명	
	2b	구체적 목적 또는 가설	

방법			
시험설계	3a	배정비율을 포함한 시험설계 서술(예: 평행설계, 요인설계)	
	3b	시험 개시 이후의 방법의 중대한 변화를 원인과 함께 기술(예: 적격기준)	
참가자	4a	참가자의 적격기준	
	4b	자료가 수집된 조건과 장소	
개입	5	각 군에 대한 개입에 대한 재현이 가능하도록 세부사항을 기술, 언제 그리고 어떻게 개입이 실제적으로 시행되었는지를 포함	
결과	6a	미리 지정되고 완전히 정의된 일차결과와 이차결과, 어떻게 그리고 언제 평가되는지를 포함	
	6b	시험이 개시된 후의 시험 결과의 변경을 원인과 함께 기술	
대상수	7a	어떻게 대상수가 결정되었는지	
	7b	필요하다면, 중간평가나 중단기준에 대한 설명	
무작위배정	8a	무작위배정서열을 생성하기 위해 쓴 방법	
서열 생성	8b	무작위배정방법의 종류 제한사항을 구체적으로 기술(예를 들어 블록 여부와 블록 크기)	
은폐방법	9	무작위배정서열을 시행하기 위해 쓴 방법(예를 들어 연속적으로 숫자가 기입된 봉투), 개입에 배정되기까지 서열을 은폐하기 위해 시도한 조치를 기술함	
시행	10	무작위배정서열을 생성하는 주체, 참가자를 등록하는 주체, 그리고 참가자를 개입에 배정하는 주체	
눈가림	11a	만약 눈가림이 행해졌다면, 개입에 배정 후 누구에게 눈가림이 유지되었으며 (예: 참가자, 의료 관계자, 결과 분석자) 그리고 어떻게	
	11b	필요하다면, 개입의 유사성을 기술	
통계적 방법	12a	일차 결과와 이차 결과를 위해 군들을 비교하기 위한 통계적 방법	
	12b	하위군 분석, 보정 분석과 같이 추가적 분석을 위한 방법	
연구결과			
참가 흐름도 (그림을 그릴 것을 강하게 권고)	13a	각 군당, 무작위배정된 참가자 수, 의도한 치료를 받은 참가자 수, 일차 결과를 위해 분석된 참가자 수	
	13b	각 군당, 무작위배정 후 탈락과 제외를 원인과 함께 기술	
모집	14a	모집기간과 추적관찰 기간의 시작날짜와 종료 날짜	
	14b	시험이 종료되거나 중단된 이유	
시작시점 자료	15	각 군의 시작시점에서의 인구학적, 임상적 특성을 보여주는 표	
분석된 수	16	각 군당, 각 분석에 포함된 참가자 수를 기술하고 처음 배정된 군에 따라 분석되었는지 여부를 기술	
결과와 추정	17a	각 일차 결과와 이차 결과에 대해, 군당 연구결과와 추정된 유효크기와 정밀도(예를 들어 95% 신뢰구간)를 기술	

	17b	이분형 결과변수의 경우, 절대적인 유효크기와 상대적인 유효크기를 표현할 것을 권고	
부차적 분석	18	하위군 분석과 보정 분석을 포함한 추가적 분석에 대한 연구결과를 기술하고 사전에 미리 지정된 분석인지 탐색적 분석인지 구분할 것	
위해	19	군별로 모든 중대한 위해나 의도치 않은 부작용을 기술(구체적인 지침을 위해, 위해를 위한 CONSORT 참고 [28])	
고찰			
한계	20	시험의 한계, 잠재적인 바이어스나, 비정밀도, 필요하다면 다중분석의 문제	
일반화	21	시험의 발견이 일반화 가능한지(외적 타당성, 응용가능성)	
해석	22	결과와 일치하고, 편익과 위해가 균형을 유지하며, 관련 있는 다른 증거들을 고려하고 있는 해석인지	
다른 정보			
등록	23	등록번호와 시험등록명	
연구계획서	24	필요하다면, 어디서 연구계획서 전문을 확인할 수 있는지	
연구비	25	연구비의 출처와 다른 지원(예를 들어 약제의 조달) 및 재정지원자의 역할	

CONSORT, Consolidated Standards of Reporting Trials.

*모든 항목들의 중요한 설명을 위해 CONSORT 2010 상세 설명 및 기술 [13]을 이 CONSORT와 함께 읽기를 권고합니다. 필요하다면, 집단 무작위 임상시험 [11], 비열등성과 동등성 임상시험 [12], 비약물 치료 [32], 약초 개입 [33], 실용주의적 임상시험 [34]을 위한 CONSORT 확장을 읽기를 권고합니다. 추가적인 확장도 곧 마련될 예정입니다. 이러한 문서와 점검목록과 관련된 최신 참고문헌은 http://www.consort-statement.org를 참고하십시오.

출처: Korean translation of the CONSORT 2010 Statement: updated guidelines for reporting parallel group randomized trials, http://e-epih.org/upload/media/epih-36-e2014029-supplementary.pdf

제24장

논문 작성 전략

1 논문 작성 과정

연구자가 최종 보고서 작성을 준비하는 시점에 연구의 대부분은 완성되어야 한다. 간혹 연구는 종료되었으나 논문으로 작성되는 시점을 미루거나 연구보고서의 작성은 시작하였으나 연구결과가 만족할만한 성과를 보이지 못해 결과 기술을 계속 수정하는 등의 상황이 발생하면 완성된 논문의 작성 형태가 매끄럽지 못하거나 어떤 경우는 완성하지 못할 수도 있다.

모든 연구가 예상된 결과를 나타내는 것이 아니며, 연구자 또한 한 번에 글쓰기를 완성하는 것은 쉬운 일이 아니므로 논문 작성의 시작부터 진행의 전 과정에 걸쳐 연구자는 지속적으로 관심과 긴장을 늦추지 말고 본 작업이 끝까지 마무리될 수 있도록 해야 한다.

Karthryn(2015)은 논문의 작성 과정 동안 논문 작성자의 생산성 수준 변동을 그림으로 설명하였다. 각 단계의 지속시간은 논문 작성자와 논문들에 따라 차이가 있을 것이다. 연구자들은 논문 작성 과정 중 피로감을 느끼거나 소진을 경험하기도 하고 급기야 프로젝트를 중단할 수도 있으므로 논문 완성을 위한 장애를 최소화하고 지속적인 동기부여 방법을 찾아야만 한다.

연구 데이터가 생산되었다고 하더라도 논문을 쓰지 않는다면 연구자는 기술자 수준에만 머무를 것이다. 무엇보다 연구자는 연구시점과 연구보고서의 작성 시점이 멀어질수록 연구 자체 및 연구결과의 가치가 평가 절하될 수 있다는 점과 논문을 씀으로써 성장할 수 있음을 잊어서는 안 된다.

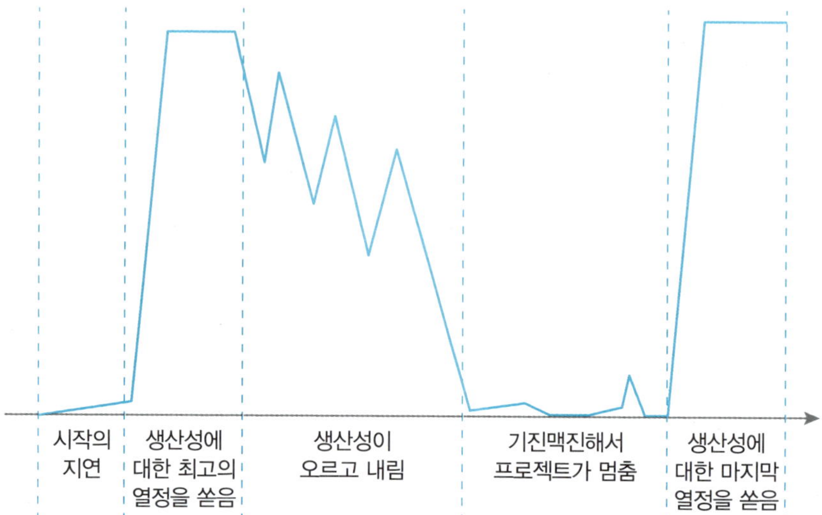

[그림 24-1] 논문 작성 과정 동안에 생산성의 전형적인 변동

출처: Karthryn H. Jacobsen 지음, 강형곤 옮김(2015). 보건의료 연구방법론. 군자출판사

2 논문의 글쓰기

논문을 처음 작성하는 연구자라면 무엇부터 시작해야 할지 막막함을 느낄 수 있다. 과학 분야 논문들은 표준화된 개요를 따른다. 따라서 보건연구 역시 주어진 개요에 따라 논문을 작성해나가면 충분히 만족스러운 연구 성과를 거둘 수 있을 것이다.

연구자의 의도를 다른 사람들에게 정확하게 전달하려면 논문의 구성을 장과 절로 적절히 나누어 조직적, 체계적으로 작성할 필요가 있다. 연구자는 자기가 계획하고 있는 연구의 내용이나 성격, 연구결과를 발표하려는 저널의 추세에 따라 이미 알려져 있는 여러 가지 보고서 체제를 검토하여 나름의 연구보고서를 미리 구성하여야 한다.

일반적으로 논문의 글쓰기를 위해 연구자는 논문의 큰 구조–초록, 서론, 연구방법, 연구결과, 논의, 결론, 감사의 글, 참고문헌–에 머리말을 붙이고 해당 내용들의 공백을 채우기 시작해야 한다. 원고의 내용을 순서대로만 추가할 필요는 없다. 과학 논문의 많은 저자들은 연구방법을 먼저 작성하는 것이 논문의 글쓰기를 쉽게 한다고 말한다. 그리고 결과를 작성하고 서론과 고찰을 작성한 후 마지막으로 참고문헌 점검과 초록을 작성한다. 그러나 순서가 정해진 것은 아니므로 연구자는 자신의 논문 구성에 따라 순서를 정하면 된다.

충분히 시간을 들여 작성된 논문일지라도 항상 수정의 여지는 있다. 특히 초고는 이러한 의미에서 수정의 필요성이 큰 것이다. 논문을 수정할 때에는 일단 어느 정도의 시간 여유를 두거나 다른 사람의 견해를 청취함으로써 자신의 논문에 대해 좀 더 객관적인 입장이 되도록 하는 것이 중요하다. 초고의 수정 시에는 논문의 체제, 문법·어휘나 서술의 적합성, 적용된 이론의 적합성, 접근방법의 적합성 등을 유의하여 검토하여야 하며, 이에 따라 불필요한 부분의 정리와 부족한 부분의 보충이 이루어지도록 한다.

학위논문의 경우 지도교수와의 접촉은 논문의 글쓰기에 가장 중요한 과정이라 할 수 있다. 이러한 기회를 잘 활용하는 것이 좋은 논문을 효율적으로 쓰는 데에 필수적이라 할 수 있다. 연구자 외에 논문의 전체 내용과 방법, 결과에 대해 가장 잘 이해하고 있는 지도교수의 지도는 연구자의 논문 취지와 당면한 문제를 가장 잘 이해하고 해결할 수 있는 실마리를 제공해주는 역할을 한다.

만약 학위논문처럼 논문 작성의 완료에 대한 일정이 확정되어 있는 경우, 각 장의 작성과 점검에 대한 시간 계획(time table)을 활용하는 것도 도움이 된다. 서론에 너무 많은 시간을 투자하거나 논의의 기술이 늘어지면 전체적인 일정에 차질이 생길 수 있다. 연구자는 특정 내용에서 진행이 멈추거나 적합한 아이디어가 떠오르지 않을 경우 시간 계획을 감안하여 순서의 진행을 조절함으로써 전체 일정을 맞출 수 있을 것이다.

3 논문의 구성과 형식

논문은 어떤 주제에 관하여 자신의 견해를 밝혀서 이를 체계적으로 정리한 글이며, 학술적인 연구성과를 발표하는 결과물이다. 따라서 방법과 형태 모두 학술적이어야 한다.

논문의 주제가 아무리 독창적이고 훌륭한 자료들을 모아서 짜임새 있게 내용이 구성되었다고 하더라도 이를 문장으로 잘 표현하지 못하면 논문으로서의 가치를 인정받지 못하게 된다. 따라서 논문의 서술도 논문의 내용이나 구성에 못지않게 중요하다.

논문 작성에서 기본적인 내용면에서의 구성 이외에 각 장과 절의 구성 비율이 적절하게 조화되도록 전체적인 분량을 조절하는 것도 논문 체계상 중요한 요소이다. 만약 서론이나 결론 부분이 본론보다 더 많은 분량을 차지하는 경우, 이는 핵심 내용이 빈약한 논문으로 비춰질 것이다. 따라서 논문의 착수단계에서 완성단계에 이르기까지 외형적 구성 비율에 대한 검토를 해야 한다.

논문에서의 표현은 가급적이면 읽기 쉽고 간결하게 쓰여져야 한다. 특히 맞춤법과 띄어쓰기도 정확해야 하며, 외국어의 표기나 한자를 사용하는 경우 정확성에 특히 유의해야 한다.

1) 문장의 정확성

논문의 문장은 무엇보다도 정확하여야 한다. 논문은 문학이나 수필이 아니므로 애매하고 모호한 것, 이야기를 중간에서 생략하거나, 문장의 내용이 제안적일 뿐이어서 독자의 상상과 판단에 맡기는 식의 표현은 연구보고서의 문장 스타일로는 적합하지 않다. 예를 들어 질이나 양 또는 빈도를 나타낼 때 "많은", "자주", "좋은" 등과 같은 말의 의미는 보는 사람의 관점에 따라서 다를 수가 있다. 따라서 이렇게 사람에 따라 다르게 해석될 수 있는 용어는 애매한 말로서, 보고서에는 가능한 한 사용하지 않아야 한다.

문장의 정확성을 위해서는 먼저 논리가 정연해야 하며 문장의 표현과 단어 및 술어의 선택이 적절하여야 한다. 통상 문장의 정확성에 가장 큰 지장을 주는 것은 논리가 정연하지 못한 경우가 대부분이다. 가장 경계하여야 할 것은 특정한 문제에 대한 저자의 이해가 충분치 않은 상태를 문장을 통해서 잘 이해하고 있는 것처럼 표현하거나 저자의 이해가 불충분한 것을 감추기 위해서 모호한 문장을 사용하는 것이다. 따라서 연구자는 확실한 이해와 충분한 지식을 기반으로 한 정확한 표현을 해야 한다.

2) 문장의 간결성

논문의 문장은 간결하여야 한다. 간결한 문장은 논문을 읽기 쉽게 하므로 그만큼 효율적이다. 간결한 표현을 하는 데에도 내용에 대한 필자의 이해가 중요한 요인이다. 연구자는 필요없는 부연이나 중첩, 또는 유사어의 반복을 피하고 전달하고자 하는 내용의 요점만 간결하게 표현해야 한다. 여기에서 말하는 간결한 문장은 문장의 무미건조성을 의미하지는 않는다. 가능하다면 간결체 문장을 씀으로써 이 요건을 충족시킬 수 있을 것이다.

3) 문장의 객관성

논문의 문장은 그 서술이 객관적이어야 한다. 사실과 증거가 보고내용을 뒷받침하여야 하고 연구자의 단순한 의견이나, 또는 주관적인 생각이나 자료가 바탕이 되어서는 안 된다. 예컨대 "나는 원인은 그렇고 결과는 이렇다고 믿는다."식의 주관적인 표현은 피하는 것이 좋다.

연구자의 의견이 개진될 때는 연구과정에서 얻은 데이터가 증거로서 제시되어야 하고, 독자가 다른 자료에서 참고할 수 있도록 그러한 의견의 근거가 밝혀져야 한다. 또한 연구자는 편견이나 감정, 또는 선입감에 사로잡혀서는 안 된다.

4) 문장의 일관성

문장은 하나의 중심화제에 집중하도록 일관성을 가져야 한다. 한 문장 속에서 여러 가지 화제를 잡다하게 늘어놓거나 하나의 화제를 여러 개의 문장으로 지나치게 나누는 것 모두 연구의 결과를 산만하게 하는 문제를 초래한다.

또한 논문 전체를 통해 문체와 용어의 일관성을 잃지 않도록 해야 한다. 일단 어떤 특성이나 현상을 나타내는 특정한 용어를 쓰기로 하였으면, 보고서 전체에서 일관되게 그 용어를 사용하기 위해 연구자는 어느 한 용어를 선정해서 그 개념을 명확히 정의하고, 보고서의 서술에서도 그 용어를 일관성 있게 사용해야 한다. 만약 서론에서 기술한 용어의 정의와 결과에서 다르게 기술하거나 기준을 모호하게 할 경우 독자들은 논문을 읽을 때 혼란을 느낀다.

숫자를 다루는 데도 일관성이 있어야 한다. 결과를 제시하는 데 어느 정도의 정확도 수준을 일단 결정했으면 일관성 있게 그것을 사용하는 것이 좋다. 예를 들어, 연구자가 평균은 소수점 한 자리로 보고하고 표준편차는 소수점 두 자리까지 보고할 것을 결정했으면, 보고서 전체에서 평균과 표준편차를 그렇게 보고한다. 가령 평균이 정확히 6일 때도 6.0으로 통일되게 표시하는 것이 좋다.

5) 문장의 연속성

연속성은 보고서의 장, 절 등이 바뀔 때 독자에게 그 의미가 단절되는 느낌을 주지 않고 부드럽게 연결되어지는 감을 줄 수 있도록 논문을 작성해야 함을 의미한다. 그러기 위해서는 연구자의 생각이나 언급하려는 내용이 바뀔 때 그러한 변화를 미리 알려 주는 것이 좋다. 이렇게 되면 독자는 다음의 내용을 짐작하게 되고 마음의 준비를 갖추게 되어 보고서의 내용을 보다 쉽게 이해할 가능성이 높게 된다.

그러므로 논문을 쓸 때는 가능한 한 단절되게 기술할 것이 아니라 연속성 있게 기술하여 독자로 하여금 보고서 전체가 하나로 연결되는 느낌을 갖도록 하는 것이 바람직하다.

6) 문장의 평이성

정확성, 일관성, 간결성이 갖추어진 문장이면 평이성은 자연 따르게 마련이다. 문장의 평이성은 내용이 쉽다는 것이 아니고, 읽기에 좋다는 것을 의미하므로 난잡하고 까다로운 어휘보다는 내용을 정확하고 간결하게 전달해 줄 수 있는 어휘를 사용하면 된다. 보통의 말로 쉽게 표현할 수 있는 문구나 내용을 지나치게 어려운 한자어나 외국어를 동원하여 사용하는 것은 바람직하지 못하다.

7) 단정적 표현의 지양

논문의 문장에서는 극단적인 표현, 단정적인 표현, 최상급의 표현의 사용에 신중을 기하여야 한다. 연구하고 있는 내용이나 도출된 내용은 어떤 한정된 범위 내에서 또는 한정된 조건 속에서 발견되거나 도출된 경우가 대부분이기 때문에 절대적인 진리인 것처럼 표현하는 것은 잘못이다. 따라서 논문의 한계성을 서론 또는 결론에서 명시하는 것이 통상이고 적절한 전제 하에서 자신의 이론이나 주장의 정당성을 입증하여야 한다. 그러므로 학구적 태도에 충실한 논문일수록 표현의 제한에 신중을 기하여야 하며, 이를 위하여 "지금까지의 연구결과에 의하면…", "이러한 조건을 전제로 논하면…", "이러한 자료를 기초로 분석하면…" 등이 표현법이 자주 쓰인다. 문장을 맺음에 있어서도 "…이다", "…하여야 한다" 등의 단정적 표현보다 "…인 것으로 판단된다", "결과가 …로 나타난다" 등의 한계를 의식하는 표현을 사용할 수 있다. 논리상 단정적인 주장이 명백할 경우에는 단정적인 표현이 적합하지만, 그러한 논리적인 뒷받침이 없는 경우에도 지나치게 단정적인 표현을 사용하는 것은 논문의 논리성와 객관성을 의심하게 한다.

일단 제출된 논문은 수정이 불가능할 뿐만 아니라 앞으로 일반에게 공개되는 학문적인 업적으로서 공공재의 구실을 하게 된다. 따라서 그 학문적인 논리뿐만 아니라 이에 사용되는 언어의 구사와 표현형식에 있어서도 세심한 주의가 필요하다. 논문의 작성에서 표현·표기의 형식의 선택은 의사전달을 효율적으로 이루기 위한 약속이다. 따라서 일반적인 어법과 맞춤법, 한자의 표기 등에 대한 확인이 반드시 이루어져야 한다.

제25장

투고, 심사와 출판 과정

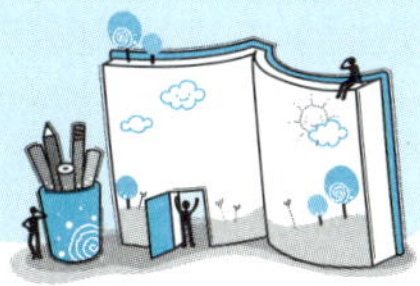

1 원고에서 출판까지

연구의 시작부터 연구자는 연구과정에서 어떤 성과물을 얻어낼 것이고, 연구결과를 어떠한 형태로 마무리할 것인가에 대해 계속 고민한다.

대학원생들은 학위과정을 마치는 단계에서 자신의 이름을 건 석사 또는 박사학위 논문이 책으로 나오는 것을 계획할 것이며, 대다수의 연구자들은 자신의 연구결과가 저명한 학술지에 출판되거나 이 과정에서 국제학술대회 포스터 또는 구두 발표 등을 통해 여러 학자들과 연구 산물을 공유하고자 할 것이다.

연구의 시작과 목적은 각각 다르고, 연구의 마지막 결과도 각각 다른 형태로 이루어진다. 매년 수많은 논문들이 각 분야에서 쏟아져 나오지만 우리는 이 모든 논문들이 출판되는 것은 아니며, 우수하다고 평가되는 것도 아니다.

그렇다면 연구의 결과를 보다 의미 있고, 가치 있게 하고, 마지막 결과의 산물인 논문이 출판되기 위해서는 어떻게 해야 할까?

모든 학위논문과 학술지 저널들은 출판에 앞서 심사위원 또는 지도교수 등에 의해 평가와 심사가 진행된다. 만약 원고가 해당 기관 또는 저널에서 요구하는 조건을 갖추었고, 연구방법이 합리적이고 타당적이며, 연구결과가 새로운 의미 도출을 하거나 실제 적용 가능성이 높다면 최종적으로 출판될 가능성이 높다.

보건 분야의 경우 의료 기술 및 보건 정책 방향이 매우 빠르게 변하고 있기에 아무리 의미 있는 연구결과였다 하더라도 3-5년 이상 사장되었던 자료는 심사가 이루어지는 시점에는 이미 의미 없는 자료일 수 있다. 또한 연구자가 심사 과정에서 요구되는 논문 내용의 수정 및 보완 작업을 진행함에 있어서도 연계성이 약해지고 수정에 투자되는 시간과 노력이 늘어날 수 밖에 없다는 점을 고려한다면 원고에서 출판까지의 기간을 최대한 단축하는 것은 매우 중요하다고 하겠다.

2 저널 선정

연구가 완성되면, 연구자는 그 결과를 어느 분야의 학술지에 투고할 것인가를 결정하여야 한다. 최근에는 보건 분야 뿐 아니라 사회과학 분야의 다양한 논문을 통해 학문적 소통을 넓혀가고 있다.

연구결과를 발표할 저널을 선정하기 위해서는 저널의 목적과 영역, 저널의 기본 요구사항, 저널의 주 독자, 영향력 지수(impact factor), 저널에 발표된 최신의 논문, open access 여부, 심사 기간, 투고 및 게재 비용 등에 대해 알아보아야 한다.

목표 저널에서 출판된 최근 논문에 대한 조사는 다음의 내용에 대한 지침을 제공한다.

① 따라야 할 가장 좋은 개요
② 서론과 고찰 사이의 설명을 어떻게 나눌 것인가
③ 연구방법에서 포함할 세부 사항
④ 적절한 표현과 세부 방식
⑤ 포함할 세부 항목의 양
⑥ 참고문헌(references)과 인용 방식(citation style)

만약 목표 저널(target journal)이 명확한 경우는 해당 저널에 대한 정보를 직접 확인하는 것도 가능하나 목표 저널이 명확하지 않다면 먼저 논문을 투고하고자 하는 저널 수준에 따라 SCI, SSCI, SCOUPS, CHINAL 등에 등재된 국제 학술지나 국내 한국연구재단 등재지 및 후보지 목록을 참고하여 범위를 좁히는 것도 시간을 절약할 수 있다.

학술지의 특성이 연구주제와 적합한가를 확인하는 것 외에도 출판 기회에 대해 확인해보아야 한다. 학술지의 연간 발행 횟수, 투고 심사 과정 및 최종 출판까지 소요되는 시간, 투고

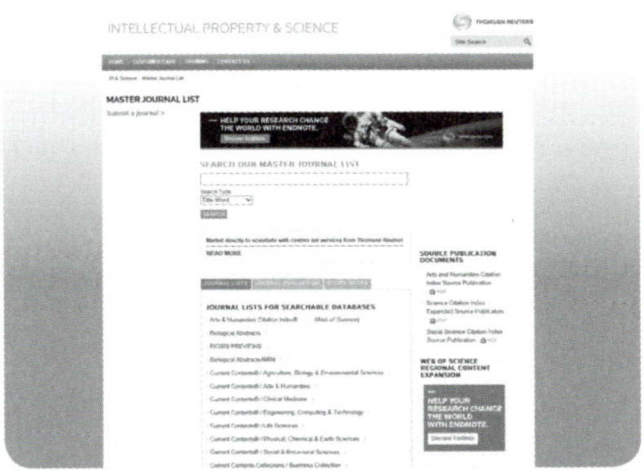

[그림 25-1] SCI급 논문 및 등재 확인 사이트

출처: http://ip-science.thomsonreuters.com/mjl/

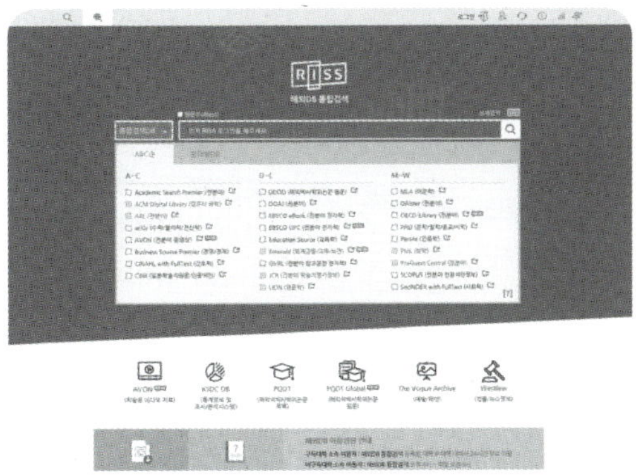

[그림 25-2] SCOUPS급 논문 검색 사이트

출처: http://www.riss.kr/fsearch/FsearchMain.do

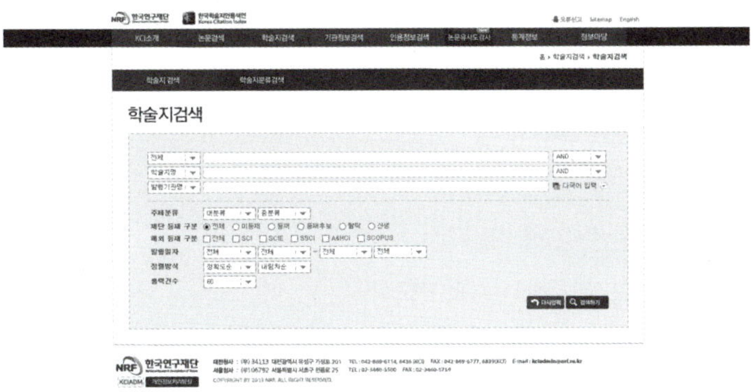

[그림 25-3] KCI급 논문 검색 사이트

출처: https://www.kci.go.kr/kciportal/po/search/poSereSear.kci

된 논문 중에서 출판된 논문의 수, 거절된 논문의 수, 채택된 논문의 비율 등이 포함된다.

논문을 투고할 저널의 종류를 어느 정도 정했다면 투고하려고 하는 저널에 최근 발표된 논문을 미리 살펴본다. 이러한 검토과정을 통해 연구자가 수행한 연구가 혹시 최근에 발표되었는지, 연구결과가 과연 해당 학술지의 독자들에게 관심이 있을지 파악한다. 이런 과정을 통해 연구자는 연구결과를 발표하기에 적절한 학술지를 파악할 수 있다.

3 원고 구성양식

각 저널은 원고를 어떻게 구성해야 하는가를 서술한 저자 지침서(author guideline)를 제공한다. 구성양식은 종류에 따라 다르므로 이 부분을 결정할 때는 목표 저널(target journal)이 정해져 있어야 추가 작업 및 시간의 낭비를 줄일 수 있다. 원고의 구성양식이 지켜지지 않을 경우 사전 심사에서 거부될 수 있기 때문에 연구자는 반드시 구성양식에 대한 지침을 따라야 하며, 투고 시 지침서를 따랐는가에 대한 확인서를 제출해야 한다.

그래프와 그림, 삽화 등은 출판 전에 저널의 편집자에 의해 추가 작업이 거의 이루어지지 않는다. 따라서 이 부분은 추가 이미지 파일을 첨부하거나 파일 내 그림 등이 왜곡되거나 불분명하지 않고 최대한 명확하게 나오도록 사전 작업을 해야 한다. 그림이 컬러인 경우 추가 금액이 발생할 수 있다는 것도 고려해야 한다.

투고 전 마지막 원고를 읽어보면서 원고 작성 상 오류가 없는지를 확인하는 작업이 반드시 필요하다. 연구자 자신이 작성한 논문을 혼자 반복하며 읽으면서 교정에 교정을 반복하다 보면 오류가 있는 부분이 있더라도 눈에 잘 들어오지 않는 경우가 흔하다. 가능하면 투고 전 마지막 원고를 공저자들이 미리 읽어본 후 한 자리에 모여서 마지막 점검을 하여 실수 및 오타를 걸러내는 과정을 갖는 것이 좋다.

원고 점검 시 다음 사항을 염두에 두고 점검하는 것이 도움이 된다.

① 투고 규정에 맞게 작성되었는가를 자가점검사항(checklist of requirements)을 토대로 확인한다. 투고 규정이나 자가점검사항은 학술지나 학술지의 홈페이지에 들어가면 확인 및 다운로드가 가능하다.

② 초록의 글자 수가 규정에 맞는지 그리고 내용이 독립적이면서 뜻이 잘 통하는지 확인한다.

③ 숫자 및 숫자의 합이 잘 되어 있는지 확인한다.

④ 오타가 없는지 확인한다.

⑤ 그림과 그림 설명이 서로 조화를 이루고 있는지, 사용한 화살표는 제대로 되어 있는지 확인한다.

⑥ 참고문헌은 형식에 맞게 작성되어 있는지, 본문에 인용된 문헌이 제시되지 않았거나 제시된 참고문헌이 빠짐없이 인용되었는지 확인한다.

저널에 따라 다르지만 원고를 제출할 때 저작권 이양 동의서, 점검사항 등에 관한 양식이 별도로 있을 수 있으니 투고 규정을 자세히 읽고 그대로 진행하여야 한다.

4 첨부편지(Cover letter)

요즘은 논문의 투고가 대부분 온라인 형태로 이루어지는데, 온라인 투고 체계 역시 첨부편지(cover letter)를 요구한다.

첨부 편지(cover letter)는 학술지의 에디터에게 쓰는 편지이다. 연구의 대가들도 이 첨부편지를 매우 정성스럽게 작성한다. 에디터는 많은 양의 투고논문을 받기 때문에 초록과 첨부편지를 보고 이 논문의 대략 내용과 게재를 위하여 논문을 심사할 것인지, 어느 심사위원에게 줄 지를 판단한다. 이 과정에서 학술지에 따라 투고자가 심사위원을 추천하는 경우 일부 고려될 수 있다. Nature, Science 급에 투고할 경우, 연구자의 원고와 관련 논문이 학술지에 출판된 이력 등을 언급하는 것도 좋으며 작성은 구어체가 아닌 형식적인 문어체로 쓰는 것이 좋다.

처음 투고할 때 첨부 편지는 다음과 같은 요령으로 작성한다.

1) 인사말

일반적인 인사말은 "Dear editor"이지만 만약 가능하다면 에디터가 남성인지 여성인지 확인하여 'Dear Sir' 혹은 'Dear Madam'으로 시작하는 것이 좋다. 에디터의 이름을 알고 있을 때는 'Dear Professor Riley'나 'Dear Dr. Riley' 등으로 표시하는 것도 좋다. 에디터에 관한 정보를 사전에 확인했음을 알 수 있는 인사말은 에디터에게 좋은 인상을 심어줄 것이다.

2) 기본 정보

연구의 제목과 함께 연구의 형태(원저 연구, 종설, 해설, 보고서 등)를 제시한다.

3) 연구의 요약

해당 연구 분야의 현상, 본 논문에서 실시한 연구 내용, 연구에서 얻은 결과에 대해 간단한 요약을 제공한다.

4) 연구의 중요성 및 저널에 대한 부합성

연구의 결과에 바로 이어서 작성할 수도 있는데, 연구결과에 독자들이 왜 이 연구에 흥미를 가질 것으로 판단하는지, 투고하는 저널에 어떤 점이 잘 부합하는가를 설명한다.

5) 요구되는 진술

논문을 작성하는데 있어 모든 연구자가 공헌하고 논문 내용에 있어 책임진다는 것과 원고가 다른 학술지에서 심사받지 않고 이전에 게재된 적이 없다는 것, 이해관계의 문제 및 어떤 충돌도 일어나지 않을 것임을 명시한다. 일부 학술지들은 추가적으로 공동저자들의 각자의 특별한 기여를 구체화하거나 연구 프로젝트의 자금 지원자에 대한 정보를 요구하기도 한다.

6) 감사의 글

마지막으로 본 논문을 발표할 수 있도록 배려해달라는 부탁을 하고 가능한 빠른 시일 내에 결과에 대해서 알려주기를 바란다는 의사를 적는다.

7) 이름 / 서명

일부 학술지들은 첨부편지에 모든 저자들의 서명이 있을 것을 요구하거나, 별도의 서명지를 요구하기도 한다. 서명된 편지는 스캔하여 그림 파일로 투고 시스템에 첨부하거나 팩스로 편집국에 보내질 수도 있다.

5 온라인 투고

최근 논문 투고 시스템이 대부분 온라인 논문 투고 심사 시스템으로 바뀌면서 별도의 원고 출력이나 우편 발송 등의 번거로움은 줄어들었다. 그러나 아직도 소수의 학술지에서는 온라인 투고와 함께 원고의 발송을 요구하기도 한다. 온라인 논문 투고를 진행하기 위해서는 논문의 원고 뿐 아니라 전술된 첨부 편지나 논문과 함께 요구되는 양식, 추가 자료들이 모두 준비되어야 한다. 첨부 자료 등이 미흡한 상태에서 진행할 경우 투고 시작 과정에서 논문이 거절될 수 있다.

온라인 투고를 위해서는 우선 사용자 계정을 만들어야 한다. 보통 심사 결과의 전달 및 수정 등의 작업이 신속히 이루어질 수 있도록 교신저자(corresponding author)가 사용자 계정을 만들도록 요구된다. 교신저자는 제1저자, 중견 공동저자 또는 가장 안정적인 이메일 주소와 소속을 갖고 있는 공동저자일 수 있다. 교신저자는 논문 투고 후 온라인 계정을 통해 논문 심사의 진행 상황과 결과를 확인할 수 있다.

온라인 투고 시스템에 들어가면 학술지에 따라 정해놓은 순서에 따라 투고 과정을 진행할 수 있다. 많은 온라인 논문 투고 시스템들은 가장 먼저 투고 전 점검사항에 관한 내용을 검토하도록 하고 있으며 만약 투고 규정을 준수하지 않은 경우 투고한 논문을 반송할 수 있음을 확인하도록 한다. 또한 경우에 따라 투고 점검사항을 별도의 서면에 작성하고 저자들이 서명하여 첨부하기도 한다.

다음 단계에서는 연구에 참여한 모든 저자들의 정보를 요청한다. 교신저자는 학술지에서 요구하는 양식에 따라 저자들의 이름을 입력하도록 한다. 보건의료분야에서는 대부분의 저자들이 논문을 게재할 때 중간 첫 자를 사용하는 것을 선호한다. 왜냐하면 Pubmed와 다른 여러 초록 데이터베이스들이 저자들을 성과 첫 번째와 중간의 첫 자에 의해 나열하기 때문이다. 일부 저널들은 모든 저자들의 직위, 소속과 연락 정보를 요구한다.

추가적인 단계들이 있을 수 있다. 예를 들면, 학술지는 세 명 이상의 잠재적 심사자의 이름과 연락처나 알려진 이해의 충돌 때문에 심사자가 될 수 없는 사람들의 명단을 요청할 수 있다. 일부 학술지는 투고가 진행되기 전에 잠재적 심사자들에 대한 명단을 요구한다. 일부 학술지들은 이러한 사항이 선택사항이다.

마지막 단계는 논문 정보 입력이다. 논문 정보 입력의 첫 번째는 제목 입력으로 국내 학술지의 경우 국문과 영문 제목을 함께 표기하도록 한다. 학술지에 따라 논문 내용을 대표할 수 있는 running title이나 subtitle을 입력하도록 요구하기도 한다. 한글 및 영문 키워드를 입력하도록 하는데 MeSH 등재 용어를 요구하는 학술지의 경우 바로 키워드 검색이 연결되어 MeSH 용어인지 여부를 확인하도록 한다.

심사자들도 저자의 이름을 모르고 저자들도 심사자의 이름을 모르는 이중 눈가림 심사(double blind review)를 한다면, 저자의 정보나 소속 등이 포함된 제목 페이지를 원고의 나머지 부분과 분리하여 별도로 업로드할 것을 요구한다.

원고 파일은 업로드하기 전 pdf 파일로 변환할 것을 요구하기도 한다. 연구자는 최종적으로 투고하기 전 논문의 표기 오류, 페이지 순서, 표와 그림의 적격성, 양식에 맞는 참고문헌 표기 등을 자세히 검토하여야 한다. 논문 심사가 시작되면 심사가 완료되기 전에는 본 파일을 수정하거나 자료를 추가할 수 없으므로 최종 제출 전 심사숙고해야 한다. 원고와 지원 파일이 옳다고 확인되면, 투고는 완성되는 것이다.

온라인 투고가 완료되고 나면 편집위원회에서는 원고 접수번호를 부여하고 접수확인증을 발급한다.

6 최초 심사

원고가 투고되면 에디터가 해당 논문의 예비심사(initial screening)를 통해 논문의 심사 가능여부, 관련 심사위원의 분류 등을 하게 된다.

매년 약 3만개의 원고가 학술지에 게재되는데 많은 학술지들이 본격적인 논문 심사에 들어가기 전 1차 심사를 통해 논문을 선별하게 된다. 첫 심사동안 에디터는 주로 다음의 사항을 확인한다.

① 원고가 학술지의 범위와 목적에 부합하고, 독자층의 관심을 받을 수 있을 것인가?

② 게재될 만한 수준의 원고인가? 내용과 글이 검토할만한 가치가 있는가?

③ 학술지의 지시(투고 규정 또는 저자지침서)를 준수하는 원고인가?

만약 이 과정에서 논문이 이미 출판된 내용과의 독창성이 없다고 판단되거나 해당 학술지의 성격 및 목적 등에 부합하지 않는다고 판단될 경우 논문 심사 이전에 심사 없는 거부가 이루어지기도 한다.

심사 없는 거부를 책상 거부(desk rejection)라고도 하는데 이는 원고의 질에 대한 논평은 아니다. 이에 대한 결정은 학술지의 현재 관심에 대한 논문의 인지된 적합성에 기초한다. 논문이 심사 없이 거부되었다면 저자들은 더 잘 부합하는 다른 학술지를 찾아 새로운 학술지에 맞도록 편집하고 재구성하여 새로운 학술지에 투고하여야 한다.

최초 심사과정의 이점 중 하나는 저자들로 하여금 자신들의 연구에 더 알맞은 학술지에 빨리 투고할 수 있도록 한다는 것이다. 학술지에 따라서 논문 심사과정의 차이가 많이 나는데

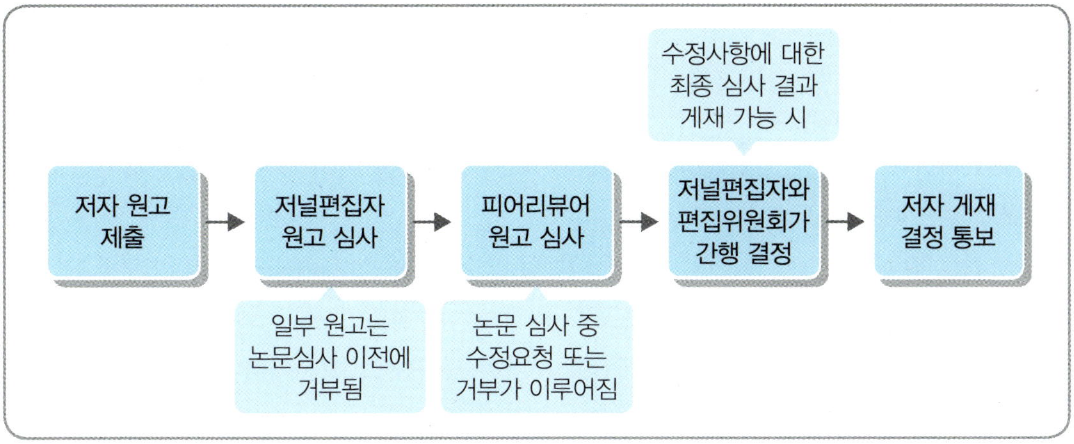

[그림 25-4] 저널 심사 과정

오래 걸릴 경우 1차 심사가 3개월 이상 걸리기도 한다. 요즘은 대다수의 논문이 온라인 투고 심사 시스템의 처리 과정을 간소화하고 심사 기간을 단축하여 심사 없이 거부되었다는 결정에 대한 통보는 2주 이내에 받을 수도 있다. 만약 온라인 투고 후 3개월이 지났음에도 불구하고 논문 심사 진행 상황이 갱신되지 않은 경우 편집위원회에 갱신을 위한 요청을 할 수 있다.

논문 심사의 다음 세 가지 유형에 따라 진행된다.

① **단순 맹검**: 심사위원 이름이 저자에게 비공개

② **이중 맹검**: 심사위원과 저자 서로 비공개

③ **공개 논문 심사**: 심사위원과 저자 서로 공개

7 외부 심사 결과

에디터가 논문의 심사가 가능하다고 판단했다면 해당 논문주제의 분야나 연구방법에 대해 전문지식과 실무 경험이 풍부한 전문분야 심사위원(peer reviewer)을 섭외 및 선정하게 된다.

최소 2명에서 최대 6명의 전문분야 심사위원이 선정되는데 이들은 논문과의 이해관계가 없어야 하고, 다른 심사위원들의 심사에 대한 의견이나 심사결과에 대해 알지 못한 채 투고된 논문만으로 평가를 진행하게 된다. 학술지는 우선 논문 심사위원으로 의뢰하고자 하는

전문가에게 원고 검토를 할 의향이 있는가를 문의한다. 연구 분야에 따라 최첨단 기술이 적용되었거나 제한적인 학문 분야의 논문은 전문 심사위원을 찾아내는데 시간이 오래 걸려 심사기간이 길어질 수도 있다. 일반적으로 학술지는 심사위원에게 3-4주 이내에 심사를 완료하기를 요청한다. 그러나 이 기간에 따르도록 하는 강제성을 가진 규정은 없기 때문에 논문 심사과정을 정확히 예측하기는 매우 어렵다.

외부 전문분야 심사위원들은 저널에서 제시하는 논문 평가 기준을 토대로 연구의 가치와 논문의 완성도, 글쓰기의 수준 등을 검토하고 다음의 몇 가지 가능한 결과를 이끌 수 있다. 심사는 심사위원이 원고에 대한 추천과 의견을 포함한 상세한 보고를 저널에 보내면 완료된다.

방법론적으로 견고하고 잘 작성되었다고 판단되는 논문이 학술지에서 관심이 있거나 관련이 있는 분야에서는 낮은 점수를 받을 수도 있다. 그러므로 저자와 공유된 모든 지적사항이 아주 긍정적일 경우에도 원고가 거부될 수 있다. 반대로 논문의 질이 다소 부족하다고 생각되는 논문이 주제의 독창성과 연구의 명확한 유의성 때문에 높은 점수를 받을 수 있고 수정 후 재심사 할 수도 있다. 만약 심사위원간 평가 의견이 아주 상이할 경우에는 새로운 심사위원을 선정하여 새롭게 추가 심사가 진행되기도 한다. 심사위원간의 의견이 일치하지 않을 경우는 편집위원회의 논의를 거쳐 논문을 거부할 것인지 수정 후 재심사를 할 수 있는 기회를 줄 것인지를 결정해야 한다.

편집위원회는 심사위원이 제공하는 의견을 고려하여 최종 결정에 이를 수 있다.

일반적인 논문 심사 결정은 다음과 같다.

① **변경 없이 받아들임(게재)**: 학술지는 원래 형태 그대로 논문을 출판한다.

② **약간 수정 후 받아들임/수정 후 게재(게재)**: 학술지는 저자에게 약간의 변경을 요구 후 논문을 출판한다.

③ **대폭 수정 후 받아들임(조건부 게재)**: 만약 저자가 전문 심사위원 및 에디터가 제안한 변경사항을 맞춘다면, 학술지는 논문을 출판한다.

④ **개정하고 다시 제출함(조건부 거절)**: 저자가 대폭 수정한 후, 학술지는 다시 한 번 기꺼이 그 논문을 재고해 본다.

⑤ **논문을 거절함(전적인 거절)**: 저자가 대폭 수정한다고 하더라도, 학술지는 논문을 출판하거나 재고하지 않는다.

변경없이 받아들임(게재)은 매우 드물다. 일반적으로 투고하는 연구자가 가장 희망하는 결과는 '약간 수정 후 받아들임/수정 후 게재(게재)'이다. 일단 학술지가 논문을 완전히 거절하면, 저자는 동일한 학술지에 다시 제출하지 않는 것이 좋다. 만약 재고의 여지가 있었다면, 심사위원은 '조건부 거절'을 했을 것이다. 전적인 거절은 대폭 수정을 하더라도 학술지 간행 기준과 관심에 맞지 않다고 생각하는 것을 의미한다.

8 거 부

심사위원들은 논문 원고를 평가하고 원고에 대한 코멘트를 줄 수는 있지만 출판에 대한 여부를 결정하는 것은 아니다. 이 최종 결정은 편집위원회를 통해 이루어진다. 논문의 투고를 거부할 경우 심사위원은 게재불가 이유를 가급적 구체적으로 밝혀야 하며, '거부' 판정이 내려진 논문에 대해서는 편집위원장의 명의로 그 사유를 명기하여 저자에게 통보한다.

1차적으로 거부되는 논문들의 경우 연구의 진행 또는 설계가 불완전 하거나 논문의 내용이 독창성이 없거나 합리적이지 못한 경우 또는 수준이 극히 낮아 학술지에 게재하기에 적합하지 않다고 판단되는 경우가 해당된다. 대다수의 이러한 논문들은 최초 심사과정을 통해 걸러지기는 하지만 전문 분야에서의 이론적 결함이나 전문적인 연구방법까지는 에디터가 모두 확인하기 어렵다.

거부되는 많은 논문들이 오히려 잘 작성되고, 독자들에게도 흥미롭고 관심이 높은 주제인 경우가 있다. 많은 연구자들이 왜 자신의 논문이 거부되었는가에 대해 이해하기 어렵다고 생각하고, 받아들이기 어려움을 호소하기도 한다. 일부 연구자들은 편집위원회에 항의하거나 다시 심사 의견에 대한 letter를 보내기도 한다. 그러나 거부 판정을 내리는 과정은 최종적으로 편집위원회의 결정 과정을 거쳤으므로 거부된 원고를 재고해 줄 것을 요청하는 것은 큰 의미가 없을 수 있다. 따라서 논문이 거부된 경우에는 가급적 빠른 시간 내에 다른 저널을 찾아 원고를 수정하여 새롭게 투고하는 것이 효율적이다.

논문이 학술지 투고에 '거부'되었다고 해서 모든 학술지에 게재될 수 없음을 의미하는 것은 아니다. 오히려 논문의 게재가 어려운 이유를 반영하여 수정 과정을 통해 더 우수한 학술지 투고에 성공하는 사례도 많이 있다.

심사위원의 지적사항(comments)은 재투고하는 논문을 강화할 수 있다. 만약 논문의 지적 사항이 근본적으로 연구설계가 잘못되었거나 중재가 잘못되는 등의 치명적 오류가 아니라면 대부분의 논문들은 수정과정을 통해 보다 정련되고 과학적으로 다듬어진 논문으로 거듭날 수 있을 것이다.

'거부'가 결정되고 나면 가급적 빨리 수정을 위한 작업을 시작하는 것이 좋다. 연구 이후 투고까지 소요되는 시간이 오래 걸릴수록 투고의 성공률이 낮아지는 것처럼 거부된 논문을 방치했다가 다시 투고하고자 할 때 지적사항의 의미를 정확히 해석하고 이를 반영하여 연구방법이나 내용을 다시 수정하는 것은 더욱 어려운 작업이 될 것이다.

연구자들은 모든 심사위원의 지적사항을 꼼꼼히 살펴보고 이에 대한 수정 방안을 논의한 후 수정 과정을 빨리 마무리할 수 있도록 진행해야 한다. 가끔 심사위원의 지적사항을 반영하지 않은 채 기존의 논문을 학술지의 게재 양식만 바꾸어 다른 곳에 투고하는 연구자도 있다. 그러나 이러한 방법은 연구가 가지고 있는 취약점 및 문제가 해결된 것이 아니기에 다른 학술지라도 비슷한 수준의 심사평을 받게 되거나 결국 '거부' 판정을 다시 받게 되는 악순환으로 이어질 수 있다. 특히 논문의 분야가 매우 협소하고 전문성이 매우 높은 경우 새롭게 투고한 저널에서 이전의 심사자에게 또 다시 논문 심사를 의뢰할 수 있다. 이럴 경우 심사자의 평가가 무시되었다는 점은 심사과정에 긍정적으로 작용하기 어렵다.

내용의 수정과 함께 새로운 목표 저널을 선정하면 논문의 작성과 구성은 해당 학술지의 양식에 맞추어 새롭게 설정해야 한다. 보건의료 분야의 경우 비슷한 분야의 학술지들은 논문 작성 양식이 동일한 경우가 많긴 하지만 앞에서 설명했던 원고 구성양식과 첨부 편지, 온라인 투고에서 요구하는 양식을 수정 없이 그대로 사용하는 오류를 범하는 일이 없도록 해야 한다.

9 수정 후 재심사

저자는 학술지에서 원고의 '수정 후 재심사'의 답변을 받았을 경우 원고를 편집하고 심사위원의 지적사항에 대해 응답할 준비가 필요하다. 저자들도 논문 내용이나 연구방법에 대한 정보가 많이 남아있을 때 수정하는 것은 그다지 어렵지 않지만 연구가 시행된 후 너무 오랜 시간이 지난 후 수정하는 과정은 힘들고 많은 시간과 노력을 소요하기 때문에 가급적 원고 작성과 논문 투고 및 수정 작업간의 기간이 짧은 것이 좋다.

논문 심사에는 강제성의 시간제한이 없었지만 저자들에게는 수정 후 재심사까지의 마감시간이 주어질 수 있다. 마감 시간을 놓칠 경우 수정된 원고라도 새로운 투고로 간주될 수 있으며 새로운 심사자에게 보내질 수 있다. 이렇게 되면 승인될 가능성은 유의하게 감소될 수 있다. 저자는 심사위원의 논문에 대한 의견을 검토함과 동시에 저널에서 규정한 논문의 수정 절차와 양식을 확인하고 기일을 엄수하도록 해야 한다.

수정에 대한 요청에 대해 몇몇 학술지는 심각하지 않은 수정(minor revision)과 중대한 수정(major revision) 사이에 차이를 둔다. 심각하지 않은 수정은 심사위원까지 전달하지 않고 심사의견을 제시한 심사위원 또는 에디터에 의해 단독으로 심사할 수 있다. 중대한 수정은 원래 첫 번째 심사위원 모두에게 다시 보내 심사를 진행하도록 한다.

심사위원의 심사 의견이 모호하다고 수정도 비슷한 수준에서 이루어져서는 안 된다. 저자는 지적사항에 대해 각각 구체적인 답변을 제시해야 하며, 답변은 정중하고 심사자의 의견을 최대한 반영하고자 노력했음을 보여주어야 한다. 가끔 심사위원의 의견에 동의하기 어렵거나 수정하기 어려운 요구사항이 있을 수도 있다. 이런 경우 심사 의견을 무시하거나 심사 내용을 반박하려 하기 보다는 이에 대한 연구자로서의 입장과 의견을 반영하고자 심사자의 의견에 대해 심도 있는 고민에 대한 노력을 설명해야 한다. 만약 수정하기 어려운 경우는 그 이유를 명확히 하고, 수정하지 못하더라도 연구결과의 타당성과 신뢰성에 문제가 되지 않는지에 대해 과학적이고 객관적인 답변을 해야 한다. 여러 차례의 재심사가 이루어졌음에도 불구하고 실제 연구자가 심사위원의 의견을 반영하지 않거나 반박함으로 인해 거부되는 경우가 있다. 연구의 시작부터 투고까지 노력한 연구자의 노력이 헛되지 않도록 마지막 수정 작업까지 꼼꼼하고 정확하게 할 필요가 있다.

수정 후 재심사는 한 번에 끝나지 않을 수도 있다. 만약 지적사항이 중대한 수정의 수준이거나 수정된 내용이 심사위원의 의도에 맞지 않는 경우, 2차, 3차에 걸친 심사가 이루어지기도 한다. 대부분의 저널들이 5회 이상의 수정 후 재심사는 진행하지 않으므로 이 과정 안에서 최대한 수정을 반영하여 승낙을 받을 수 있도록 하는 것이 좋다.

수정된 원고를 학술지에 다시 제출할 때는 심사위원 의견에 대해 하나하나 응답하는 답변을 첨부해야 한다. 심사위원 의견에 따른 저자의 답변과 함께 편집자에게 수정원고에 대한 첨부 편지를 보내기도 하는데, 이 첨부 편지를 답신편지, 또는 반박편지(rebuttal letter)라고 한다.

수정 원고를 제출할 때 답신 편지를 잘 쓰는 것은 무척 중요하다. 일반적으로 답신 편지의 첫 부분에는 원고 제목과 id를 쓴다. 심사위원에게 검토에 들인 노력에 감사하고, 또 이를 통해 원고의 품질 향상에 도움이 되었다고 언급하기도 한다. 다음 심사위원의 의견에 기반해 원고에 어떤 변화가 생겼는지 전체적으로 설명하는 단락을 넣는다. 이때 기존 내용이 어떻게 수정되었는가를 비교할 수 있도록 하기 위해 수정 대조표(수정 전과 후의 비교 및 심사의견

반영에 대한 설명서)를 만들기도 한다.

다음은 심사위원 의견에 답변을 작성할 때 기억해야 할 사항들이다.

(1) 편집자와 심사위원이 제시한 모든 문제점을 다루어야 한다.

수정 대조표에는 심사위원의 의견을 전부 복사해서 붙여 넣은 뒤, 각 항목 아래에 명확하고 간결하게 답변을 작성한다. 심사위원과 편집자가 제시한 문제점 중 단 하나라도 답변을 건너뛰어서는 안 된다. 지적 받은 문제점 중 동의할 수 없는 점이나 권장한 대로 수정하지 않은 점이 있더라도, 이 문제점들을 언급하고 왜 이런 결정을 내리게 되었는지 이유를 쓰도록 한다.

(2) 답변은 항목별로 작성해야 한다.

심사위원이 제시한 문제점에 번호를 붙인 뒤 순서대로 답변한다. 원고에서 이에 해당되는 수정사항에 하이라이트 표시를 하거나, 원본과 수정본의 줄 번호를 쓰도록 한다. 색상을 다르게 하거나 볼드체로 표시하는 등 방법은 자유로울 수 있으나 편집자와 심사위원이 수정 내역을 알아보기 쉽게 해야 한다.

(3) 심사위원 의견을 분류할 수 있다.

심사 의견이 너무 많다면 몇 가지 카테고리로 분류하는 것이 좋다. 예를 들면, 방법론을 지적하는 사항들을 하나의 카테고리에 넣고, 언어 사용에 대한 지적들을 다른 카테고리에 넣는 식이다. 의견을 분류하게 된다면 수정 답변에 “통합적인 접근이 가능하도록 심사 의견을 몇 가지 카테고리로 분류했다” 고 명시하고 분류 방법에 대해 함께 설명하여 수정하지 않은 것으로 오해받지 않도록 한다.

(4) 검토 의견이 단락 형식으로 되어 있다면 이를 몇 가지 포인트로 나눈다.

검토 의견이 하나의 긴 단락으로 되어 있다면, 중요한 포인트 별로 나누어서 각각 답변한다. 특정한 의견의 의미를 잘 파악하기 힘들 때는, 답변을 시작하면서 이 질문을 어떤 방식으로 이해했는지를 설명한다.

(5) 심사위원이 잘못 이해한 부분이 있을 시에는 공손한 어조로 설명한다.

심사위원은 이 분야에서 폭넓은 지식을 가진 전문가이므로, 심사위원이 잘못 이해한 듯한 부분이 있다면 이는 저자의 제시가 불명확하기 때문일 가능성이 크다. 이런 경우, 심사위원의 오해를 공손히 지적하며 필요한 사항을 밝히도록 한다. 예를 들어 "원고에서 이 부분이 명확하지 않았던 것 같습니다. …라는 점을 미처 설명하지 못했습니다. 이 부분의 내용을 수정했습니다."

(6) 지적받은 점을 고치지 않았을 시에는 이유를 밝힌다.

심사위원이 지적한 사항 중에 수정할 수 없는 부분이 있다면 그 이유를 설명한다. 예를 들면 심사위원이 추가적인 데이터를 제공하거나 추가 실험을 수행하기를 요청했는데, 그것이 불필요하게 느껴지는 경우들이다. 이때 연구비 부족이나 시간 부족 등의 개인적인 이유를 들지 않는 것이 좋다. 또한 부정적인 태도를 보여서는 안 된다.

먼저, 심사위원의 깊이 있는 분석과 도움이 되는 의견에 감사를 표하고 심사위원의 의견에 전적으로 동의할 수 없는 이유를 밝힌다. 답변은 명확하고 논리적이어야 하며, 근거를 들어 뒷받침해야 한다.

(7) 새로운 데이터나 도식을 넣을 때는 원고의 어느 부분에 들어가는지 언급한다.

새로운 데이터, 표, 도식 등을 넣을 때는 이러한 정보를 어디에 넣었는지, 페이지 번호나 도식의 번호 등을 밝힌다. 이는 연구 구성을 크게 변경하여 원래 논문의 기술 위치가 많이 변경된 경우도 마찬가지이다. 필요한 경우, 심사위원과 편집자가 따로 자료를 찾지 않아도 될 수 있도록 부가적인 자료를 첨부한다.

(8) 전체적으로 공손하고 예의바른 어조를 유지한다.

심사위원이 원고를 평가하기 위해 많은 시간과 노력을 들였다는 사실을 잊어서는 안 된다. 심사 의견 중 부정적인 내용이 있더라도 이를 감정적으로 받아들이지 말아야 한다. 심사위원의 평가는 연구 작업 자체에 대해서만 평가하는 것이지 연구자들을 평가하는 것이 아니다.

심사위원의 의견이 마음에 들지 않거나 불합리하다고 생각하더라도 공손하고 예의바른 어조를 유지한다. 때로 일부 심사위원이 반대 의견을 가질 수도 있지만 모든 심사위원이 반박 편지를 읽을 것이기에, 모든 심사위원에게 똑같이 예의바른 태도로 임하는 것이 좋다. 답신 편지에 사용하는 어조는 무척 중요하다.

(9) 편지의 끝맺음은 직설적이지만 예의바른 표현 방식을 쓰도록 한다. 이런 끝맺음은 공

식적이면서도 예의바르고, 필요한 경우 추가 수정을 할 수도 있다는 의지를 보여준다.

10 승인 이후

논문이 한 번에 승인되는 경우는 거의 없다. 여러 차례의 심사위원과 저자들간의 의견 교류와 수정 확인 작업이 끝나고 나면 최종 확인 사항의 검토와 함께 저널 편집자와 편집위원회가 간행을 결정하게 된다. 저널은 수정된 논문의 확인 후 최종 승인 편지가 이메일을 통해 교신저자에게 보내지게 된다.

논문이 승인되었다고 해서 모든 작업이 끝난 것은 아니다. 논문의 오타, 문법, 학술지 양식에 대한 준수 등을 세밀하게 검토할 교열담당자(copyeditor)에게 보내질 것이다. 그리고 논문은 학술지에 게재된 다른 논문들과 같은 형태의 문서로 구성하기 위한 배치 전문가(layout specialist)에게 보내진다. 페이지 조판 교정쇄(page proofs)(또는 교정지 gallery proofs)가 검토를 위하여 일반적으로 pdf 파일로 교신저자에게 보내진다. 저자에게는 일반적으로 문서를 세심하게 점검하고, 편집자로부터 질문에 대하여 응답하고 기타 편집에 대한 요청사항을 정리하기 위하여 단지 하루에서 사흘 정도가 주어진다. 이 시간은 어떤 실질적인 변경을 위한 시간은 아니다. 제안된 수정은 서식 설정 오류와 본문의 의미를 변화시키는 교열 수정과 같은 새로운 문제에 대하여 제한된다. 그러나 모든 줄을 자세히 읽어야 한다. 명확하고 산뜻함을 위해 그림을 점검하고 저자들의 이름에 대한 철자, 교신저자에 대하여 제공된 연락 정보와 참고문헌의 순서와 같은 세부 사항을 점검해야 한다. 이것이 논문의 오류를 잡기 위한 마지막 기회가 된다.

저자들이 페이지 조판 교정쇄를 다시 보낸 후에 논문 게재에 소요되는 시간은 학술지에 따라 다르다. 몇몇 학술지들은 자신들의 웹사이트에 있는 수정된 페이지 조판 교정쇄가 승인된 후 몇 달 후에 게재될 수도 있다. 논문이 게재되자마자 초록은 학술지에 색인된 데이터베이스에 추가될 것이다. 게재된 논문들은 약 1년 후 또는 출판 후에 다른 논문에 처음으로 인용될 수 있다.

부 록
Appendix

[예시] 연구주제 발표 및 제출형식

- **주제** : 내 연구주제와 문헌고찰
- **발표 시간** : 5–7분
- **발표전 제출** : 발표슬라이드 발표슬라이드 출력 + 가장 도움된 논문원문 출력
- **발표 분량** : 파워포인트 5개 슬라이드 내외
- **발표 순서** :
- **슬라이드 구성**

1. 연구주제 , 발표자 이름 , 관심분야
2. 연구주제 도출 과정이나 배경
3. 문헌고찰 정리표(문헌 10개 이상)
4. 일정표

- **준비 시 참고 챕터** : 연구문제 선정 ~문헌고찰

고찰한 문헌들 정리 : 표활용

	연구자 (연도)	제목	연구설계	연구대상	연구절차	중재	결과	내 연구와 관련된 의의
1								
2								
3								
4								
5								
6								
7								
8								
9								
10								
11								
12								

연구설계연습

- 학번 :
- 전공 :
- 이름 :

연구제목 :

연구질문 :

연구질문이 나온 배경(경험, 신념, 뭐든지) :

연구목적 :

연구가설 :

문헌고찰 키워드 :

-
-
-
-
-
-

Study framework(concept–variable–indicator–measurement 최대한 제시) :

표적모집단 :

근접모집단 :

표출방법 :

참고문헌 Reference

강희정, 최영진, 이상원, 박형욱, 신영석, 이상영, ... 박은자. (2015). 보건의료 빅데이터 활용을 위한 기본 계획 수립 연구.

강희정. (2016). 보건의료 빅데이터의 정책 현황과 과제. 보건복지포럼, 55-71.

고민정, 임태환. (2014). 근거중심 보건의료의 시행을 위한 빅데이터 활용. Journal of the Korean Medical Association, 57(5), 413-418.

박병주. (2014). 보건의료를 위한 빅데이터의 활용. Journal of the Korean Medical Association, 57(5), 383-385.

배종면, 박병주, 안윤옥. (2013). 한국의 임상역학 발전 방향. Journal of the Korean Medical Association, 56(8), 718-723.

송태민, 진달래, 박대순, 박현애, 안지영, 김정선. (2014). 보건복지 빅데이터 효율적 관리방안 연구.

이은옥, 임난영, 박현애, 이인숙, 김종임, 배정이, 이선미 (2009). 간호연구와 통계분석. 수문사.

임도빈. (2009). 질적 연구 방법의 내용과 적용 전략: 양적인 질적 연구와 질적인 질적 연구. 정부학연구, 15(1), 155-158.

정진주, 조정진(2008). 보건의료분야에서의 질적 연구의 적용. 가정의학회지, 29, 553-562.

정혜경. (2009). 종설: 근거중심의학에서 임상역학연구의 중요성. Journal of Neurogastroenterology and Motility, 15(1), 1-8.

조홍석. (2014). 생명윤리 및 안전에 관한 법률과 기관생명윤리위원회(IRB) 체계. 한양법학, 25(4), 187-502.

Citing Medicine: The NLM Style Guide for Authors, Editors, and Publishers [Internet]. 2nd edition. http://www.nlm.nih.gov/citingmedicine

Creswell. J. W. (2003). Research design: qualitative, quantitative, and mixed methods approaches. Thousand Oaks: Sage.

Crosby R. A., DiClemente R. J., & Salazar L. F. (2015). Research methods in health promotion. San Francisco: Wiley.

Jacobsen, K. H. (2016). Introduction to health research methods. Jones & Bartlett Publishers.

Karthryn H. Jacobsen 지음, 강형곤 옮김(2015). 보건의료 연구방법론. 군자출판사.

KCI급 논문 검색 사이트 https://www.kci.go.kr/kciportal/po/search/poSereSear.kci

Korean translation of the CONSORT 2010 Statement: updated guidelines for reporting parallel group randomized trials. http://e-epih.org/upload/media/epih-36-e2014029-supplementary.pdf

SCI급 논문 및 등재 확인 사이트 http://ip-science.thomsonreuters.com/mjl/

SCOUPS급 논문 검색 사이트 http://www.riss.kr/fsearch/FsearchMain.do

Westra, B. L., Sylvia, M., Weinfurter, E. F., Pruinelli, L., Park, J. I., Dodd, D., ... & Cruz, C. (2016). Big Data Science: A Literature Review of Nursing Research Exemplars. Nursing Outlook.

찾아보기
Index

[ㄷ]

[ㄹ]

[ㅁ]

[ㅂ]

[ㅈ]

[ㅊ]

[ㅋ]

[D]

[E]

[F]

[G]

[H]

[I]

[J]

[K]

[L]

[M]

[N]

공저자 소개

■ 장 희 경 경상대학교 간호대학 교수

■ 김 윤 수 가톨릭관동대학교 간호학과 교수

■ 김 혜 원 국군간호사관학교 교수

■ 이 윤 정 서울여자간호대학교 교수

보건연구방법론 값 25,000원

2017년 2월 28일 제1판1쇄 발행
2020년 3월 25일 제2판1쇄 발행

공 저 자 : 장 희 경 · 김 윤 수 · 김 혜 원
이 윤 정
발 행 인 : 주 영 일
발 행 처 : **계 축 문 화 사**

서울특별시 종로구 통일로12길 16-17
우편번호 03029
TEL : 735-2257 · 738-9746
FAX : 723-9025
E-mail : gyechuk@hanmail.net
홈페이지 : http://gyechuk.co.kr
1973. 10. 31 등록번호 제300-1973-8호
ISBN 978-89-5629-596-1 93510